U0332233

Psychosomatic Families: Anorexia Nervosa in Context

心身家庭
家庭系统中的神经性厌食症

〔美〕萨尔瓦多·米纽庆 ｜ 著

〔美〕伯尼斯·L. 罗斯曼

〔美〕莱斯特·贝克

〔美〕罗纳德·利布曼 ｜ 参与编写

陈　珏　徐文艳　彭毅华　彭素芳　韩慧琴　魏耀辉 ｜ 译

上海科学技术出版社

图书在版编目（CIP）数据

心身家庭 ： 家庭系统中的神经性厌食症 / （美）萨尔瓦多·米纽庆（Salvador Minuchin），（美）伯尼斯·L. 罗斯曼（Bernice L. Rosman），（美）莱斯特·贝克（Lester Baker）著 ； 陈珏等译. -- 上海 ： 上海科学技术出版社，2025. 1. -- ISBN 978-7-5478-6816-4

Ⅰ. R749.920.5

中国国家版本馆CIP数据核字第2024XP8160号

PSYCHOSOMATIC FAMILIES: Anorexia Nervosa in Context

by Salvador Minuchin, Bernice L. Rosman and Lester Baker

上海市版权局著作权合同登记号 图字 ： 09-2021-0536号

心身家庭：家庭系统中的神经性厌食症

著：〔美〕萨尔瓦多·米纽庆　　〔美〕伯尼斯·L. 罗斯曼
　　〔美〕莱斯特·贝克

参与编写：〔美〕罗纳德·利布曼

译：陈　珏　徐文艳　彭毅华　彭素芳　韩慧琴　魏耀辉

上海世纪出版（集团）有限公司
上海科学技术出版社 出版、发行
（上海市闵行区号景路159弄A座9F-10F）

邮政编码201101　　www.sstp.cn

浙江新华印刷技术有限公司印刷

开本 890 × 1240　1/32　印张 12.75

字数 310千字

2025年1月第1版　2025年1月第1次印刷

ISBN 978-7-5478-6816-4/R·3097

定价：99.00元

本书如有缺页、错装或坏损等严重质量问题,请向印刷厂联系调换

推　荐　语

　　本书以家庭系统的视角来解构神经性厌食症，完整地勾画出了从理论概述到研究验证再到治疗结束的全局脉络。最可贵之处在于，本书呈现了真实的家庭案例和大量的原始访谈内容，让心身整合观念通过家庭系统真正融入个体治疗之中，让读者更直观地了解神经性厌食症家庭治疗的必要性和可行性。

袁勇贵

东南大学附属中大医院心理精神科主任

中华医学会心身医学分会主任委员

　　本书是家庭治疗及心身医学的经典著作。40多年前，对神经性厌食症等心身障碍的治疗局限于个体层面。在本书里，米纽庆提出创新理论、倡导超越线性思维的系统思维，家庭情境中的人际互动因素被引入了理解心身关系的复杂矩阵中。他和同事在不同的心身障碍患者家庭中发现了较为普遍的特征，即缠结、过度保护、僵化、缺乏解决冲突的方法，以及出现了症状的孩子以特定的方式卷入父母的冲突中。这些概念至今还有价值，值得学习。

赵旭东

同济大学教授

中国心理卫生协会副理事长

世界心理治疗学会副主席

　　萨尔瓦多·米纽庆博士一生致力于心身疾病的家庭干预和治疗，他提出的著名的家庭结构理论备受推崇。陈珏博士领衔翻译的《心身家庭：家庭系统中的神经性厌食症》，从理论、心身家庭特点、家庭功能、治疗策略和个案展示等多个方面，为读者呈现了关于心身障碍的精彩治疗，值得阅读，必须推荐。

杜亚松

上海交通大学医学院附属精神卫生中心主任医师、教授，博士生导师

　　《心身家庭：家庭系统中的神经性厌食症》这本书的繁体中文版是我在十几年前参加中德系统式家庭治疗培训班时，从刘丹老师那里得到的馈赠。当时我如获至宝，它成了我理解与帮助进食障碍患者和家庭的最重要的工具。而目前针对青少年进食障碍的一线治疗——基于家庭的疗法（FBT），其基本理论原则也源于本书。在我看来，简体中文版的出版无疑是国内专业人员的福音，为临床治疗操作中理解患者的家庭结构和运作模式，以及找出解决之道，提供了指路的明灯。

李雪霓

北京大学第六医院心身医学病房主任、进食障碍诊疗中心副主任
中华医学会心身医学分会进食障碍协作学组副组长

内 容 提 要

　　本书是家庭治疗领域的经典图书，由结构派家庭治疗创始人萨尔瓦多·米纽庆、儿童内分泌专家伯尼斯·L.罗斯曼和儿童心理学专家莱斯特·贝克共同撰写。

　　全书共12章。在概述了理解和治疗心身问题的不同范式后，本书围绕神经性厌食症这种难治性心身障碍，重点介绍了如何采用系统框架视角理解疾病，以及如何使用家庭治疗方法在系统框架内对神经性厌食症开展治疗，内容包括心身家庭的特征和互动模式、线性和系统治疗模式、改变的策略、家庭治疗的实施等。书中的四个典型案例是对系统框架视角的绝佳诠释，也是家庭治疗的精彩呈现。本书理论与实践紧密结合，对于国内心理治疗的研究和实践均有很高的指导价值。

　　本书的读者对象为心理治疗师、精神科医生，以及社会工作者、心理咨询师等相关专业人员和心理学爱好者。

　　本书的出版得到国家精神疾病医学中心（上海市精神卫生中心）的大力支持。感谢国家精神疾病医学中心（上海市精神卫生中心）心理治疗学院陈珏主任积极组织翻译工作，协调各方资源，为本书的出版做出了重要贡献。感谢所有专家和译者在临床和教学工作之余，以极大的热忱投入本书的翻译和审校工作。

译　者

陈　珏　徐文艳　彭毅华　彭素芳　韩慧琴　魏耀辉

中文版序

开拓视野、启迪心灵的学习旅程

我是少数曾经接受米纽庆临床督导的幸运儿，虽然我在25年前是家庭治疗新手，但米纽庆给予我宝贵的学习机会，因为他深信中国家庭是极需要家庭治疗的。我和同学们在2000—2005年，每逢暑假便到纽约和波士顿跟随米纽庆学习家庭治疗。除了接受临床督导外，我还利用这段进修时间，好好苦读米纽庆的著作。他有许多著作，先后出版了10本书，*Psychosomatic Families: Anorexia Nervosa in Context*便是影响深远的经典之一。它开启了助人者的思维和眼界，为有需要的求助家庭提供了适当和确切的家庭治疗。犹记得我翻开书的第1章时，感觉书中所言宛如引领我进入了新世界：患有哮喘、糖尿病、厌食症的孩子和青少年与家庭治疗有何关系？这些求助家庭面对的挑战和困难是什么？家庭治疗如何协助孩子的家庭排难解困，积极处理孩子的心身问题，帮助孩子茁壮成长？

从香港搭乘飞机往返纽约的旅程是漫长的，但因为有米纽庆的书相伴，我从来不感到无聊、苦闷，反而感觉思维无比活跃。看完*Psychosomatic Families: Anorexia Nervosa in Context*时，我的心灵受到很大的触动。我告诉自己，我也要像米纽庆一样，好好运用家庭治疗去扶助这些患有心身疾病的孩子及其家庭。我怀着赤热的心，先后在香港和深圳两地开展了"厌食症与家庭治疗"的临床研究，并取得令人鼓舞的研究成果，裨益接受家庭治疗服务的孩子和家庭。

　　陈珏和徐文艳带领翻译团队花费大量时间和心力翻译米纽庆的这本书，这对祖国的助人专业而言绝对是莫大的喜讯。由于教育背景不同，有些助人专业人员，包括婚姻治疗师和家庭治疗师，不具备足够的英语能力来阅读原著，《心身家庭：家庭系统中的神经性厌食症》这本中文译著对这些读者而言是最佳礼物。知识无边界，祝愿同道可以借助本书，跨越语言障碍，吸收米纽庆的临床经验，体验米纽庆及其团队的睿智，并因此有所启迪；在提供家庭治疗时，找到新方向，带领孩子和家庭走出困局，重拾生活的乐趣，编织生命的意义。

马丽庄

香港中文大学社会工作学系荣休教授

2024 年 8 月 31 日于香港

译者前言

点燃难治性心身障碍的治愈希望

我有幸从职业生涯伊始就在医院的心身病房工作，然后幸运地参加了李维榕老师的首届"结构式家庭治疗培训班"，于是更幸运地于2000年在北京见识了李维榕老师的老师、结构式家庭治疗的开山鼻祖萨尔瓦多·米纽庆（Salvador Minuchin）的大师风采。那次，他演示了对一例神经性厌食症（以下简称"厌食症"）女孩的家庭治疗，采用的是让家庭在治疗室会餐的独特方式。他在治疗中六次对患者父母说"如果你们不能让她多吃一口，她就会死！"这样的话，不仅让家庭感到震惊，也让我感到无比震撼！在那个时期，我正被心身病房的厌食症患者"折磨"得无助、无望。米纽庆强有力的话语，以及治疗现场孩子"魔术般"地开始多吃一口饭的效果，让我在心中燃起了厌食症这一难治性疾病的治愈希望。由此，我开始踏上了探索治愈厌食症的旅程。

我有幸于2007年应胡赤怡博士（他当时还是李维榕老师的学生）的邀请，一起翻译米纽庆老师刚出版的著作*Assessing Families and Couples: From Symptom to System*（中文译名为《家庭与夫妻治疗：案例与分析》）。该书现已更新至第三版，成为我在家庭治疗临床和教学工作中最重要的参考书。就是和米纽庆老师的这样一份联结，促使我在2009年专程去纽约，再度汲取大师的力量。我参加了他在纽约米纽庆家庭治疗中心举办的培训和督导，并带回了他的多部原版著作，其中之一便是 *Psychosomatic Families: Anorexia Nervosa in Context*。我和徐文艳老师都很喜欢这本书，它成了我们在心身病房开展临床工作的"基石"，我们主张给心身病房包括厌食症在内的每一位心身障碍患者做家庭评估，并开展基于评估的家庭治疗。其间，我们不断验证着米纽庆老师通过对糖尿病、哮喘、厌食症儿童和青少年家庭的研究而总结在书中的心身家庭特征，即缠结、过度保护、僵化、缺乏解决冲突的方法，并在上述两本著作的基础上发展出了"心身障碍家庭治疗的六步模式"。

米纽庆老师提出的心身障碍家庭特征影响深远，迄今仍被各国学者广泛引用。他创立的结构式家庭治疗目前在西方国家仍是处理厌食症的最流行、最有效的方法之一，其中的家庭会餐策略被各国临床工作者广泛应用。例如，英国伦敦莫兹利（Maudsley）医院的进食障碍专家伊万·艾斯勒（Ivan Eisler）等将其运用到厌食症的多家庭治疗中；美国芝加哥大学的丹尼尔·勒格兰奇（Daniel Le Grange）和斯坦福大学的詹姆斯·洛克（James Lock）将其运用到手册化的基于家庭的疗法（family-based treatment，FBT）中，FBT现已成为近年来青少年进食障碍治疗中循证有效的新疗法。

虽然早在2009年，中国台湾地区就已经翻译并出版了 *Psychosomatic Families: Anorexia Nervosa in Context* 的繁体中文版（译名为《厌食家族——探索心身症的家庭脉络》），但大多数中国大陆读者并未读到这本书。心怀对心身医学和进食障碍事业的热爱，我和徐文艳一致决定将米纽庆老师的这本经典著作翻译成简体中文版，以致敬米纽庆老师早期在心身障碍和厌食症家庭治疗领域的非凡成就，也缅怀这位睿智、犀利又不乏温情的家庭治疗大师。

本书围绕厌食症这一难治性心身障碍，从家庭系统的角度，通过4个典型厌食症家庭案例，生动展现了厌食症及心身障碍家庭的特点，并从临床治疗角度呈现了如何促进家庭改变并达到治疗效果。可以说，这是一本在心身障碍、进食障碍治疗学方面难得的、具有实践指导价值的名著。

我们希望心身医学工作者、进食障碍工作者、心理治疗师、心理咨询师、社工等助人者，都能从本书中学到超越传统线性思维的系统思维，从而开启治疗心身障碍的新世界。对于心身障碍或进食障碍家庭，阅读本书有助于更深入地理解疾病产生和持续的家庭背景，从而作出调整、促进家庭的改变。心理学爱好者和大众阅读本书后，可以深入了解心身障碍和进食障碍，也许可以起到疾病预防的作用。

感谢徐文艳老师十多年来坚持在我们心身病房和我携手开展心身障碍家庭治疗的临床与教学工作，并与我联手，倾情翻译、校对本书。感谢翻译团队的其他成员：上海市精神卫生中心临床心理科（心身科）的彭毅华、彭素芳、韩慧琴医生，以及魏耀辉医生。他们在繁忙的临床工作之余，投入时间与精力，用心翻译本书。感谢段维在翻译的最后阶段通读本书，并进行了细致的修改感谢上海科学技术出版社对心身障碍家庭治疗的关注，以及对本书引进、出版工作给予的支持。

虽然我们竭尽全力进行了翻译，但错漏之处仍在所难免，恳请读者指正。若在阅读过程中有任何疑问或建议，欢迎读者联系我们。

陈珏

国家精神疾病医学中心（上海市精神卫生中心）

临床心理科主任、心身障碍临床诊疗中心负责人

中国社会心理学会婚姻与家庭心理学专业委员会副主任委员

中国心理卫生协会婚姻家庭心理健康促进专业委员会副主任委员

2024 年 9 月 2 日

献给首批心身糖尿病患儿：

凯伦、帕特里夏和黛博拉。

他们促使我们审视家庭在心身疾病中的关键作用。

致　谢

　　本书是对有心身问题的儿童的家庭进行十年研究的结果。这项研究由美国国立精神研究院基金项目NIMH 21336及美国国立卫生研究院基金项目NIH AM13518资助。作为本研究的一部分，对费城儿童医院临床研究中心住院儿童的研究由美国国立卫生研究院基金项目NIH RR 240资助。

　　本书作者团队由跨学科的专业人员组成，包括精神科医生、儿科医生及心理学家。他们整合起来所做的贡献要远大于在各自专业领域的总和。在共事的过程中，我们发展出了一套各自分工又互相依存的系统。罗纳德·利布曼（Ronald Liebman）博士的参与（他写了第10章，并且是治疗结果章节中许多案例的治疗师）增强了精神病学的部分。团队的重要成员托马斯·托德（Thomas Todd）和勒罗伊·米尔曼（Leroy Milman）博士对本书中很多观点的发展做出了巨大的贡献。

　　费城儿童指导诊所及临床研究中心的很多其他同事、学生及教师参与了这些家庭的治疗和研究会议。他们营造的充满好奇、兴奋及开拓性的氛围使我们在困难中坚持了下来。他们帮助我们把想法具体化，并鼓励我们将其展示出来。其中，我们要特别感谢林恩·霍夫曼（Lynn Hoffman），她建议我们使用临床章节中的分析方法；感谢戈特里布·冈特恩（Gottlieb Guntern）阅读手稿后给出了有帮助的建议；感谢帕特里夏·米纽庆（Patricia Minuchin）博士在本书组织及写作的其他方面给予的帮助；感谢弗兰·希契科克（Fran Hitchcock）在本书的写作与编辑中非常有价值的协作；感谢谢里·贝尔（Sherry Bell）和乔伊丝·小林（Joyce Kobayashi）开展了随访研究；感谢玛吉·阿罗诺德（Marge Arnold）耐心地输入本书的稿件及修订稿。我们也想感谢哈佛大学出版社维尔日尼·拉普兰特（Virginia La Plante）帮助我们完成了最后的工作。

还有一群人参与了本书的工作，虽然是匿名的，但他们的贡献是最突出的。他们就是我们所研究的家庭，忍受了我们（在治疗中的）不确定和摸索，并帮助我们成长。我们向他们致以最真诚的谢意。

我们编辑了本书的治疗访谈部分，以保护家庭的隐私。这些家庭访谈也已被制成培训录像：第8章是"有人取代了我的声音"，由林恩·霍夫曼点评；第9章是"营救任务"，由戈特里布·冈特恩博士编辑，焦万纳·托迪尼（Giovanna Todini）博士和大卫·赫德（David Heard）博士协助；第10章是"诗人家庭"；第11章是"梅诺蒂家庭"。关于这些录像的更多信息可以访问费城儿童指导诊所来获取，地址是美国宾夕法尼亚州费城第34街和市中心大道（34th and Civic Center Boulevard, Philadelphia, Pennsylvania 19104）。

目　　录

图 目 录

表 目 录

第 1 章

关于神经性厌食症的观点

黛博拉·卡普兰（Deborah Kaplan）在14岁的时候出现了神经性厌食症（anorexia nervosa, AN;简称"厌食症"，或叫"自我饥饿的综合征"）。与很多患者一样，疾病是在她为了成为模特而决定节食减肥的时候开始的。一开始她实行的是比较正常的减少饮食的方法。但在为期18个月的时间里，她减去了越来越多的食物，直到只进食苹果、白软干酪和水。她的体重从110磅降到了78磅（1磅 = 0.4535千克），并出现了停经。与此同时，黛博拉的运动量增加了。有时她会早上四五点起床，出去走上好几英里路（1英里 = 1 609.344米），直到该去上学的时候。如果待在家里，她就在楼梯上不停地跑上跑下。和以前一样，她还是个好学生，但她几乎完全退出了学校和教会的社交活动。黛博拉的父母认为她是个好女孩儿，他们为她的成绩和表现而骄傲，同时对她的拒食感到无法理解。

最终，在儿科医生的建议下，黛博拉在一家儿童医院住院治疗。该机构从事家庭对于儿童心身症状影响的研究工作。严格的医学检查排除了导致拒食的器质性问题的可能，因此黛博拉被转诊到精神科。转诊的原因考虑为神经性厌食症。

神经性厌食症是以躯体及心理症状的同时存在为特征的心身综

合征。它可能是致命的，报道的死亡率[①]从10%到15%不等。该疾病通常见于中产家庭，男性的发病率非常低。它通常在青春期起病，虽然也有发病于青春前期及成年期的病例[1]。

医学领域关于该综合征的实质存在争议。在本研究中，该疾病是结合躯体及心理学标准来定义的。躯体症状包括体重减轻超过25%，且合并至少一项如下症状：停经、过度运动、体温过低。心理症状包括对瘦的追求、对体重增加的恐惧、对饥饿感的否定、扭曲的身体意象、无能感及努力获取控制感。

在我们的常规流程里，与卡普兰家庭在精神科诊所的第一次会谈将包含午餐[2]。出席会谈的有黛博拉、她的父母及她17岁的哥哥西蒙（Simon）。在早先与医院营养师的协商中，黛博拉点了一份热狗、豌豆、牛奶及白软干酪作为午餐，这些会放在餐盘里送过来。她的家人及治疗师在会谈中点了三明治。但当黛博拉的餐盘送来时，她拒绝进食。接下来，治疗师指导父母在前者离开房间时接过让女儿吃饭的任务。

米纽庆：我会通过单向玻璃进行观察。我很快就会回来。我想让你们与黛比（Debbie）（家人对黛博拉的昵称，有时他们也叫她黛布）协商。否则，这样下去她会死的，她会把自己活活饿死。我并不想让这事发生。她可是你们的宝贝女儿。（这时他还在场。）

妈妈：黛博拉，你想吃半个我的三明治吗，它很好吃的。

黛博拉：爸爸，昨晚我告诉过你我不喜欢吃这个，我已经很努力地尝试过了。

---

① 此处原文为"mortality"，但根据数据推测应为病死率（fatality rate）。——译者注

爸爸： 你在跟我说话吗？我告诉过你必须吃掉所有的东西。如果你恢复到一定的体重，你可以挑喜欢吃的。但现在，就像米纽庆医生说的那样，我们在谈你的生存问题，是你的生命。重要的是你要吃东西。

黛博拉： 这儿有营养师，她问过我想吃什么。

妈妈： 你长大了，该懂事了。米纽庆医生刚才就在这儿。你来医院前我就说过，你这样会死的。你知道这意味着什么吗，黛博拉？你会饿死！你明明会有美好的人生——毕竟你只有十五岁！黛博拉，这里面有蛋白质……

爸爸： 黛博拉，有多少医生告诉过你，你不是营养师？现在不要去想这些东西的成分是什么，只管吃了它们。

妈妈： 让她吃完再说，我想她正要尝试吃饭。

黛博拉： 我刚刚跟这里真正的营养师谈过。她让我点我想要的食物。她说过白软干酪是很好的蛋白质来源。而且，我没有必要吃所有的这些……

妈妈： 自从你只吃白软干酪和苹果后，你的体重就一直在减轻。这不就说明了问题吗？你必须开始增重。你知道这意味着什么？你必须点奶昔、蛋糕、派……

黛博拉： 我不喜欢那些东西！我不想吃！

爸爸： 你的生命需要这些，你必须吃。听着，黛布，不要紧抓着营养师或者医生说过的话不放，并以此作为借口。对我来说，白软干酪只是辅食，只是一道小菜……

黛博拉： 看看你。

爸爸： 我怎么啦？我的体重是正常的。我真希望你看起来像我。黛布，把你餐盘里的东西吃了。

黛博拉： 我不喜欢这些。

爸爸：　　不喜欢也要吃。

黛博拉：　不要！不要！我不在乎。你把它们塞到我喉咙里吧！我会生病，然后我就会死！

妈妈：　　好吧，要不你再点些其他的东西？另一些食物？

黛博拉：　因为我点了白软干酪，所以我就只吃它！他们说如果我想的话，会一天三顿都给我吃肉。

爸爸：　　你必须一天吃三顿肉。

黛博拉：　不，不，不！成长中的女孩只吃她想吃的东西。噢，天呐，你却逼我吃这些！

妈妈：　　一个正常成长的女孩会吃一些有营养的食物，然后她也会吃她喜欢的其他食物。而你在让自己挨饿。

黛博拉：　我没有在让自己挨饿！我的脉搏上来了，所有的一切都在变好。

妈妈：　　那为什么你的体重还在掉？今天比昨天掉了超过 2 磅，昨天比前天掉了半磅。你必须多吃点。你必须开始增重，不然你会死的，黛博拉！没有其他选择了，你只有一个选择，就是现在把食物吃掉。

黛博拉：　我不会死的。

妈妈：　　你会的。

爸爸：　　米纽庆医生今天说了你涨到 88 磅才能离开这儿。我对此并不担心。我知道你会吃的，而且会吃得很好。因为如果你想离开医院，你就得好好吃饭，而且你要增加足够的体重。目前的问题在于，你一开始就错了，你正在做一件错事。我不明白怎么昨晚和今天中午你像变了个人似的？昨晚你告诉我："爸爸，我会试试的，我会吃的。"

妈妈：　　等一下，阿贝（Abe）。

黛博拉：　我没吃苹果，吃了豌豆。而且今天早上我叫他们给我茶而不是牛奶。

爸爸：　但我昨晚告诉过你，不论别人给你什么，都不是毒药。这是食物，不会伤害你。

黛博拉：　我吃不了那么多！你要记住我……

妈妈：　黛博拉，你不是一定要吃那么多的，只是吃那些能帮你恢复体重的食物就可以。你甚至不需要吃很多那种食物，但一些特定种类的食物是必须的……

　　在这个家庭中，一种模式无休止地重复着。妈妈恳求，黛博拉拒绝，爸爸以强硬的要求介入，妈妈干涉以缓和爸爸的要求；妈妈恳求，黛博拉拒绝……如此循环。每次重复都增加了恳求、反抗和要求的强度，但什么问题都没有被解决，只有模式在继续。

　　在观察中的治疗师看来，好像每次三位家庭成员即将达成一项决议时，他们中的一个会作出某种反应来阻挠冲突的解决，使三人回到无止境的重复模式中。特别是父母，看起来都在破坏对方的努力。因此，半小时后治疗师重新回到室内并询问妈妈，如果让她一个人帮助黛博拉是否会更好。卡普兰夫人同意了，因此治疗师把卡普兰先生和儿子带到单面镜后的观察室。

妈妈：　黛博拉，我想要你吃东西。在恢复一定的体重后，你可以吃任何你想吃的东西。黛博拉，黛博拉！

黛博拉：　为什么爸爸不吃三明治？你为什么不吃？

妈妈：　因为爸爸有足够的体重，他不像你正在住院。你在住院，黛博拉。你在这里是有原因的。你在这里是因为你必须要吃东西。你不能不吃，没有其他的办法。黛博拉，如果你不呼吸，你还能活吗？

黛博拉： 我停止呼吸了吗？

妈妈： 没有，但你最好开始吃东西。食物和呼吸是一样的。我每天都会吃足够的食物。

黛博拉： 你没有吃正确的食物！

妈妈： 我没有，但我吃得够多——我没有必要吃正确的食物！我已经发育好了。我从来没有剩下一丁点食物。我怎么能自己吃而看着你挨饿呢？屏住气，看你能屏气多久？食物就像空气一样！你都没有碰你的牛奶或牛肉。

黛博拉： 行，我会吃掉牛肉，但我会犯恶心，然后把它们都吐掉。

妈妈： 我保证，你不会感到恶心。

黛博拉： 我不想要这样！你什么事都逼我。我做过的所有的事！你总是强迫我！

妈妈： 我从来没有强迫过你，黛博拉。这一天天的，我们都不知道你能不能挺过来。你体重掉得那么快。你是个聪明的女孩，我不明白为什么你就想不通这个道理。要回家的唯一出路就是吃东西。让我看到你又开始吃东西了，看到你能好转到一定程度，然后我们才会讨论出院的事。

黛博拉： 不，不，不！我会失败的！

妈妈： 好吧，那你就失败吧。我已经没有胃口了！你知道我从来不会剩下任何东西。你现在开始吃热狗吧。你说过你会吃的。吃吧。

黛博拉： 不，不，不！我吃完那个后，你又会故伎重演。我一点都不想吃！你来这之前吃了什么？

妈妈： 我整天都在吃，黛博拉。我晚餐时吃了很多东西。

黛博拉： 咖啡！薄荷糖！

妈妈： 我吃了很多东西！不是我在住院，是你。低体重的是我还是你？是啊，我是应该住院——住精神病院，我该去那儿的。因为是你逼我的！现在开始吃吧，我说了，吃起来，随便从哪儿开始，并且……

黛博拉： 我不会吃掉它的！

妈妈： 你这样是不会有好结果的。黛博拉，我绝望了。你知道绝望是什么样的吗？

黛博拉： 是的，我确实知道。

妈妈： 假设你是我，我是你。你会让你的小女儿饿死吗？你会吗？

黛博拉： 我不会强迫她。

妈妈： 哪怕她会死，你也不会强迫她？如果她会死呢？

黛博拉： 我……不！她不会死的。

妈妈： 亲爱的，你知道如果她不吃东西，她会饿死的。你知道她会死的。这种情况下你会怎么做？你会喂她吃东西，还是让她做她想做的？

黛博拉： 我会让她吃蔬菜和蛋白质。这样不会害死我。

妈妈： 你胡扯些什么？你正在挨饿！你会饿死的！你觉得我们为什么都来这儿？这又不是在野餐。你爸爸没法做生意，他正在失去他的事业！你明白吗？现在开始吃吧。也许明天我们就不会坐在这儿了，因为你可能会饿死自己。开始吃吧！

黛博拉： 我不想吃这个！

妈妈： 现在就开始吃！立刻开始吃！（她歇斯底里地大喊）马上吃！因为每一分钟对你都很重要，对我们所有人都很重要。黛博拉，开始吃！

黛博拉： （哭喊）我不想吃！

妈妈： 你必须吃！

黛博拉： 我不要！

卡普兰夫人精疲力尽，大哭了起来。治疗师带着其他家庭成员返回房间，建议她坐下，并让卡普兰先生帮助黛博拉进食。这次，治疗师留在了屋里，卡普兰夫人继续无声地抽泣。

爸爸： 好吧，黛博拉。我现在跟你说认真的。在你吃完餐盘上所有东西前，我不会离开这儿，除非他们把我架出去。听着，你想要我爱护你。你想要和我一起遛狗。你想要……

黛博拉： 我不想要你爱护我！我什么都不要。

爸爸： 黛博拉，你可以把热狗扔在地上，但在我离开这个房间之前，你必须吃掉那个热狗。

黛博拉： 你可以试试，但我就不想吃它！

爸爸： 你随便说什么都行，但……

黛博拉： 我不想和你们说话了。现在，让我一个人待着！你们老是让我做我不想做的事。你们老是强迫我！

爸爸： 黛博拉，听我说。你说我吼你了？你吼的比我还大声。现在听我说。

黛博拉： 这对我一点用也没有。

爸爸： 这对你很有用。但除非你感觉好一点，否则你无法做任何你想要做的事。我不想谈你接下来的生活。现在你要吃完盘里的食物。一点不剩！你明白吗？如果不是你的身体这么虚弱的话，我会打得你满地找牙！你知道你给我们家带来多大的伤害吗？你现在就把这该死的餐盘里的每一样东西都给我吃完！如果不吃的话，你别想离开这个房间。现在开始吃！我给你三分钟，如果你还不开始吃，我会把这些食物塞到你眼睛里、耳朵里、嘴巴里，以及任何其他地方！现在就开始吃！我说真的。因为你已经过了跟我们谈判的阶段了。我失去了生意和所有的东西。我失去了我的妻子，失去了我的家庭，都是因为你。该死的，我不会跟你玩任何花招了！现在就吃！吃啊，这又不是毒药。

黛博拉：　这就是毒药，你试过吗？

爸爸：　　好吧，我来吃一点。（他咬了一口热狗）看，这是毒药吗？

黛博拉：　我试过了！（她歇斯底里地哭泣。）

爸爸：　　这是好的食物，你吃了它。黛博拉，别给我来那套。现在就吃！如果我觉得它会害你，我是不会让你吃的。别跟我谈白软干酪和蛋白质。你又不是医生。现在就吃！不然我就把牛奶浇到你头发上、身上，还有……（黛博拉仍在哭泣，拿过热狗并把它捏扁）好，告诉你，我给你几分钟，然后我会自己来喂你。因为不管怎样，最终你会被用管子插到胃里去喂食。看看你的身体，看看你的手臂。来，现在就开始吃！不要像个两岁的小孩，吃个热狗就大惊小怪。很多小孩不知道多想在午饭时吃个热狗呢。

黛博拉：　好啊，那就给他们好了！

爸爸：　　我不会给他们的，我现在给你！我不要浪费任何食物。黛博拉，不要让我使用暴力。要么你吃了这些食物，不然你以后别想在这该死的医院看到我。我不在乎他们会不会用担架把你抬出去。现在就吃，吃啊，把这该死的热狗吃了！黛博拉，如果你不吃热狗的话，你会后悔的。

黛博拉：　我不想吃！（她把手里的热狗揉成一团。）

爸爸：　　吃了它！你要是毁了它，就会得到十倍分量的食物。现在就吃了它！

黛博拉：　我不要！看看它，恶心死了！

爸爸：　你把那个热狗吃掉！我发誓，如果你不吃完它，我是不会走的。吃！把牛奶也喝掉，还有这些豌豆。不可以剩下。把热狗吃掉！吃掉这该死的热狗！我让你吃了它。（他拿起压扁的热狗并塞进黛博拉的嘴里。她反抗，脸上都是食物。治疗师干预进来，让卡普兰先生停下。卡普兰先生坐回位置，显得精疲力尽，并为失败感到羞愧。）

卡普兰家庭中的三位成员都饱受困扰。当把家庭放在一起观察时，最让人印象深刻的是三人间的无效互动。无论多少次被证明无效，这个家庭仍重复着刻板的互动。没有解决方案或尽头，也没有出路。卡普兰一家被困在徒劳无功的模式中。

黛博拉表现出神经性厌食症常见的无望感和无助感。"你每一件事都强迫我，每一件我做过的事。"她哭喊着。她坚定地认为自己总是在屈服，并将一直被迫屈服。拒绝吃热狗正是她对此进行反抗的可悲的自我主张。这是神经性厌食症的经典部分。

与此同时，黛博拉能够抵制父母共同的和分开的攻势。这种能力令人印象深刻。她用绝佳的技巧引诱父母讨论次要的问题，有时甚至几乎扮演了父母的角色。她感到无助，但绝非无力。

卡普兰夫人是绝望的，同样也是束手无策的。为了成为符合她价值观的好妻子和好母亲，她奉献了自己的一生。但徒劳无功的说理、盲目重复的无效互动，以及面对黛博拉转移注意力时的无能为力，都进一步提示她也是问题的一部分。

父亲权威的表态强度令人印象深刻，但同样是无效的。他提出了清晰的要求，但总是用一长串自说自话削弱了自己的地位，因此削弱了进食的必要性。如果忽略这些噪声，他的痛苦就显而易见。同样显而易见的是，他没有能力给出一个简单的命令。

在家庭中，黛博拉被贴上了"问题"的标签。她因神经性厌食症受苦，而且她的疾病占据了家庭的所有关注。"我失去了生意和所有的东西。我失去了我的妻子，失去了我的家庭，都是因为你。"父亲喊叫道。对这个家庭来说，所有的事及互动都和黛博拉可怕且神秘的拒食牵连在一起。这个案例被标记为"神经性厌食症"，是获得专业认可的。当把卡普兰家庭的三位成员放在一起理解时，神经性厌食症作为这个家庭系统的诊断似乎也同样有效。

我们在神经性厌食症方面的工作始于寻找针对心身疾病患儿的更有效的治疗模式。在十年的研究过程中，我们拓宽了诊断和治疗的思路，将神经性厌食症和家庭之间的冲突纳入考量。我们的范式是一个系统模型，探索家庭成员在过往对症状发展的影响，也探索他们在当下对症状维持的影响。

线性框架和系统框架

在对神经性厌食症的研究中，我们发现用两种主要的概念模型去组织不同的诊断和治疗方式会很有帮助。第一种，我们称之为"线性模型"，包含了所有聚焦于患者个体的方式：医学的、精神动力学的和行为学的。第二种，即"系统模型"，基于线性的方式，但又超越了它，更进一步地将患者置于特定背景中看待。

在对神经性厌食症进行研究的 300 年历史中，线性模型占据了绝大部分的工作。直到最近，研究者在描述黛博拉·卡普兰的案例时，仍可能只呈现与她本人相关的材料。案例报告可能会包括她在访谈环节表达的感受：她感到被控制、很无助，她依赖于他人，自己没有能力，她的父母支配了她的生活。黛博拉和父母间的冲突可能会被描述，但不会成为治疗中被认真考虑的因素。治疗只会聚焦在黛博拉一个人身上。

对神经性厌食症的线性模型使我们得到许多有价值的理解：关于患者的内在生活和她对关于食物和进食的幻想。但这也严重限制了对这种综合征的观察。因此，诊断及相应的治疗往往集中于个体，将厌食症的背景排除在外。这样的结果在疗效方面表现为：即便最好的治疗师来进行治疗，治愈率也不会超过70%，平均治愈率在40% ～ 60%[3]。

系统模型在分析个体的行为和心理特征时，强调从生命早期到现在家庭成员对彼此影响的持续性。这个模型肯定了每位家庭成员作为单独的个体，其心理体验的重要性。系统内的成员具有相当大的自主性，超越了系统的限制。但系统模型也需要观察人际互动如何和在多大程度上影响每一位家庭成员的行为范围。这样，系统模型就比线性模型有更宽阔的视角。它观察个体，更在情境中观察个体。这种概念模型指导下的治疗在近8年的随访中被证明其有效率达到86%。

神经性厌食症的诊断和治疗历史是医学概念发展的范例。神经性厌食症诊疗方式的改变响应于心身疾病的研究和治疗中越来越多纳入患者环境因素的趋势——这一精神健康概念的转变也与西方文明对于人的概念化的转变相一致。在我们的时代，我们已经明白人是"地球号"宇宙飞船上的一位小心谨慎的旅客，依靠着日益减少的资源生活。把人与其环境分割开的研究——把人作为英雄——已被"人受环境影响"的观点所取代。这种改变可以追溯到神经性厌食症的研究历史中。

医学模型

通常认为，神经性厌食症最早的定义源于一位英国内科医生，理查德·莫顿（Richard Morton），他在 1689 年报告了两个病例。他那时的临床描述包括停经、过度运动，以及如今通常被认为是该综合征组成部分的体重减轻。

杜克（Duke）先生的女儿，住在圣玛丽-阿克斯，1684 年时她 18 岁……因为心中的许多担忧和强烈情绪，她的月经完全停止了。从那时起，她的食欲开始减退……两年里，她完全忽视对自己的照顾，直到最后变得极度消瘦……因而经常出现晕倒，于是来找我寻求建议。

在临床工作中，我从来没有见过这样的案例，这么瘦的活人……（像一具只包着一层皮的骷髅）

莫顿医生把"芳香袋"放在胃部，用"苦涩的药物"及"治疗歇斯底里的药水"治疗该患者。她看上去有改善，"但很快对药物失去反应，她祈求再度顺其自然。自那时开始，她日渐消瘦，三个月后在一次晕倒后就死了。"[4]

莫顿记录的特征在神经性厌食症的描述中一再出现。两百年后，W. W. 格尔（W. W. Gull）报告了一个类似的病例：

A 女士，17 岁，1866 年被带来见我。她有很严重的营养不良。我被告知她已经减少了 36 磅的体重……她已经停经将近一年……有轻度便秘。完全不吃肉类食物，其他所有食物也几乎不吃。她腹部干瘪，平坦且塌陷……这种情况是单纯的饥饿所致……

偶尔一两天胃口非常大，但这种情况非常少见且异常。患者没有主诉任何痛苦，但她坐立不安且活动频繁。这实际上是一种焦虑状态的突出表现，因为一副如此消瘦的身体几乎不可能愉悦地承受这样的运动。她脾气不好且有种"嫉妒"的感觉。无法对这种兴奋的原因给出解释[5]。

差不多同一时期，在法国工作的E. C. 拉塞格（E. C. Lasègue）对该综合征的描述和格尔的类似[6]。和莫顿医生一样，两人都认为这种疾病有心理基础。拉塞格把它当作一种癔症表现。

早期的研究者指出家庭对神经性厌食症的影响。J. 诺多（J. Naudeau）在1789年的文章中将一位神经性厌食症患者的死亡归因于她母亲的影响[7]。拉塞格在1873年对厌食者的描述中写道："这些（对于神经性厌食症患者的）描述……如果没有包含他的家庭生活，将是不完整的。患者和家庭紧密纠缠在一起。如果我们把观察只局限在患者身上，得出的会是错误的情况。"[8]

这些早期的研究者都是医生。他们认为"神经质"是神经性厌食症的致病因素，但他们没有进一步探索这个部分，就像他们没有探索患者的生活背景一样。他们假设患者的躯体在对某种未知的心理因素做出反应，在没有尝试区分或治疗这些心理因素的情况下，他们对躯体反应进行探索和治疗。

即使现在，研究者仍将同样的模型用于神经性厌食症的研究中。现在正在研究大脑、垂体、下丘脑在该病发病中可能起到的作用，也在探索神经性厌食症患者代谢和激素水平的变化。在这些研究中，治疗项目限于使用阿米替林、赛庚啶、狄兰汀和左旋多巴的药物治疗[9]。然而正如特奥多雷·利兹（Theodore Lidz）指出的那样，这个医学模型"并不能包含心和身之间的关系，或者人际关系压力和生理活动之间的关系。精神医学……越来越关注人作为'社会人'的发展，不情愿地放弃动物模型而专注于人在动物中的独特性。"[10]

精神动力模型

早期，神经性厌食症被认为是一种心身综合征。实际上，在E.韦斯（E. Weiss）和O. S. 英格利希（O. S. English）看来，它是最能让医学专家相信某些特定的生理疾病可能存在心理基础的临床综合征之一[11]。在精神医学，特别是在弗洛伊德观点的影响下，在二十世纪，很多心身医学领域的研究者将关注点从躯体表现转移到了表现背后的心理基础上。

在十九世纪三十年代，心身医学研究的目标是探索所有躯体功能的心理和生理两方面间的关系，以及整合躯体治疗和心理治疗。这个目标是宏大的，但可以预见，这个领域仍然显示出一种沿着其两面性本质产生分裂的倾向：一面是由W. B. 坎农（W. B. Cannon）提出，随后由H. 谢耶（H. Selye）和H. G. 霍尔夫（H. G. Wolff）继续主张的传统看法，强调伴随心理状态的生理改变[12]。另一面是聚焦于心身症状的心理部分的倾向，与神经性厌食症的研究更为相关。

精神动力学的研究者主要是对特定心身疾病患者的精神动力感兴趣。弗洛伊德的概念被具体应用于心身疾病的时间顺序反映了精神病学思想逐渐扩大对于个体背景的纳入。H. F. 邓巴（H. F. Dunbar）注意到特定心身疾病患者在人格特征上的明显的相似性，认为源于那些特质的人格表现是疾病的病因、预后及治疗方法中的重要因素[13]。弗朗兹·亚历山大（Franz Alexander）及其同事扩展了这一论述。他们在特定心身疾病的病因上纳入了其他三个因子：器官系统的脆弱性（遗传的/后天的）；冲突的心理模式和防御；在疾病发展时期，个体当下的情况[14]。罗伊·R. 格林克（Roy R. Grinker）进一步提出将患者置于其社会背景中考量，强调在探索心身综合征时需要采用系统观[15]。

在早期精神动力性思考的影响下，对于神经性厌食症的研究变成了对该疾病特定精神动力的探索。W. 帕特森·布朗伦（W. Patterson Brownren）认为摄入食物象征着受孕[16]。J. V. 沃勒（J. V. Waller）、R. M.考夫曼（R. M. Kaufman）及 F. 多伊奇（F. Deutsch）一致认为在神经性厌食症中，"心理因素以关于胃肠道的受孕幻想象征为核心"。他们对"一再重复地以食物为中心，不是进食过度就是进食不足的模式"印象深刻。过量进食和厌恶食物的交替向他们呈现了动力性冲突的切换。在前一种情况下，受孕幻想得到了满足；而在后一种情况下，随之而来的内疚和焦虑阻碍了食物的摄入。神经性厌食症的停经和便秘也被看做是对怀孕幻想的反映[17]。

有一段时间，精神动力的理论凌驾于实证发现之上。呈现神经性厌食症典型症状的病例——体重降低、缺乏食欲、停经及过度运动——如果其精神动力不符合前述模式，就不被认为是神经性厌食症。J. H. 马瑟曼（J. H. Masserman）报告的病例就因为他对个案动力的描述没有包括怀孕幻想而受到挑战[18]。这种专一的理论逐渐成为普洛克路斯忒斯的床①。

最终，这种精神动力和心身表现间一一对应的理论即使在精神分析圈中也受到挑战，并出现了更多不同的解释。赫尔穆特·托马（Helmut Thoma）描述了亨丽埃塔·A（Henrietta A）的案例。她是一个19岁的高中女孩，因为被诊断为神经性厌食症而入院，接受了跨度2年、共289小节的精神分析。

由于在无法成为男孩及不喜欢成为女孩之间左右为难，她通过

———————————————————

① 意指强求一致。——译者注

一种新的性别理想增强了她的自信……通过否认外在世界中"危险"的方面，同时压抑她的驱动力，患者的自我最终达到了一种避免焦虑的状态……

在神经性厌食症内部，可以辨认出下述心因性过程：① 避免现实中驱动力的满足；② 拒绝接受（有东西进入了我的身体），因为在无意识中，营养和受孕关联在一起;（对进食的）强烈厌恶和呕吐与对性的防御有关；③ 口欲的满足在潜意识中与毁灭和杀害联系在一起，因此进食受到限制或充满罪恶感[19]。

E. I. 法尔斯坦（E. I. Falstein）、S. C. 范斯坦（S. C. Feinstein）及I. 茹达斯（I. Judas）认为神经性厌食症潜在的精神动力性解释几乎是无限的。"进食可能等同于满足、受孕、性交、表演、成长、阉割、毁灭、吞食、杀害、同类相食。食物可能象征乳房、性器、粪便、毒药、父母或同胞中的一个人。"[20]

随着心身医学的研究脱离专一的理论，将更多与神经性厌食症有关的成分及患者的背景纳入观察范围，逐渐成为可能。实际上，随着世界观越来越多地将人看作是对社会背景做出反应和行动的个体，所有的研究模式也相应发生变化。患者的背景越来越多地被当作重要的变量纳入对心身疾病的概念化中。然而病理的核心仍然被描述为内部的。"外部的"压力被看作是通过个体而实施影响，个体仍然是诊断和治疗的焦点。

到十九世纪五十年代，各种不同的心身医学流派融合成一个概念化模型，它通过线性的、因果相关的方式，将压力、情绪及疾病三个成分联系在一起（图1）[21]。这个模型像一个大漏斗。在心身疾病的探索和治疗中，很多因素都被看作是重要的，但最终它们都汇聚到个体身上，而个体被假定为它们效应的被动接受者。

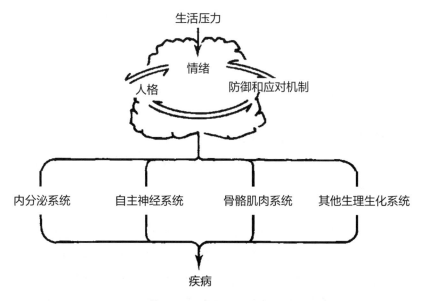

图 1　心身疾病的线性模型

很多研究都聚焦于充实这个模型。许多精妙的研究试图弄清楚生理介导的系统在疾病中的作用机制，区分各种类型的生活压力，以及梳理人格特征和精神动力性模式之间的关系。然而，这种研究的结果令人失望。恩格尔（Engel）强调，心身医学的临床研究没有跟上其他医学领域的发展，心身医学领域的专家只能提供陈词滥调及大量未经检验的假说。他尤其指出，（对心身疾病）理解的增加所带来的影响并没有通过更加有效的治疗体现出来[22]。

线性模型本身也受到越来越多的质疑。恩格尔明确反对有关心身疾病病因的线性概念，他主张疾病的发病机制包含一系列负性和正性的反馈[23]。I. A. 米尔斯基（I. A. Mirsky）将心身医学定义为一种特定的治疗方法，这种方法强调"从社会到分子的每一个层面，都与人们各种精神错乱的易感性、发病及维持有关。"[24]格林克也提倡更宽广的视角："得益于对物理学的场理论的借用，用一种更为复杂精巧的而非简单地在各部分间建立联系的方式来研究整合，已成为当代生物科学的任务……心身医学的领域经常被锐利地分割成碎块……（但）今天我们已经认识到，不管是遗传论还是交互论，都需要对场理论的概念进行分析与综合。"[25]

希尔德·布吕克（Hilde Bruch），最早研究神经性厌食症的先驱之一，也呼吁采用一种更综合全面的研究框架："令人着迷的是去揭示潜意识里的象征性动机和进食模式紊乱的原因，以及弄明白进食这一关键、基础的身体功能是怎样发展为如此广泛且错误地用于满足非营养性的需求。"[26]为了尝试构建一个更宽广的框架，布吕克假设在神经性厌食症患者的早年经历及人际过程中出现了一些问题，进而歪曲了其准确识别饥饿、区分饥饿与其他身体需求或情感唤起状态的能力。进一步来讲，"如果缺乏对儿童早期未分化的需求和冲动的确认与强化，或者这种确认与强化是矛盾的或不准确的，那么当他长大后，在尝试区分紊乱是出现在生理方面还是情绪或人际体验方面时，会感到困惑，并且可能会倾向于将自体-躯体概念上的缺陷误解为是外界诱发的。因此他将成为在分离个体化感受方面有缺陷的个体，自我边界弥散，并在外界力量的影响下感到无助。"[27]

布吕克将神经性厌食症所处的背景部分纳入考虑是一次认真的尝试，得到了许多研究者的认可。但其探索的边界仍然受到线性范式的限制。虽然她探索了人际间（主要是母亲和儿童间）的互动，但她仍聚焦于过去，聚焦于将人际间的互动变为内部精神现象的内化过程。患者与家庭在此时此地的互动仍不是关注的对象。

看看布吕克的一份案例报告，患者叫盖尔（Gail），21岁，因为神经性厌食症接受精神科治疗近十年。

　　她对于维持仅有96磅的魔幻体重的绝对坚持使她用强化的仪式控制了一家人。因为她不允许家里在三餐间储有食物，所以父母被迫每天购物3次。餐后，任何剩下的食物都必须被扔掉，因为她害怕自己可能会屈服于吃掉它们的冲动，而这会破坏她魔幻的体重……为了学习，她必须要绝对的安静，所以父母在她学习时不被允许待在家里……在一次住院后，她的行为变得如此狂暴，以至于父母被迫搬出去住，且对新居的地址也严格保密……经过安排，盖尔和她父母不直接交流，所有的信息都通过社工来传递，社工也会定期去见这对父母[28]。

　　盖尔的悲剧不是一个人的事。这是一个牵涉了至少三个人的在当下进行互动、施害和受害、纠缠和寻求逃跑的悲剧。然而，在这十年的治疗中，诊断仍是针对个人的。因此，首选治疗是个体治疗。这给盖尔及其父母带来了多年的巨大压力。毫无疑问，对治疗师来说也是如此。

　　同样严格组织的数据影响了很多其他的研究者，他们也观察了患者家庭的背景，并报告了家庭和综合征的相互影响[29]。他们用家庭的术语描述了神经性厌食症的诱因，诸如婚姻冲突、长期缺位的家长再次回归或家庭成员的死亡。不过，病因学研究的要点仍是搜寻与进食障碍相关的幻想。再一次，关注个体的框架创造了普洛克路斯贰斯之床。虽然当前家庭内的冲突被很好地观察并被清晰地描述出来，但它们仍被当作是患者童年早期冲突的重现。当前环境的持续影响没有被看到。虽然精神动力取向的研究者在描述神经性厌食症时一直使用的术语本应将他们的关注点转移到家庭系统上，但研究者仍继续单独讨论患者个人。

行为模型

在神经性厌食症的研究历史上，医学和精神动力模型是两个主要的、线性的、占支配地位的概念。在过去的十年里，第三种方法被加入对神经性厌食症的概念化和治疗中，即操作性条件反射。行为学家将患者所处的环境背景视为一系列需要被控制的偶发事件。

与精神动力性研究者不同，行为治疗师对过程的起因不怎么感兴趣，他们更关注如何发展出改变这些过程的手段。正如莱昂纳德·P. 乌尔曼（Leonard P. Ullman）解释的那样："行为治疗师关注人们在做什么，而不是为什么要这么做。这是为了设计出一套程序，用于强化行为的改变，消除病理性的行为。"乌尔曼进一步强调，对行为治疗师来说，"一个人的困难之处在于他应对环境的行为，并且……这种行为是以往和现在的强化刺激所造成的，而不是某些必须比行为更优先被处理的潜藏的正常功能中断所致……在评估案例时，行为治疗师必须从传统地问'为什么'转向问'是什么'。他必须问：'这个人在做什么？在何种情况下做出了这些行为？……这个人还可能做出哪些其他的行为？'"[30]

约翰·保罗·布雷迪（John Paul Brady）和沃尔弗拉姆·里格尔（Wolfram Rieger）在使用行为疗法治疗神经性厌食症患者时，把这种综合征看作是一种进食恐惧："进食引发焦虑，无法进食是一种回避症状。换一种说法……少量进餐后即中断进食（或用催吐把食物从体内清除）是被焦虑的减轻这一结果所强化的。经由这样的分析，可以想到两种治疗步骤：将与进食相联系的焦虑去条件化和/或根据是否进食而采用**对应的有力的强化物来塑造进食行为**……"[31]这种精确的、清晰的分析使行为学家可以为住院患者创造出一种特定的环境，在其中可以出现恰当的意外事件。因为住院环境是可控的，所以在此环境中的行为是可以被改变的。

不幸的是，聚焦于个体功能不良的学习阻碍了行为治疗师从其经验中得出合理的结论。一旦患者通过住院获得了预计的体重增加，她通常会返回原先的未改变的环境，而这个环境显然是不受行为治疗师控制的。因而，不出意外，大部分患者在出院后并没有将住院期间获得的改善维持下去。

这里只呈现了神经性厌食症最粗略的历史概况。文献报告的治愈案例所使用的方法从前额叶切除到皈依基督教科学派，但绝大部分在一些病例中有效的方法换到其他病例中则会被报告无效。很多病例报告甚至无法得出关于结果的估计。在给出结果的案例中，成功率不超过70%。

在任何其他领域，这样令人失望的结果肯定会让这些方法遭到质疑。不幸的是，神经性厌食症的研究者令人讶异地展示了科学家如何用他的概念模型强行给自己"戴上眼罩"。从业者坚持着先前学到的范式，仿佛它们不是有待检验的假说，而是需要被捍卫的事业。

托马斯·S. 库恩（Thomas S. Kuhn）在考察研究者坚持现有模型而抵制改变这一倾向时声称，科学家的视野严重受限，因为"在绝大多数领域，他们接受了相似的教育和专业启蒙；在这个过程中他们学习了相同的技术性文献并且吸取了很多相同的教训。通常标准文献的边界标示了相应科学主题的局限性。"科学界的很多成功实际上源于它捍卫其共享的假设（或者用库恩的话来说是"标准科学"）的意愿，"如果有必要的话还要为之付出不小的代价。举例来讲，标准科学经常压制根本性的创新，因为它们必然会颠覆基础共识。"但库恩提出，当这个行业"无法再回避那些颠覆现存科学实践传统的异常现象时，出色的研究者会引领这个行业，最终达成一套新的共识，建成一套新的科学实践基础。"[32]他的构想与神经性厌食症的研究历史非常相关。

系统模型

如今，许多研究者开始将社会背景中不同部分间的相互依存关系纳入构想中。他们所用方法的指导性框架是系统模型。这个模型假定相互影响的部分呈环形运动（图2）。系统可以被任意数量的点位激活，反馈机制在许多点位上都能生效。系统内部成员或外部力量都可以完成系统的激活和调节。

在线性模型中，个体的行为被看作是由他人引发的。它假定有一个行动和一个回应，一个刺激和一个反应，或者一个起因和一个结果。在系统性范式中，系统的任何部分都被看作与其他部分相互组织在一起。个体的行为是起因，同时也是结果。对于某一行为是起始还

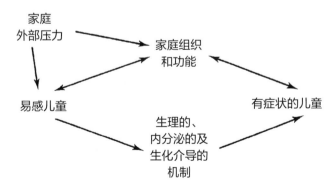

图2 心身疾病的开放系统模型

是结束的界定仅凭主观的框架和标记。某个部分的行动同时也与系统的其他部分相互关联。

系统模型假设特定类型的家庭组织与儿童心身综合征的发展和维持紧密相关，而该儿童的心身症状反过来在维持家庭稳态中发挥了重要作用。神经性厌食症不仅通过某个家庭成员的行为被定义，也通过所有家庭成员间的相互关系被定义。

这个模型挑战了我们的日常经验。我们倾向于把自己体验为生活的单位。因此，当精神病学把人际间的交互作为个体经验处理时，它只是证实了常见的现实情况。系统模型需要一个量子跳跃：要接受依赖和控制、吸引和攻击、共生和回避，而不只是考虑内摄。它们是当下的人际互动。心理活动的单位不仅仅是个体本身，而是处在有意义的社会背景下的个体。

没有一个领域比心身医学的研究更清楚地展示了这一当前的挑战。这样的理解看起来违背常识：儿童的气管痉挛是受其他家庭成员间一系列的互动所调控的，或者糖尿病人的酮症酸中毒是父母要求孩子的忠诚所致，又或者神经性厌食症患者的拒食是因为患者在和父母争夺控制权。然而，我们的研究结果清晰地表明，当家庭互动的模式发生显著变化时，心身疾病的症状也会随之发生显著的改变。

转向系统范式导致了观察框架的改变。不同于单独观察和研究神经性厌食症个体，我们观察家庭成员和患者互相约束和调控彼此行为的反馈过程。在治疗中，我们观察家庭成员间维持神经性厌食症的互动，并且致力于改变那些互动。神经性厌食症不再只是黛博拉不吃饭的问题，而是卡普兰家庭运作方式的问题。

第 2 章

心 身 家 庭

　　按照行业规定，精神卫生工作者不处理与生死相关的问题。如果患者出现精神病发作，或者如果家庭内存在争吵或不快，治疗师可以慢慢花时间来解开这些生活的谜题。但当治疗师面对一位严重紊乱的心身疾病患者时，他就像突然进入了刺激的竞技场。心身糖尿病患者、严重哮喘的儿童或极其瘦弱的神经性厌食症患者，这些孩子的生命正面临危险。

　　我们被心身医学所吸引，不是因为固有的哲学倾向，而是因为我们所治疗的患者有着严重的临床问题。就像心身医学的其他项目那样，我们项目的出现是源于针对个体进行治疗的效果令人失望。我们的观察经验启示了精神卫生领域的新理念，并促使我们将注意力扩大到心身疾病过程中个体以外的部分，即那些总是被排除在个体概念框架外的部分。

对于糖尿病的早期探索

　　最初迫使我们质疑研究和处理精神与躯体间关系的是那些因为糖尿病酸中毒而反复住院的儿童患者。如此频繁的住院治疗不应该发生在糖尿病儿童的生活中。酸中毒可能是先前未被诊断出糖尿病的患儿最早出现的症状之一。但糖尿病患儿一旦开始治疗，就很少会因为酸中毒而再次住院。这主要是因为孩子及其家人在学会识别酸中毒的早期信号后，就能在家正确地使用补充剂量的胰岛素来治疗。因此，反复的糖尿病酸中毒发作显然很不寻常，通常被认为是可以避免的。

但与患"普通"糖尿病的孩子不同，这些儿童对治疗方案的反应并不像预期的那样好。他们仍持续出现医学无法解释的酸中毒。结果，他们几乎因此病而致残，需要反复住院治疗——一年可以住院10 ~ 15次——来治疗威胁生命的糖尿病酸中毒。最初治疗这些孩子的方法是再次入院，以彻底评估任何可能导致反复酸中毒发作的器质性因素，以及再次教育孩子及其家人早做反应以防止糖尿病酸中毒，并寻找其他复杂因素。儿童接受优化的糖尿病治疗方案，以期避免反复的住院治疗。

住院期间没有发现可以解释反复酸中毒的复杂器质性因素。儿童和父母得到强化的糖尿病教育。但出院后的随访结果使儿科团队吃惊，此前反复住院的模式仍在持续。考虑到这些孩子在住院时易于照料，并且糖尿病也控制得非常好，这个结果就尤其让人震惊。

偶然的一次情况中，接连三位糖尿病女孩被转介过来，似乎总有一位女孩处在酸中毒的住院康复过程中，一位在前往急诊室的路上，一位在电话里报告在家里的情况正急转直下。这三个案例最令人困惑的部分是不止一个孩子被观察到在家对胰岛素的反应不如预期。其中一位女孩，每天的胰岛素需要量是30单位，但她在家的18个小时里接受了500单位的胰岛素治疗。随后，研究者检验了母亲给孩子注射的胰岛素，发现其生物效应完全没有问题。然而，这个孩子仍然不得不因为糖尿病酸中毒而住院。住院期间，随着酸中毒得到了治疗，她的胰岛素日使用量又恢复到只需30单位就可以很好地控制糖尿病。

　　这三位女孩非常相似。她们都处于青春期早期，外表文静、性格温和、待人友善。她们是模范病人，经常帮助护士照顾病房里更年幼的患儿。她们的家庭看起来是稳定的，乐于提供帮助、关心他人，且乐于听从教导。在传统医学模式下，找不到器质性因素就提示疾病是功能性的或心因性的。因此，精神科访谈会被安排，患儿接受了心理治疗。

　　以个体（而非系统）为观察方向的几位治疗师会见了每一位患儿，他们对每个案例的精神医学理解都差不多：患者在处理"压力"方面有困难，倾向于内化愤怒，处理困难情形的能力有点不成熟。因此，从字面上看，这些孩子存在一个显著的与疾病相关的心身问题，即心理层面的情绪唤起直接导致她们糖尿病状态的失代偿。很显然，情绪不是糖尿病的病因，那么情绪及情绪唤起是反复酸中毒的关键就显而易见了。

　　这些女孩开始了以梳理人格问题和减少"压力因素"为导向的个体心理治疗。家庭成员对治疗的参与就只是被告知与孩子相处时要非常温和，以及不要在家里给孩子增加任何压力。

　　但每周一次的治疗对于反复住院的模式并没有什么明显的改善，因为酸中毒仍在持续发生。随后，这些孩子被送往急性治疗医院附属的中期照护机构①，个体治疗在那里继续进行。在这个机构的治疗过程中，还是没有碰到任何糖尿病控制方面的问题。这个结果被视为这些孩子对压力的反应阈值较低的证据。

　　这个时期的治疗受到心身疾病线性模型的影响。儿童被视为疾病的"容器和携带者"。外部压力和儿童的人格特征被视为关键因素。因而，对患者的治疗是基于其个体的，目标是帮助她更恰当地理解和

①　患者在急性疾病出院后继续接受治疗的地方，以帮助后续康复。——译者注

表达情绪，并且帮助她获得更好的压力应对能力，同时尝试减少外部环境的压力。

虽然家庭的重要性被认识到，但只是在一个泛泛的层面上。糖尿病在医院易于控制而在家无法控制的惊人差异被归结为家庭环境是有害的。孩子被视为外界压力的被动接受者——她所处环境的受害者。因此，相应的治疗决策是让孩子与家庭分开——用以前的措辞就是实施"父母切除术"。在任意案例中，当孩子回到家后，酸中毒发作就会再次出现。

因为这种疗法并不成功，一个由本书作者组成的新的儿童精神医学团队成立了。这个团队的精神科成员都有家庭治疗的背景，他们开始调研家庭在孩子疾病中的作用，并探索孩子的疾病在家庭中产生的功能[1]。团队中儿科成员的任务是研究情绪唤起被转换为糖尿病酸中毒这一过程的介导机制。这两个领域的研究最终汇聚在一起，因为他们发现孩子的情绪唤起及其继发的代谢变化若在家庭系统中进行考虑，都能得到最好的解释。

代谢研究

一个糖尿病孩子在出现酸中毒之前，其血液中的游离脂肪酸（free fatty acid, FFA）浓度必定会升高。这些脂肪酸是肝脏制造酮体的基础，或者叫"建筑材料"，过量的酮体将引发酮症酸中毒。早先心理生理领域的观察发现游离脂肪酸也可以作为情绪唤起的标记物[2]。因此在糖尿病患儿中，游离脂肪酸的测试可以同时反映情绪唤起和心身症状的出现。作为研究者，我们因此而开始搭建实验情境，使用游离脂肪酸来记录情绪唤起和心身危机之间的关系。

当时的生理研究仍然受到线性框架的影响。我们想要评估心理压力在儿童糖尿病控制中的作用。我们知道游离脂肪酸既是情绪唤起的标记物，也是生产过量酮体的中间代谢物，因此它们可以被看作是介导情绪唤起引发糖尿病酸中毒这一过程的关键链接。为了探索和记录这个过程，我们设计了一系列访谈。参与访谈的家庭被告知访谈的内容和目标，并签署了知情同意书。

研究者分别在有压力和无压力的条件下进行两次访谈，以此来比较这两种条件下糖尿病患儿的游离脂肪酸水平。有压力的访谈被设计成引发儿童的愤怒，同时阻止她对这种情绪的压抑——一种基于经典线性心身疾病模型的设计。第三次访谈通过游离脂肪酸的升高水平来检测β-肾上腺素能阻滞剂对于情绪唤起的作用。结果显示β-肾上腺素能阻滞剂不影响情绪唤起，但最终阻止了游离脂肪酸的释放。这些实验的结果令人印象深刻。在有压力的访谈中，情绪的唤起伴随着游离脂肪酸浓度的显著升高，如果持续下去，可以很快引发儿童的糖尿病酸中毒。然而在第三次访谈中，由于使用了阻滞剂，代谢效应几乎被完全终止。

情绪唤起导致的生理效应可以被β-肾上腺素能阻滞剂改变，这一现象引发了对这类患儿使用β-肾上腺素能阻滞剂进行治疗的长程治疗研究。研究的早期结果令人振奋，然而更长时间的实验却提示β-肾上腺素能阻滞剂并非特效药。糖尿病患儿的心身危机可以突破β-肾上腺素能阻滞剂的效应，就像它可以抑制胰岛素的效应那样[3]。

这些实验代表了一种尝试，试图分析情绪唤起转化为糖尿病酸中毒的介导通路，并努力获得关于"压力"的更明确的信息，或者弄明白是什么导致了这些儿童生病。但研究仍然受到线性模型的制约，将家庭环境视为影响儿童的有害因素之一。在那之后，一位患者让我们重新反思了这种思维方式。

这位患儿在长达两年的时间里平均每三周就要住院一次。尽管每周都与一位精神病专家进行一次围绕其人格和压力应对问题的谈话治疗，但她反复住院的模式并没有发生任何改变。之后我们决定让孩子和她的家庭进入家庭治疗。

作为家庭治疗师，我们尝试使用与此前精神科专家所用的完全相反方向的方法。我们没有承担支持性的角色来保护她免受压力，而是故意在家庭中诱发危机。我们设计这一策略是为了在治疗中呈现隐藏的冲突，帮助家庭来处理冲突，帮助孩子作为自主的个体参与到冲突中。

这些通常非常戏剧性的治疗会伴随着住院模式的改变。该患儿之前每3～4周住院一次，现在每周都会因为酸中毒住院。家庭治疗在每周二下午进行，而孩子规律性地在周一晚到周二晚之间入院。在这段艰难的时期，无论酸中毒发作是在什么时候，儿科医生及精神科医生都会参与治疗，儿科-精神科团队就这样形成了。精神科医生因为儿科医生的支持，可以放心地继续这种干预；而儿科医生也会感到安心，因为精神科医生即使在三更半夜仍积极参与，他们在酸中毒经过补液和胰岛素的治疗而得到改善后便开展床旁的家庭治疗。

在数月的家庭治疗后，整个家庭及孩子在家庭中的角色发生了巨大变化，特别是家长能够在不牵涉女儿的情况下引发并协调冲突。伴随着这些改变，住院的模式也被打破了[4]。这个案例到目前为止已经被随访了9年。在此期间，这个孩子没有一次因为无法解释的糖尿病酮症酸中毒而住院。

当我们回顾对糖尿病患儿的研究和治疗结果时，越来越明显地看到我们见证了硬币的两面①。情绪唤起确实可以引起血清游离脂肪酸浓度升高，进而可能导致酮症酸中毒。另一方面，随着更多的孩子参与到改变家庭的治疗中，我们更清楚地看到情绪唤起也以特定的、

_____

① 比喻事情的两面性。——译者注

可验证的方式与家庭关联在一起。

临床模型的发展

在研究糖尿病的同时，我们开始研究和治疗那些临床病情严重的哮喘患儿，他们的病情严重到难以仅用器质性疾病来解释。几乎在同一时期，我们也开始治疗神经性厌食症病例。

一开始我们认为这三组疾病都是心身疾病的不同实例表征。尽管如此，我们还是将它们区分为"原发"和"继发"心身障碍。在原发性心身障碍中，生理功能的异常已经存在，包括像糖尿病涉及的代谢障碍及哮喘病患者的过敏休质。其中的心身元素是情绪对已有症状的加剧。因此，反复因情绪唤起而被诱发酮症酸中毒的糖尿病患儿可以被看作是"心身糖尿病患儿"。类似的，如果哮喘患儿反复的严重发作是因为情绪而非生理刺激导致的，可以称之为"心身哮喘患儿"。上述情况并不能仅仅将原发疾病归因于心理病因。而在继发性心身障碍中，并没有发现这种已经存在的生理功能异常。心身元素在情绪冲突转变为躯体症状的过程中发挥的作用是显而易见的。这些症状可能会导致像神经性厌食症那样严重且使人衰弱的疾病。

在这两种情形下，症状选择可能会因此不同。一个问题是：原发性和继发性心身障碍的患者，其家庭动力和组织是否可能也不一样？然而，随着我们对不同心身障碍儿童的家庭进行治疗，我们开始意识到某种特定的互动模式似乎是所有这些家庭的特点。心身糖尿病患者家庭的一些运作方式和神经性厌食症患者或心身哮喘患者家庭的运作方式非常相似。但这些"心身家庭"的运作方式与那些因其他问题来治疗的正常糖尿病患者家庭显著不同。由于持续不断地投入到家庭治疗中，我们对家庭动力和组织的观察越发清晰，且能够对参与的家庭进行逐一归纳，相关经验不断得到累积。最终，我们得以发展出一个关于心身家庭的探索性模型。

我们的观察得出4个囊括所有家庭功能的特征。这些特征中的任何一个看起来都不足以引发或加剧心身症状，但这些互动模式的集合似乎是引发躯体化的家庭特征。这4个家庭特征是：缠结、过度保护、僵化、缺乏解决冲突的方法。

缠结指的是一种关系极度紧密、情感极度强烈的家庭互动形式。这些特征在各个层面上都有所体现：家庭、亚系统和个体。在一个非常缠结、过度卷入的家庭中，一位家庭成员的变化或两位家庭成员间关系的变化会对整个系统造成震荡。两人间的交流因其他家庭成员的介入而快速扩散开来。两人间的冲突可能会在其他家庭成员卷入后，通过无形的锁链而在家庭中形成各自的同盟，导致整个家庭分帮结派。或者，一位家庭成员可能会帮另一位家庭成员向第三人传递信息，阻碍直接的沟通。

在缠结的家庭中，亚系统的边界分化不清、脆弱、易于突破。这种情形导致了亚系统的功能不能被充分发挥。比如配偶之间的关系并不如发挥父母的功能重要，或父母对孩子的掌控力不足。当边界被突破的时候，孩子可能会对父母或同胞不恰当地表现出父母的样子。或者在家庭做决策的时候，孩子可能会加入，或被父母中的一个拉过去对抗另外一个。

在个体层面上，缠结的系统还存在人际分化不良的情况。所有的家庭中，个体都会受家庭系统调控；但在缠结的家庭中，个体却迷失了。定义个体自主性的边界过于脆弱，以至于阻碍了家庭成员以个体分化的方式执行功能。过度的协同和共享导致家庭成员之间缺乏隐私，家庭成员能够侵扰彼此的想法和感受。缠结所致的所有这些问题都反映在家庭成员缺乏对彼此和自己分化的感知上。

　　心身家庭的过度保护表现在家庭成员为彼此福祉的过度担忧。这种担忧并不局限于对出现问题的患者或疾病的范畴。养育和保护反应时常被激起并得到支持。家庭成员对痛苦的信号过度敏感，认为这暗示着危险的紧张局面或冲突即将来临。在这样的家庭中，父母的过度保护阻碍了儿童发展自主性、能力及在家庭安全范围外的兴趣或活动。

　　反过来，孩子，尤其是患有心身疾病的孩子，感到他们对保护家庭负有极大的责任。对于患病的孩子来说，用疾病症状来保护家庭的经验可能是疾病的主要强化因素。

　　僵化的家庭执着于维持现状。在必需变化和成长的时期，他们经历了巨大的困难。举例来说，当一个功能良好的家庭的孩子来到青春期的时候，他的家庭能够以某种方式改变规则和互动模式，来容许适龄的自主性持续发展，同时仍维持着家庭的连续性。但心身疾病患儿的家庭坚持保留习惯的互动方式。任何给现有模式带来威胁并引发改变的问题，诸如关于个体自主性的协商，都不被允许浮现到可以被探索的地步。即便进入治疗，这些家庭通常会表现出"除了孩子的医学问题以外都很正常、没有困扰"的样子。他们否认家庭需要改变。这样的家庭在面临诸如职业变化或失去亲人等外部事件的冲击时特别脆弱。几乎任何的外部事件都可能使功能不良的应对机制过载，导致疾病发生。

　　心身家庭系统的僵化和过度保护，再加上病理性纠缠的互动模式互相侵犯的特点，使得此类家庭的冲突阈值非常低。通常强大的宗教或道德规范被用作规避冲突的基本准则。结果是问题得不到解决、反复带来威胁、持续性地激活系统的回避环路。

　　每个心身家庭独特的结构和功能决定了其回避冲突的方式。通常配偶的一方是回避者。当不回避的一方提出困难的问题，回避者努力避免直面问题，因为这可能会使得大家承认冲突的存在，或许还会导致与冲突相关的协商。或者当配偶一方尝试去讨论一个问题时，另一方就会离开家。

许多心身家庭完全否认存在任何问题，甚至看不到任何产生分歧的"需要"，致力于达成共识与维持和谐。也有一些心身家庭公开表达分歧，但反复的干扰和主题切换使冲突性的议题被模糊掉了。家庭成员快速动员起来以维持冲突的阈值在可控范围内。他们通过改变自身的位置或用分散注意力的策略使议题无法聚焦，进而达成这种控制。无论心身疾病患儿家庭是采取回避还是顾左右而言他，所有这些家庭的共同特征是没有能力去面对彼此的分歧，因此无法协商相应的解决方案。而正常的家庭有能力表达分歧。

这4个整体的结构和功能特点被认为是心身家庭的典型特征。然而，它们仅描述了易感儿童所处的引发压力的家庭系统，单单识别这些特征并不会让我们在解释心身患儿的病因和维持因素时从线性模型转向系统模型。我们观察到的循环反馈才让新解释的出现成为必然。

从互动的角度来看，患者的症状是家庭系统的"调控者"，这也使得症状有了新的意义。更具体地讲，很显然，维系特定症状的关键因素是孩子卷入了父母的冲突。这个因素是心身家庭的第五个特征。

在心身家庭内部，生病的孩子以特定的方式卷入父母的冲突。不能正确处理夫妻间冲突的父母为了保护患病的孩子而团结在一起，以保护孩子为借口，回避了冲突；或者婚姻的冲突被转化为亲子之间的与管理孩子相关的冲突。在一些家庭中，孩子被要求选择在父母间站队，或作为调停者、帮助者而介入父母之间的关系。患病的孩子在调控家庭内部稳定性上的成效促进了疾病的持续存在，并巩固了滋生疾病的家庭组织里怪异的部分。

在我们对心身家庭的治疗工作中，一些将孩子卷入的、与冲突相关的行为模式特征逐渐浮现。家庭可能在不同的时间处于不同的模式，但有一种模式倾向于占主导地位。我们识别出三种将孩子卷入的冲突回避模式：三角化、父母一方与孩子结盟及替罪羊模式。

在前两种模式（即三角化和父母一方与孩子结盟）中，夫妻二联体实际上在对抗或冲突中分裂，孩子被迫公开地与其中一方结盟，来对抗另一方。在三角化模式中，孩子被置于这种境地，以至于无法表达自己，只能与一方结盟来对抗另一方。强加选择的声明，如"你就不能按我的方式做吗？"，被用于试图迫使孩子站队。在父母一方与孩子结盟的模式中，孩子倾向于与一方建立稳固的联盟，来对抗另一方。而被排除在外的这方父母的角色根据其企图破坏联盟的程度而有差异。

在第三种模式——替罪羊模式中，夫妻二联体表面上是团结的。父母通过用一种保护或责备患病孩子的姿态来隐藏他们之间的冲突，孩子被认为是家里唯一的问题。在有些家庭中，父母需要用孩子来确认自己是称职的父母，以让自己感到安心，或者需要孩子和他们一起来担忧整个家庭。父母偶尔会在"担忧患病的孩子"和"恼怒孩子'不努力自救'而给他们带来负担"之间左右摇摆。在大多数情况下，作为父母，对孩子的担忧占据了夫妻的注意力，因而所有的婚姻冲突甚至微小的分歧都被搁置或忽略了。

这三种卷入的模式并非家庭的分类方法。它们描述了家庭在冲突下的互动方式。这些方式在功能健全的家庭中也经常被使用，是家庭应对冲突的许多方法中的一部分。然而，正常的家庭可以转换到直面冲突和协商的模式中；有心身患儿的家庭则一遍又一遍地使用适应不良的模式，因为他们通常处在有压力和紧张的条件下，孩子经常被卷入冲突调停者的角色中。

模型的验证

在家庭治疗中发展这个探索性模型是令人振奋的。该模型极大帮助了我们组织思考的方式。但要验证这个模型的效度，就必须开展更为正式的研究。必须要发展出专门的技术，使其能够在与治疗性访谈相当的行为领域收集量化数据。

为了更严谨地观察之前假设的心身家庭典型的四个特征，我们发展出了包含一系列家庭任务的标准化访谈，使我们能够对每一个家庭进行分析。这种方法需要我们在每一项任务中定义具体的行为参数来操作化概念。它也使得我们可以对比心身家庭与非心身家庭、心身家庭与正常家庭，非心身家庭和正常家庭的治疗材料，这在以往是难以获得或进行比较的。

这些观察并没有告诉我们关于内在精神动力、个体心理病理或单个家庭成员的优缺点之类的信息。有关功能的信息虽然真实，但可以通过其他的评估方式获得，如问卷、投射试验、针对每位家庭成员的个体访谈等。但这些方式无法让我们评估家庭关系，而家庭关系需要通过对运转中的家庭过程进行直接观察来了解。

类似的，为了探索关于孩子卷入父母冲突中的假设，我们设计了诊断性访谈，创造了一个家庭内的冲突性情境，可以观察随后的家庭互动。这种对观察情境的扩展不仅提供了需要的数据，也促进了观察内容中新数据和新情况的出现。在实验性的家庭压力情境下，我们也得以通过游离脂肪酸来直接测定情绪唤起的生理指标。

共计有45个家庭被纳入研究，他们都在治疗前接受研究观察。参与研究的3个心身疾病组包括11个神经性厌食症家庭、9个心身糖尿病患儿家庭及10个心身哮喘患儿家庭；设有两组对照：7个有正常孩子或非心身糖尿病患儿的家庭，8 个病情控制良好的、但曾因行为问题而被转介的糖尿病患儿的家庭。

所有的心身障碍案例都呈现了反复而严重的、无法以器质性原因解释的症状。做出心身障碍诊断的都是儿科医生，他们表示医学治疗困境的背后并没有器质性或生理性的原因。

两组对照研究的糖尿病患儿被用以与心身障碍患儿做比较。纳入正常的糖尿病患儿是因为他们与心身障碍患儿共患同一种严重的慢性疾病，以及共同经历该病对于家庭的所有影响。有行为问题的糖尿病患儿也提供了有帮助的比较。首先，他们被当作精神科患儿，在这一点上与三组心身疾病患儿类似。其次，他们有行为异常，这与心身糖尿病或心身哮喘不同，但从功能的角度看，与神经性厌食症有类似之处。

家庭任务

我们的研究所实施的家庭任务是韦尔特维克家庭任务（Wiltwyck family task）的细化版本，邀请家庭参与一系列由他们自己实施和执行的互动任务[5]。这种技术的优势在于让研究人员能够在较自然的情况下研究家庭，避免了研究者的影响。提问被录在磁带里，家庭成员可以自行开始或停止。他们按照自己的方式坐好；可以回答问题，也可以不回答；可以理解，或者回避问题。简而言之，家庭成员把任务变成自己家庭的任务。

每个家庭被要求按顺序完成以下事情：一起制作菜单，讨论家庭发生的一场争执，描述其他家庭成员让自己高兴和不高兴的地方，创造关于家庭照片的故事，以及一起组装一个颜色拼图（详细的流程见附录 A）。患儿同胞被要求和患儿、父母一起完成这个流程，这样可以呈现更全面的家庭样貌。所有的互动过程都被录音、录像，随后由独立的评估人员进行计数、评定和打分。

实验人员的一项主要任务是对缠结、过度保护、对冲突的低耐受及僵化的概念进行操作化，这样它们就可以在家庭执行任务的互动过程中得到评定。比如，缠结被从三个层面上评分：家庭层面、亚系统层面及个体-人际层面。从任务中得到的信息被用于每一层面的评定。家庭层面的得分反映了整体的家庭功能。我们检查家庭的沟通模式以对此进行评估。我们测评人们在多大程度上成为沟通中的消息传递者，以及语言互动过程多大程度上被分配给某个特定的家庭成员，或者通过其进行传递，或者围绕其进行。转换联盟（shifting alliance），即随意和交替地从支持一位家庭成员切换到支持另一位成员，将作为家庭整体缠结的一项指标被评定。所有这些因子被视作家庭成员间过度相互依赖的标志。

在亚系统层面对缠结的评定聚焦于父母和孩子间边界的清晰度。首先，对父母在任务完成过程中掌控全家的执行行为的量、效力及团结度进行客观评定和计数。其次，跨亚系统结盟（例如，尤其在执行活动中，父母一方与孩子结盟对抗另一方），以及父母一方与另一方相比在执行中的主导性，都得到检查；因为这些因素被认为反映了亚系统边界的弱化。最后，个体-人际分化层面是看家庭中每个人在多大程度上能够通过自己的好恶来表达对其他家庭成员的看法和期待，以及家庭成员在多大程度上可以"读出对方的想法"或替对方回答问题。

然而，这里需要给出的只是行为定义、量化数据及分析的总体概况，一份更详细的报告会另外给出。[6] 虽然这里对趋势的报告是以描述性的、临床的方式，但它们所代表的正式分类的效度和显著性是经过验证的。

　　下面呈现的结果一方面是为了比较神经性厌食症组和另外两个心身障碍组（心身糖尿病和心身哮喘），另一方面也是与对照组（正常的和有行为问题的）进行比较。

　　正常家庭与其他家庭最大的区别在于缠结的指数：前者表现出特别清晰的亚系统边界及更高的人际分化程度。而有行为问题的家庭表现出父母在执行功能方面的低效性，神经性厌食症和其他心身障碍家庭在父母-儿童亚系统层面上显示出最大的缺陷。例如，一个孩子可能会执行任务或与父母中的一方商量应该给另一方什么建议。在这些家庭中，父母亚系统存在更大的不平衡，因而父母中的一方可能会完成绝大部分的工作执行、活动指导及家庭管理，而另一方则和孩子一起对这些安排做出反应。在个体人际层面上，家庭成员是有侵入性的，并倾向于在发表对其他家庭成员的看法时说笼统性的话。例如，母亲不太说自己喜欢或不喜欢丈夫或儿子的哪些方面，而是会说："我喜欢我们全家在一起开开心心的"或"孩子们吵闹的时候，我很烦"。

　　在家庭层面上，所有功能异常的家庭，无论是有行为问题的还是有心身问题的，在交流模式方面都显示出偏曲或不平均的分布。而在神经性厌食症和其他心身家庭中，最有可能出现作为"中间人"的家庭成员。例如，在一个家庭中，所有人都只跟母亲说话，而她也表现得最能说会道，会与所有人交流。而在其他的家庭中，成员们通过其他人来回传递消息。总体上，虽然一些有行为问题的家庭在面对危机时表现得缠结，一些正常家庭偶尔也会出现缠结的行为，但神经性厌食症和其他有心身问题的家庭总体而言在这个方面表现得更为突出。

　　过度保护通过行为来评定：对养育方面的保护行为和因保护而引发的其他行为进行计数，以及分析家庭争论的内容和其他保护性主题的内容。对行为的测定能更好地将正常的糖尿病家庭与神经性厌食症及其他心身障碍组区分开来。举例来讲，只有在心身家庭中才会出现父母、孩子或同胞的哭泣，也只有心身家庭才会出现与饥饿和生理不适相关的忧虑。

对冲突回避和弥散的评估更加复杂，需要考虑家庭在简单决定方面的决策，以及对争论或实际冲突的处理。正常家庭更加能够表达同意和不同意，就像他们能够考虑更多的替代选择。偶尔，他们也否认存在争论或"争斗"，但能清晰阐释问题所在，并用满意的方式解决分歧。有行为问题的家庭倾向于发散讨论还未解决的冲突，但比心身家庭能更直接地表达冲突。一些神经性厌食症家庭在任何事情上都会立即表达一致意见，否认或压抑提及任何冲突，或者以神经性厌食症患儿不依从饮食计划任务为借口避开访谈或因此只把焦点放在患儿身上。另外一些神经性厌食症家庭持续不断地进行界定不清的争论，然后以不适合任务为由拒绝进行下去。就如对过度保护的评定那样，在这个部分中，家庭成员的互动行为相比他们对任务的反应，在各组间更具区分度。

最后的特征，僵化，是最难以在家庭任务的表现中界定的。我们起初关注联盟模式（也就是家庭成员在诸如做决定或支持决定这类事情上站队的方式）在多大程度上能根据功能性的或客观的任务和主题进行灵活调整，而并非不顾这些议题，仍然保持固定或绑定的状态。举例来讲，在功能良好的家庭中，母亲在制订菜单方面会考虑女儿关于食物的建议，但在设定家庭规则方面会与丈夫团结在一起。在功能不良的家庭中，联盟似乎通常维持着固定的模式。例如，父亲起初在某个议题上支持一位家庭成员，但他总是会变换，最终支持某一个女儿，而且无论她持何种立场。然而，仍需对家庭互动中的这个因子做进一步的操作化。

家庭诊断性访谈

虽然家庭任务提供了在有限的时间内研究家庭四个结构特征的机会，但它通常没有揭示易感的孩子是如何被用来回避冲突的。家庭掌控着局势，并且在很大程度上可以避免压力或冲突。因此，家庭诊断性访谈被用于同时评估孩子在父母冲突中的卷入情况，以及父母冲突对孩子的疾病所造成的生理效应。

这个访谈主要通过每个家庭的特异性问题引出父母间的冲突。治疗师会激化冲突，使其超过家庭通常可以耐受的阈值，然后当冲突足够强时，将孩子带入情境。三角互动的心理内容及引起的生理结果都会得到评估。

访谈也被用以验证之前在家庭治疗中得出的心身危机发展理论。我们假设它有两个阶段，包含心理和生理部分。在"启动"阶段，某个情境引发了孩子的情绪唤起，继而诱发了生理反应。一段时间后，过程"关闭"，生理反应也相应地回到基线水平。因此心身危机可能与启动阶段的生理反应加剧有关，或者可能与难以开启关闭阶段有关。家庭诊断性访谈通过引发家庭的特异性冲突，并让孩子卷入父母冲突，让我们得以在"启动"和"关闭"阶段研究孩子的情绪唤起所引起的生理反应。

访谈的一个重要特点是结合了自然观察和对家庭变量的试验性操控。患者在非常自然的环境中被观察：她身处与父母互动的情形之下，围绕父母选择的、这个家庭特有的素材进行互动。这不仅有助于理解患者个体的体验和行为，也能更好地评估父母关于患者的经历，以及三位家庭成员间相互调节彼此行为的方式。同时，实验的形式可以调控特定的家庭参数，如通过阻止逃离、支持某位家庭成员对抗另一位成员，或延长冲突的时间来增加冲突的强度，即便进程是由家庭成员自己来推进的。可惜的是，发展实验情境的复杂性不允许再纳入患者同胞了，而这在家庭任务中是可行的。

　　家庭诊断性访谈的结构是标准化的，包含三个阶段。第一阶段，父母坐在访谈室内，孩子则待在有单面镜的观察室内。肝素帽（一种静脉血液采样的元件）被提前植入每位家庭成员的手臂中，并经过半小时的平衡期。在访谈中，连接肝素帽的手臂被允许搁在屏风后的桌子上。实验人员待在屏风后不被看到，使其可以在不干扰访谈的情况下抽取血样。在父母入座后，精神科的访谈人员告知他们要讨论一个家庭问题，然后离开。

　　半小时后访谈人员回来，开始第二阶段。通过支持配偶中的一方而反对另一方，访谈人员试图加剧或（在某些家庭中）引发围绕着选定素材的家庭冲突。半小时后，访谈人员带着孩子进入访谈室，开启第三阶段。治疗师要求父母和孩子互相协助，来决定他们各自应该如何改变。这个阶段持续半小时后，访谈正式结束。家庭成员被带到舒适的办公室休息。在"关闭"期和休息结束后，治疗团队会与家庭进行情况报告会，以确保访谈没有造成不良后果。

　　访谈的每个阶段（包括休息期间）都会抽取血样，以测定游离脂肪酸水平。所有的访谈都被录像，以使对互动进行内容分析。由此，我们可以同时分析互动及相应的生理变化。访谈录像的评分方式与家庭任务录像一样，即通过独立的、不知情的评分者，根据研究人员制订的标准进行评分。

互动的结果

　　前两个阶段的任务是探究父母在孩子不在场时如何应对冲突性

的问题，即便他们知道孩子可以看到和听到他们的讨论。父母的行为会通过三个维度被评分：活跃度（谁说话，以及说了多少）；冲突的发起（谁提出了冲突性的问题，以及有多频繁）；冲突程度（配偶间对抗的强度和程度）。很重要的一点是，我们在评估他们的参与度之前，需要确定所有的孩子都暴露在相同程度的压力情境下。即问题在于对照组的孩子——正常的和有行为问题的，是否都暴露在相同程度的父母冲突情境中。

我们发现，五组家庭的父母在"活跃度"和"冲突的发起"这两方面的平均得分很相近。然而，"冲突程度"有所不同：正常家庭的父母冲突比其他家庭更强烈，他们更加坚持，互相对抗得更厉害；心身家庭的父母冲突最少，尤其是神经性厌食症家庭。实验的发现与之前我们关于心身家庭回避冲突的临床观察是一致的。

从父母对冲突性讨论的处理方式上也可以看到重要的区别。正常孩子的父母可以把自己的观点带入讨论，倾听并认可另一半的观点。当需要告诉伴侣一些批评性的内容时，他们看起来没有那么担忧对方会很脆弱。他们也不太会贬低或驳斥另一半讲出的关于自己的坏消息。

而心身家庭（尤其是神经性厌食症家庭）中的父母展现出相当多样的冲突回避技能。一些父母演绎了相声组合互相搭台的老套路。妻子一一列举对丈夫的抱怨，诸如太冷漠、不陪伴孩子，或不关心他人，并给出实例来支持这些抱怨。丈夫则认真考虑每一点，并表示同意："你是对的""我可以理解这些""我知道这是事实"。每一条都让妻子泄气，导致她转向新的话题。开玩笑、逃避（"我不记得了""那又怎样""那是你的问题"）、崩溃（哭泣）或合理化，是夫妻中的一方用以不正面应对另一方并将冲突保持在较低水平的其他方法。也有一些夫妻共同认真地搜寻问题，但随后一致同意讨论的问题并不存在于他们的家中。

在访谈的第一阶段，我们还仔细查看了父母交谈的内容，以确定它是与父母-婚姻话题相关还是与孩子相关。聚焦于孩子的交谈具有明显的特征：可能是对于孩子的保护性担忧，或是批评孩子的行为。父母-婚姻话题则反映夫妻之间对于彼此作为配偶或父母的交流。分析父母的交谈内容后发现，正常的和有行为问题的糖尿病患儿的父母比其他父母花更多时间讨论父母-婚姻话题，而心身障碍患儿的父母则更多谈到对孩子的保护性担忧。

举例来说，正常对照组的一对夫妻就处理家庭财产的方式开始了激烈的讨论。在对于家庭预算的看法中，丈夫是"蚂蚁"而妻子是"蚂蚱"。另一对有行为问题的糖尿病患儿的父母，围绕孩子的纪律问题发生争论。母亲坚持说父亲太宽松了，而父亲则反对母亲前后不一的惩罚方式。另一个有行为问题的糖尿病患儿的父亲抱怨了妻子的家务，而妻子则抱怨丈夫每天工作到很晚及在家的时间不够。

与此相反的是，神经性厌食症及其他心身障碍患儿的父母花费明显更多的时间唠叨他们的孩子，包括患者及其兄弟姐妹。例如，神经性厌食症家庭中的一对夫妻把忧虑分散到三个孩子身上：患病的孩子、吃得太多的哥哥，以及妹妹——他们认为她很傻、缺乏判断力，以至于"可能毁了她自己的人生"。另一些父母的忧虑则带有对孩子抱怨的意味：抱怨孩子带来这么多的困扰，抱怨孩子利用家庭和疾病操控其他人。

访谈的第一阶段应该在孩子不在场的情况下来引发典型的家庭冲突话题。结果发现，通过心身障碍患儿的父母在第一阶段讨论对孩子的担忧而回避夫妻话题这一方式，可以预测其在第三阶段会发展出将孩子一起卷入的行为。

在访谈第二阶段，精神科访谈者推进或加剧了在第一个半小时中浮现的冲突性话题。夫妻间的行为差异，如各自在活跃度、冲突的发起、处理冲突方面的差异，提供了他们在回避冲突上各自扮演何种角色的线索。这些信息被访谈者用于决定该跟谁结盟，或向谁施压以加剧冲突。用于增强冲突等级的努力是成功的；正常夫妻维持着之前的冲突强度，而之前回避冲突的心身家庭父母则被激起更直接、更强烈及更持续的冲突，达到和正常夫妻相同的水平。这样，所有组的孩子在通过单面镜进行观察的时候，都暴露在差不多等级的父母冲突中。

通过将孩子带入激烈的父母冲突情境，访谈的第三阶段提供了一个独一无二的机会，用以直接验证孩子是否卷入了父母冲突。孩子的进入对夫妻互动行为的影响揭示了一个重要的模式。在此阶段，正常的和有行为问题的糖尿病患儿父母在与孩子互动的同时还维持着夫妻间的互动。而在心身家庭组，夫妻间的互动逐渐减少直至停止，且他们的注意力特意集中到孩子身上。在神经性厌食症组中，11 对父母中有 9 对在半小时内互相交谈的时间小于 10 分钟。即便如此粗浅的测量也支持了父母通过孩子来回避冲突的假设。

父母与孩子间的三角互动相比夫妻间的互动更难记分。虽然设计的记分方法在计数和分类上还算简单（即评估父母将孩子卷入冲突的程度及孩子主动介入父母冲突的程度），但在实际操作中它们可能并不能恰当地反映反馈系统的情况。结果的汇报顺序并不表明家庭实际行为存在线性因果顺序。"父母卷入孩子"和"孩子介入父母"循环交替发生。进一步来讲，"孩子的卷入"这种表述应当总是同时具有主动和被动两种语态，也就是说，孩子同时"被动"卷入和"主动"介入了父母的冲突。

当父母的冲突变得公开和明确的时候，孩子被卷入的特定模式就浮现了。这些模式包括：父母对孩子施压以让其表达观点、尝试将孩子作为盟友以对他进行三角化、偷偷地或公开地与孩子结盟以对抗另一半。举个例子，在一个神经性厌食症家庭中，之前父亲批评母亲是冷漠、没有爱的母亲。当孩子出现后，她被父母强烈要求表达是否同意父亲的观点及是否希望母亲改变。在另一个案例中，母亲拉着孩子加入自己，共同表达对父亲工作时间过长的愤怒。在一个儿子是运动天才的家庭里，父亲和母亲因推动孩子努力的事而发生争论，并要求孩子判断谁是对的。一些父母鼓励孩子对另一方的管教表达不满。心身障碍患儿的父母在这方面的行为程度远超正常的或有行为问题的糖尿病患儿父母。而在研究群体中，神经性厌食症患儿的父母比其他父母更想要将孩子卷入。

孩子对父母的行为模式也得以被观察，这些模式与父母努力卷入孩子的行为是互补的，包括：与父母一方结盟或联合以对抗另一方、被父母卷入性的手段控制时感到极度痛苦，以及引发父母间的冲突。所有这些行为都反映了孩子卷入父母的冲突之中。

高度卷入父母联盟或侵入父母担忧的孩子经常呈现紧张或有压力的迹象，即便他的卷入似乎是自发的，而不是由父母所引发的。一个患有哮喘的男孩自诩母亲的保护者，以对抗父亲，他在访谈中出现可被听见的喘息。一个批评父母的婚姻并逼迫父亲抱怨母亲不够情感丰沛的糖尿病女孩，在说到"父母的单调生活是她的错"时哭了起来。神经性厌食症患儿在卷入父母冲突方面的评分是最高的，显著高于正常或有行为问题的糖尿病患儿。他们与其他高度卷入的心身障碍患儿在这方面表现类似，但反应是最强烈的。

通过揭示孩子在父母冲突中的中介作用，上述发现为心身家庭模型中前两个假定的致病模式——三角化和联盟——提供了可观察的依据。它们同样确认了第三个致病的家庭模式：保护性回避。在回避的家庭中，通过将注意力转移到家庭成员，尤其是患者身上，并且放大保护性的、养育性的担忧，所有的冲突都得以避免。该模式包括父母展现对孩子的保护性担忧、孩子保护他的父母，以及父母和孩子引发家庭中其他人对自己的保护性行为。同样的，神经性厌食症家庭与其他心身障碍家庭类似，都比正常的和有行为问题的糖尿病患儿的家庭成员给予或引发更多的保护。

这些发现为我们的想法提供了有力的支持，即心身障碍患儿卷入父母冲突中，孩子和父母在维持卷入中发挥了互补作用。虽然表面上看保护模式可能比卷入模式好一些，但其实这两种模式都强化了孩子的心身症状，从而达到维持家庭稳态的目的。孩子通过自我卷入和不恰当地引发保护性行为来冲击和侵入父母的领域，父母通过不恰当地卷入孩子或过度保护以控制孩子，两者的功能失调程度一样。此外，上述观察证实了我们从临床工作中得到的心身家庭组织模型也适用于其他不同的心身疾病，包括原发的和继发的，且广泛适用于心身障碍的不同特定症状。

生理结果

在家庭诊断访谈过程中抽取血样所获得的游离脂肪酸数据可以将生理评估与家庭互动模式匹配起来。然而，游离脂肪酸必然"局限"于有糖尿病患儿的三个组别。虽然我们确实在实验环境下观察了哮喘和神经性厌食症患者游离脂肪酸的变化，但他们的变化并不像糖尿病患儿那样，在引发疾病的病理生理活动中发挥同样的作用。游离脂肪酸与哮喘的发作无关；实际上，有很多生理方面的理由可以确定游离脂肪酸在情绪唤起引发哮喘发作的一系列介导事件中处于次要地位。同样的，在神经性厌食症的精神与躯体活动间的关系中，游离脂肪酸并不直接发挥作用。只有在糖尿病患儿身上，两者存在直接关联。也正是来自这个组别的生理证据为我们关于心身疾病的假设提供了强有力的支持。在糖尿病患儿中，游离脂肪酸是导致心身症状的代谢过程的标志物及中介物。此外，糖尿病患儿由于缺乏胰岛素，游离脂肪酸的效应得以放大，因而有最显著的变化。

　　在家庭诊断访谈中，三组糖尿病患儿的游离脂肪酸数据清晰地展示了心身障碍组与其他两组至少在两个方面存在显著差别。其中的一个差别就在于孩子通过单面镜观察父母冲突时的反应（图3）。心身障碍组的游离脂肪酸反应被放大了，这与其他两组有很大的不同。另外，在恢复期，心身障碍患儿的游离脂肪酸维持在较高水平，而两个对照组的糖尿病患儿游离脂肪酸逐渐恢复至基线水平。游离脂肪酸数据作为生理依据证明了心身糖尿病患儿在面临家庭冲突时的"启动"过程被放大，在卷入家庭冲突后的"关闭"能力则严重受损。然而，早先对这些孩子的对照研究并没有发现心身障碍患儿及对照组之间存在内在的生理差异。心身糖尿病患者存在的这种异常只有在家庭系统中才能得以展现。

　　上述生理证据也支持了心身症状在维持家庭稳态中发挥了作用的假说（图4）。儿童和在访谈中有强烈情绪唤起的父母的游离脂肪酸水平被用于绘制对应的点图。访谈第三和第四阶段的研究——分别是孩子身处家庭冲突的阶段和家庭冲突恢复的阶段——揭示了心身障碍组的交叉现象。原本游离脂肪酸水平较高、正处于情绪唤起状态的父母，在孩子被带入场景后，其游离脂肪酸水平下降了。与此相反的是，孩子的游离脂肪酸水平在被带入情境后持续升高，并且在恢复期也并没有朝着基线水平恢复。生理检测显示孩子的在场降低了父母的情绪唤起，代价是孩子的情绪唤起水平持续升高，把他推向疾病。游离脂肪酸在恢复阶段的持续唤起证实了只要家庭冲突没有被解决，这个模式会持续下去。

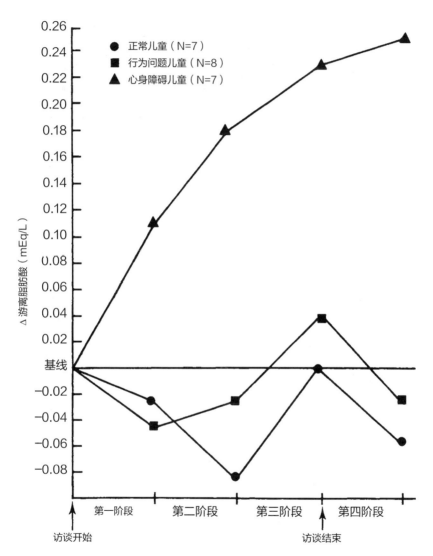

图 3 糖尿病患儿在家庭访谈中的游离脂肪酸变化

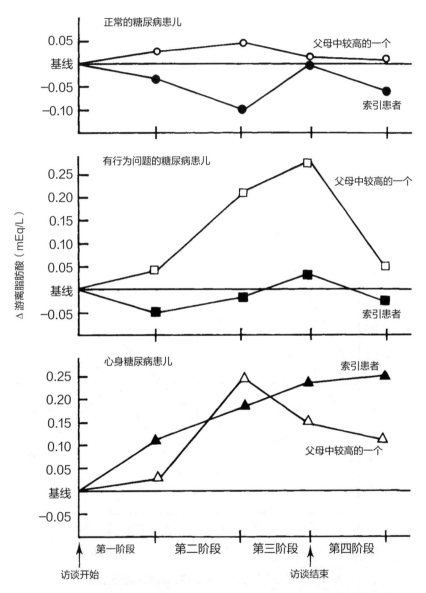

图 4　具有更高游离脂肪酸水平的父母和索引患者的游离脂肪酸中位数

这些生理观察非常重要，值得再三强调。生理上的证据可以支持有关家庭的心理假设。只有在家庭系统中才得以展现的游离脂肪酸异常与假设完全相符：这些孩子的情绪唤起与家庭冲突有关，并将导致躯体后果。

此外，交叉现象为疾病在家庭中具有功能的假说提供了强有力的支持。父母的情绪唤起会因为孩子的参与而减轻，但代价是让孩子症状继续维持下去。

虽然生理的错乱无法在心身哮喘或神经性厌食症患者中得到证明，但是对这些患者治疗的观察及治疗惊人的成功，都确认了假说的普适性。对假说的另一个肯定来自对家庭诊断访谈和家庭任务的定量内容分析，分析结果提示患儿的家庭具有相似的互动特征。

研究的影响

在科学探索中，重要的现象围绕着某个给定的观点出现。研究者不仅在对研究事件的解析方面有所差异，在对研究事件和研究方法的选择上也各不相同。尤其是当传统的概念模型转换成新的概念模型时，更是如此。由此产生的不同类型数据不可避免地沿着给定的方向持续强化和塑造着背后的概念化。

在这一点上，我们对心身障碍患儿的工作就是一个例子。随着我们的思维从线性模型转向循环模型，研究的方法也改变了。不同于把注意力单独集中在儿童的心理或生理易感性上，我们把儿童置于家庭系统中进行观察。当这么做的时候，新的信息就浮现了，它们的加入对理论和治疗都非常重要。

我们在家庭系统中采集有关心身障碍患儿的重要信息的首次机会出现在家庭治疗中。在这些访谈中，治疗师能够观察患者、父母及患者的兄弟姐妹在一起的互动，考察家庭成员对探查互动模式的强度或方向的干预所产生的反应，并且在一段时间内跟踪互动过程。我们的治疗取向需要我们在人际间而非个体系统内进行干预，因此拓展了观察的领域，并促进了新型数据的浮现。在直接观察时，有一些互动模式确实令人吃惊。例如，一个女孩迄今为止都表现出无助和无望的样子，被母亲掌控和侵入，现在却被观察到她正残暴地摆布着惊恐的父母。她的父亲怀着最深切的对于孩子再度吃饭和健康成长的期望，但从观察来看，他却在削弱妻子在这方面的努力。

关于模式的评估对理解神经性厌食症是极为宝贵的。鉴于绝大部分对神经性厌食症的研究都是在个体框架内进行的，收集到的信息也只能反映患者在厌食期间的个人体验或人格——虽然这可能包括患者视角下的对引发疾病的重要事件的重构。从这类研究中获取的信息只能反映患者自身的情况，以及关于患者人际关系的构想。

用以验证我们对于家庭互动模式的正式研究源于系统模型，因此研究的单元不再是孩子，而是互动的模式。我们观察和评估的是家庭中行为的循环或续贯模式，这些模式与孩子的心身行为互相维持。

这些模式并不是因果链。如果一个人习惯于按事件发生的时间顺序来思考因果，那他很难理解某个模式是导致心身问题的原因。将父母的病理或心理生理的介导机制想象为汇聚到患者身上，并因此导致患者的病理现象，这样会很容易。然而从系统观来看，依次发生的事件不能被看作是有因果关联的。也许最贴近的比喻是旋律或音乐模式。音调E和B被放在C后面，且必须被放在C后面以产生特定的模式，但你不能说是C导致了E和B。

　　我们的研究对治疗来说有着重要的意义。在归纳了病理互动模式的特征后，我们就能够探索如何改变这种序列模式。系统模型的优势超过了精确描绘因果序列的效果，它为"模拟方程"带来了许多新的"因子"，因而可介入的治疗点呈指数级地增加了。

第 3 章

厌 食 家 庭

本章的标题显然是不正确的。厌食指的是"失去胃口",只能用以描述患者的行为,而不是家庭的。

我们可以创造一个新词,"引发厌食的"(anorexigenic)——虽然挺拗口的——来形容神经性厌食症患儿的家庭。但是这样一来,我们仍停留在线性框架内,将厌食归因于家庭并把厌食的孩子看作无助的受害者。

"厌食家庭"这一词汇在假定以系统思维进行思考的人所陷入的困境,在此困境中词汇反映的是对个体的描述。我们尝试描述一种以功能失调模式将家庭成员的行为组织起来的人际互动模式——家庭成员彼此约束的反馈循环。我们试着描述症状的多重决定因素、症状的多样性及不同成员携带的症状。我们试图将患者描述为积极参与者,和其他家庭成员共同参与日常生活的琐事,在整个过程中没有施害者或受害者。但受困于词汇,我们最终使用了这个不正确的标签:"厌食家庭"。

为了理解和描述厌食家庭,我们需要在更大的理论框架内整合关于心身家庭的假设。该框架对功能正常的家庭中成员间的互动模式本质进行概念化。对正常家庭模型和厌食家庭模型间关系的检验凸显了功能失调的行为模式,因此在家庭治疗的片段中就能更容易观察到厌食家庭的功能失调问题。

家庭的功能

我们对家庭的观察及对研究变量的选择都是根据功能正常家庭的内隐模型进行组织的。要描绘出背后模型的"缩略图"并不容易；家庭研究的领域和个体研究类似，并没有发展出对正常功能的清晰描述。在上述两个研究领域中，描述病理性的内容总是更容易些。

尽管如此，我们发现这样的假设还是有用的：每个人的身份认同感很大程度上依赖于通过参照组来确认自我身份。而最重要的参照组之一就是家庭，或家庭的某种替代物。家庭在这方面的确认作用对每位家庭成员来说都至关重要，尤其是身份认同的形成尚未完全固定、处于流动过程中的孩子。自主性和归属感这两个特征对于人类的身份认同是至关重要的。正是在家庭中，儿童逐步感知到自己是自主的个体，以及他又是属于并且能够依赖某个特定的群体。因而一个家庭的运行方式会对个体的发展产生巨大的影响。家庭互动的模式构建了心理成长的模型。

许多家庭的功能模式是适合孩子的健康成长的。虽然某些形式可能比另一些更有吸引力，但就算价值系统、育儿实践，以及组织空间、时间和规则的方式各不相同，大多数家庭都能为儿童的成长提供合理的环境。

对家庭系统进行概念化的最简单的方法是绘制一张图片，起点是两个人为了组成家庭而结合在一起[1]。由于双方有着不同的家庭成长背景，他们都有自己的认知地图，以及在人际互动中的角色期望。每个人都假定人们会使用特定的规则进行沟通。每个人都认为特定的价值观是对的。双方的范式都必须被保留，这样每个人都能维持自我意识。但两人的范式又都必须被调和，这样才有可能共同生活。

在调和范式的过程中，夫妻之间发展出新的互动模式。这些模式可能会呈现出妥协，或包含未解决的差异。但不管怎样，新的互动模式逐渐被双方熟悉，并成为彼此偏好的互动模式。一个夫妻单元因此形成。

让我们考虑这样的例子：一个神经性厌食症患者的父母正在讨论不满意的性关系。他们提到了在三十年的婚姻中长久存在的互动模式：妻子总是在性交前把门关上。丈夫说当妻子想要做爱时就会锁上门，这让他不快，因为他感觉应该由他采取主动。妻子反驳道她很少采取主动，只有在看到丈夫想要性爱时才会去关上门。丈夫坚持说她明明很主动，每次妻子用那种眼神看着他，就是在暗示她想知道他是否想做爱；他示意他想要，于是她关上了门。

治疗师询问在哪些其他的领域也会发生类似的过程。自然而然的，夫妻描述了他们关于食物的互动。在出去吃饭时，丈夫通过询问妻子要去哪家餐馆而"发起"了互动。她说他应该做出选择。他停下车，说在她做出选择前他不会开动汽车。她说出一家餐厅，他们去了那里并找了个位子坐下来。然后，妻子问："我猜对了吗？"

出生在这样家庭的孩子习得了一种不时干扰体验的特别方法，也学会了千变万化的适应方法[2]。她是父亲的女儿、哥哥的妹妹，并且她通常会和祖父在晚餐后收拾餐桌——她属于这些人。同时，她从不同的模式及不同的家庭亚系统里扮演的不同角色中发展出了早期的自主意识。在给她归属感的系统中，孩子需要做出很多互动的决定。她面临的选择范围越广，体验到的自由就越多。

从出生起，这个孩子就在体验自己不同部分的生物心理潜能。她人格中的某些部分被家庭内部的互动强化了，其他部分则被阻挠或被限制。这种反馈造成孩子停止使用某些特定的生存方式，且这些方式变得更难以获得。而一些其他类型的信息输入和反应方式经过家庭的强化后变得熟悉和易于获得。这些熟悉的生存方式逐渐被认同为"自我"。

随着孩子长大，她的生存方式开始与其他社会群体产生联系。她在家庭外的世界里试验在家中学习到的模式。她用自己从父母或同胞亚系统中发展出来的模式去和不同权力的人建立关系。她用她在成人亚系统中看到的模式去与同伴建立关系。

她也用从家庭外得到的信息和价值观来做试验。这些信息和价值观一开始由家庭传递给她，后来则在个体层面上更直接地被体验。但是，儿童作为这个世界的一部分，她的自我意识仍然受到家庭的调节，而且她对家庭外事物的反应仍然通过家庭的反应得到确认或否决。家庭仍然是那个保障她的生存、满足她的心理和生理需求，以及保护她远离危险和疾病的群体。

身份认同的发展是缓慢的，建立在家庭内和家庭外的许多互动上。这些互动为女孩定义了她是谁，以及她该如何去适应。她对于互动的理解也随着成长在改变，因为她是持续变化的有机体，有着变化的需要、兴趣和能力。在这个过程中，她组织体验的方式日益复杂。但直到青春期，家庭系统仍然是成长最根本的工作室。它运作的方式影响了甚至定义了孩子的成长。

亚系统

家庭通过分化为亚系统来执行功能。亚系统可以通过辈分、性别、兴趣或功能来划分。它可以包含一个、一对（比如夫妻）或更多的家庭成员。亚系统可以是暂时的、可变的，就像那些为了共同的目标或暂时的联盟而建立的亚系统。在西方家庭中，有三个比较持久的典型亚系统与孩子的成长紧密相关：夫妻、父母及同胞亚系统。

夫妻亚系统有它自己的边界，且根据定义，孩子并不包括在内。然而它的功能对于孩子的成长却是至关重要的。夫妻亚系统发生任何重大功能失调，都会持续干扰整个家庭，影响所有的成员。当夫妻关系有冲突或是不满意的时候，孩子可能成为替罪羊，或被夫妻中的一方拉去结成同盟。

夫妻亚系统为孩子示范了亲密关系的本质，至少通过看得见的日常互动展示了出来。孩子认同父母中有影响力的一方，通常会模仿其某种特定的行为，即便这种行为并非立即奏效或被奖赏。夫妻亚系统也为男女间的互动提供了示范。孩子看到了情绪表达的模式、当一方或双方受到外界压力时互相取暖的模式，以及处理冲突的模式。这些示范在一定程度上成为孩子在以后生活中探索亲密亚系统的模板。

父母亚系统，可能包括祖父母或父母化的孩子，承担了家庭在抚养子女方面的养育、指导和控制功能。但是，很多孩子发展的其他方面也受到这个系统内部互动的影响。在父母亚系统中，孩子建立了权力不平等的情形中的关系和互动基本模式。孩子学习如何表达想要什么、他可以对具备更多资源和力量的人期待什么、自己的需求是否会得到支持、冲突会如何被解决、哪些行为必须受到控制，以及在本质为控制性的互动中，他得到了关于权威是讲理还是专横的整体概念。比他年纪大的人如何听他说话，以及如何用正确的、与年龄相匹配的语言来回应他，这些塑造了他在面对权威时的自信感。随着孩子成长，他的需求也发生改变，系统的功能模式也需相应改变。当孩子展现出日益增强的决策能力和自控能力时，父母必须放下权威，切换到更温和的指导方式。

就像有的单亲家庭没有夫妻亚系统一样，有的家庭只有一个孩子。然而在非独生子女家庭中，心理学理论并没有充分认识到同胞亚

系统的重要性。同胞组成了第一个同辈群体。在同胞亚系统中，儿童
互相支持、孤立、成为替罪羊或互相教学。他们发展出协商、合作及
竞争的模板。他们学习如何交友或结盟，如何在屈服时保留颜面，如
何习得技能，如何获得对于自己技能的认可。

　　孩子在持续的互动中扮演不同的角色，并且在过程中加深他们
的群体归属感，以及在系统中另类和个性的感觉。同胞亚系统不同层
面的人际技巧训练对于孩子走出家庭、进入学校，以及将来步入职
场，都格外重要。

边界

　　家庭结构的两个属性对其功能至关重要：划分不同亚系统边界
的特性，以及系统随着情况改变而改变的能力。亚系统的边界是关于
谁参与互动，以及如何参与互动的规则。以父母亚系统为例，母亲
对较年长的孩子说："如果你的弟弟在街上骑自行车，你就来告诉我，
我会制止他。"由此，父母亚系统的边界得以确立。另一个例子是塑
造"父母化的"孩子角色的父母亚系统边界——母亲告诉孩子："在
我从商店回家前，你们要听安迪的。"

　　每个家庭亚系统有其特定的功能，并对其成员有特定的要求。
在亚系统中，技能的发展和练习取决于自由不被过度干涉。边界的功
能是去保护必要的分化。举例来说，发展与同伴进行协商的技能取决
于有益的忽略。父母必须知道怎样在允许同胞亚系统大部分时间都自
我运作的同时，又对其进行监测和协调。

　　亚系统的构成远不及边界的清晰来得重要。比如，包含祖父母
的父母亚系统，只要其责任和权限被清晰地界定，它的功能就会非常
良好。

家庭亚系统的边界清晰度在评估家庭功能时是有用的参数。所有家庭都可以被认为落在一个连续谱上，其一端有着极度模糊的边界（或称为"缠结"），而另一端则有着完全僵化的边界（或称为"疏离"）。缠结的家庭是闭关自守的系统，发展出自己的小世界。家庭成员之间有着密切的交流和高度的担忧，边界模糊，难以分化。这样的系统在压力性的环境下可能缺乏适应和改变的资源。在与之相反的另一端，疏离的家庭有着极度僵化的边界，难以互相交流，家庭保护性的功能也瘫痪了。

就功能和发展水平来说，绝大部分的家庭都有缠结和疏离的亚系统。母亲-孩子亚系统在孩子小的时候通常是缠结的，甚至到了排斥父亲的程度。而在同一个家庭中，父亲可能与年长的孩子关系更密切。随着孩子长大、离家，父母亚系统从缠结转变为疏离。

缠结和疏离并不意味着功能良好和功能不良之间存在质的差异。它们是对互动风格的描述。然而，两种极端的情况确实提示家庭中可能存在病理的部分。

疏离的系统可以允许家庭成员有很大程度的个体差异。但在这个连续谱的极端，家庭成员的压力无法穿越过度僵化的边界。只有个体高水平的压力才能引发足够的震荡以启动家庭的保护系统。在连续谱缠结的一端，情况则恰恰相反。个体成员的压力强烈地震荡，并快速在其他亚系统引起回响。但在这一端，个体的自主性可能严重受限。

当家庭的适应机制必须被启动时，两种极端的关系类型都可能引发问题。高度缠结的家庭对于任何变化都会以超常的速度和强度做出反应。疏离的家庭则倾向于不做反应，即使是有必要做出反应的时候。缠结家庭中的父母可能在孩子不吃甜点时变得很不高兴，而疏离家庭的父母可能在孩子有过失行为时毫无反应。

家庭的改变

　　家庭最重要的任务之一是维系用以保护成员归属感的持续性。同时，家庭又必须满足不断变化的要求。而家庭对变化做出回应的方式又是其结构的另一关键要素。

　　最明显及不可避免的失衡源头来自家庭成员的成长。特别是对于快速度过每个发展阶段的孩子。较小的孩子可能愿意在周末陪伴父母，但九岁的孩子可能想在周六中午和朋友一起玩，青少年则可能想带着新考的驾照，开着家里的车，和朋友一起参加周末的摇滚音乐会。

　　最终，家庭必须改变日常生活的组织以配合孩子的成长。这个过程需要一定的时间，且会带来不适。整个家庭必须应对由此而来的丧失感和陌生感。父母发现他们被排除在秘密之外、要放弃珍视的家庭传统，并分出一些他们原本可以更有效执行的权力。在某些时刻，他们必须面对孩子独立自主的成长所带来的影响。孩子可能会发现新获得的自主也意味着他失去了舒适和保护。

　　家庭以外的事件也同样会带来改变的压力。比如父母一方换了工作、家庭搬迁、学校罢工。内部和外部的压力持续拉扯着家庭系统。

　　由此产生的失衡是家庭成长和发展的关键因素，就像个体一样。家庭必须及时形成新的互动模式。新模式被接受后，会逐渐变得熟悉，然后成为偏好的习惯。

　　虽然仍有可替代的模式，但系统倾向于在偏好的习惯范围内维持自身，因此而保持连续性。接近系统耐受性阈值的偏离情况会激发反抗偏离的反应，重建习惯的行为范畴，直到改变再次无法避免。

如果家庭不发生改变，这就是僵化的信号，表明其自身并不健康。当必须发生改变时，一些家庭做出的反应甚至是加强互动模式的僵化性。习惯的模式虽然已经变得无法适应，但仍被顽固地维持着——这样的系统会导致疾病。家庭成员各自的系统不再被体验为支持性的、促进成长的网络，而是成了一个牢笼。不再可行的反应仍被封闭系统过度使用的反偏离机制所强化，对替代方法的探索也被关闭了，反应变得刻板和自我限制。家庭成员则被困住。

厌食系统

家庭是自我认同的矩阵。孩子在家庭中学习如何"打断体验的流动"（Gregory Bateson所说的）[3]。孩子被中断的体验决定了她的现实。厌食的孩子成长于一个运作模式高度缠结的家庭，这导致人际交往中的亲近感成为她最重要的人生取向，忠诚和保护排在自主和自我实现之前。在极度缠结的系统中成长的孩子，他学到的是将自我放在次要位置。因而对于诸如学习或技能习得这样目标导向的活动，她的期待不是竞争，而是赞许。对她而言，从中获得的奖赏不是知识，而是爱。

我们观察到，如果家庭中同时存在其他特定的过程，学会了在高度缠结的模式中与人建立关系的孩子会成为神经性厌食症患者。举例来说，典型的厌食家庭是以孩子为导向的。孩子在成长中被关注健康的父母小心呵护。父母通过对于孩子行动的高度警觉和对于其心理、生理需求的严密观察来表达他们的担忧。孩子感受到家庭成员对自己行为的关注和评价，因此发展出对其自身行为的高度警觉。由于对他行为的评价是在另一个人的行为范畴内，孩子发展出对完美的强迫性关注。他的自我意识极强，同时也对其他人的信号高度警觉。她是父母的观察者。因为担忧自己对他人的影响，她变得犹豫而无法发起行动，并更加依赖父母的赞许。

孩子在社会上也如家庭期盼的那样表现，并且感到自己对于维持家庭形象、不向外人展现家庭难堪的一面负有重大责任。父母对违规行为的惩罚会引发内疚和羞耻的体验。在这种氛围下，孩子发展为对家庭内部运作的敏锐观察者，依赖父母的评价，并对家庭价值高度忠诚。

孩子的自主性因这种侵入性的关注和其他家庭成员的过度保护而削弱。其心理和躯体功能的诸多领域早该获得自主性，但在很长时间里仍被他人关心和控制。控制以关切之名维持，这样孩子就不能挑战它。由于家庭成员的愿望表现得隐蔽且无私——"我这样是为你好"——表达反对、甚至采取主动都变成了背叛的行为。"为了他人的利益"和"忠诚于家庭而放下自我"是被高度看重的。对于互相调和、避免摩擦的考量营造了否认和掩盖差异的环境。

厌食儿童倾向于不发展其所处年龄所必需的应对技能。她在家庭中的过度卷入妨碍了她融入家庭以外的世界，因此导致发展的脱节。相应的，她在观察成人、与成人互动这两方面又变得过于熟练。

进入青春期后，孩子发现自己身处危机之中。想要加入同伴团体的愿望与她过度投入家庭的态度存在冲突。正常的青少年开始用在家庭外的互动中产生的扩展性观点来看待父母，以完成个体化。但神经性厌食症患者无法将自己看做是与家庭分离的。不同于越来越关注家庭外的世界，神经性厌食症患者将其扩展的观点返回到对父母的关注上，尝试帮助和改变他们。这种过度关注及父母的反应强化了将孩子过度卷入家庭的边界。

在厌食家庭中，使得家庭成员过度卷入彼此并与世界分隔的边界通常是明确且强大的。而家庭内部的边界则是模糊和虚弱的。通常核心家庭和原生家庭之间的界限很不清晰。夫妻中的一方或双方与原生家庭维系着很强的附属关系。这种强大的附属关系可能维系着夫妻亚系统中的冲突。而跨代联盟则干扰了夫妻双方互相适应的发展。

跨代结盟的模式也被复制到核心家庭中。夫妻中，与自己的父母保持紧密关系的一方可能将这种附属关系转移到与孩子的关系中；或者，被排除在外的一方可能与孩子结盟，以对抗另一方与其父母的结盟。任何一种情况都维持着夫妻间的距离，但又不违背家庭对于关系紧密的重视。而孩子则被拉入这一回避冲突的模式中。

最后，就像一般的心身家庭那样，厌食家庭的特征是关注躯体功能。许多家庭成员表现出躯体疾病，或是真正的疾病，或是仅对正常生理过程的一般敏感。在神经性厌食症患儿的家庭中，整个家庭通常对特定问题表现得特别关切，比如进食、进食习惯、节食及与食品相关的潮流。

有一个厌食家庭，每当神经性厌食症患儿的姐姐外出旅行时，母亲就出现神经痛。另一个家庭中，祖母有高血压，需要特殊的膳食，而母亲则全身心投入在节食小组中。还有一个家庭，夫妻为男方的进食习惯而争吵了二十年。再举一个厌食家庭的例子，父亲过分关注营养，餐桌上的冲突往往会引发一场对饮食营养价值的讨论。

当生活的某一部分出现失衡并威胁到心身家庭，所有的家庭成员都会被快速动员起来，以保护这个系统。特别是当一些家庭成员想要改变的需求会威胁现状时，家庭会对这些成员进行控制。作为家庭文化元素的一部分，对于躯体问题的关切可能会引发孩子的厌食症状。因为这些症状可以被回避冲突的模式所利用，家庭出于对孩子的担忧和保护而团结起来，从而强化了症状。虽然父母和兄弟姐妹可能感到被患儿的要求剥削、压榨，但他们仍持续着对患儿的保护性控制。

症状开始嵌入家庭组织中。对症状的高度关注将患儿对于自己病人身份的认同放至最大。疾病成了她的身份证。孩子同时感到"被保护"和"成为替罪羊"，她将以虚弱的、缺乏竞争力的身份参与所有的人际情境。如果这个过程持续一段时间，孩子可能会在生活的许多功能领域变得缺乏能力。她将越来越依赖他人，家庭成员也相应地增强了各自的保护性控制。这样严重的心身疾病迁延不愈、难以预测，还有威胁生命的危险，家庭在面临这些挑战时可能会形成对儿科医生的强烈依赖，而不会关注到任何其他问题。他们认为，如果他们的女儿恢复了健康，那么一切都会好起来的。

相关的线性研究

厌食家庭的这一模式并非我们的独家发现。许多研究者，包括精神动力的研究者，也曾注意到同样的信息。例如穆罕默德·沙菲（Mohammed Shafii）、卡洛斯·萨尔格罗（Carlos Salguero）和斯图尔特·M. 芬奇（Stuart M. Finch）曾报道了一例有两个神经性厌食症同胞患儿的家庭[4]。卡伦（Karen）出现厌食症状时才8岁，两年后，12岁的邦尼（Bonnie）也出现了同样的症状。作者对该案例中家庭互动的多方面描述跟我们的观察很相似。"'我们很正常。唯一的问题是，我们没法正常吃饭。'女孩的母亲说……她在描述女儿们的情况时经常用到'我们'这个说法……在称呼孩子时不用她们的名字。通常，她们被称为'第一个孩子''第二个孩子'……包括母亲在内的每个人都被希望完全按照父亲说的去做。"所有这些特征都是缠结的要素。

研究者报告了父亲的一段表述，揭露了事情背后的意义："我们向孩子强调在生活中敬畏上帝、顺服和爱护彼此的美德……我们不想让他们在社区玩耍，因为他们会受到坏的影响从而学坏。每个人都对彼此友善并和谐相处。我们不允许孩子之间发生任何争吵。"这样的评论表达了厌食家庭典型的过度保护和对家庭外世界的畏惧。

作者说，母亲表达了对丈夫的命令式教育的不认同，但她从来没有公开反对他。和其他厌食家庭一样，这个家庭非常注重回避冲突。还有一个地方可能反映了父母间隐藏的冲突：他们在第五个孩子出生后就很少有性生活了。"因为信仰方面的原因"，他们不采取避孕措施。

父亲进一步告诉医生："我的女儿们想要不一样的发型。但我告诉她们，她们的发型必须短、直且简单。"父亲说妻子喜欢女儿们的头发盖过耳朵，但他想要她们的头发别在耳后。所以有些时候，"我会开玩笑地把卡伦的头发塞到她耳朵后面"。这里可以很清楚地看到厌食家庭常见的隐藏冲突和对个体化的害怕。

在这个家庭中，吃饭是一个重要的议题。"我在大学时挺胖的，"妈妈说，"于是，我决定减肥。我减去了30磅（1磅＝0.4535千克）……从那时起，我变得很挑食。实际上，自那以后我一直节食……我鼓励女孩在两餐之间不吃东西，并且告诉她们抵制食欲是一种美德……我丈夫批评我的节食行为，但我对此没什么困扰。"父亲的第二个堂妹因为很显然的神经性厌食症而去世了，那年他们都18岁。

这个报道的作者描述了夫妻间的隐藏冲突、利用孩子来规避冲突、母亲和孩子结盟来对抗父亲、对食物的过度关注及很多神经性厌食症的家庭元素。虽然他们认为这些因素对治疗不重要而不予理会，但信息确凿。

自我辩护的家庭

这里呈现的模型是从所有样本中获得的研究数据的总和，概括了厌食家庭的相似之处：一个掩盖了差异、由相似之处叠加而成的拼图。统计学的显著性测量发现那些差异是真的有差别。但临床医生发现自己处理的并非抽象的共性，而是人。因此，看到不同家庭应对彼此的不同方式是非常有帮助的。缠结、过度保护、孩子卷入父母的话题——每一个家庭都用独特的语言和风格表现着这些因素。

　　有许多隐喻可以描述缠结。

爸爸：　　我们都聚集在我们的卧室里。史蒂夫（Steve）会搂着我、挠我的背，我也会挠他的背。妈妈在做事。劳拉（Laura）会……

治疗师：　你也挠她的背吗？

爸爸：　　谁的？

治疗师：　你妻子的。

爸爸：　　我妻子吗，不会。

妈妈：　　我不喜欢别人挠我的背。

爸爸：　　所以我可能会给女孩们按摩，按摩双腿……劳拉总是喜欢帮我梳头。或者，当我有头屑而我又没有时间洗头时，几个女孩会用梳子或刷子梳理我的头发。就像昨晚，我的头有点痒，而我又懒得洗头。我就会说："吉尔，帮我梳梳头。"然后我们搂在一起。在我们的房间里，我们总是会搂啊、抱啊，诸如此类。或者，我会跑去她们的房间和她们拥抱，等等。我们总是会为彼此做些什么……如果我腿痛，"噢，吉尔，我左腿痛。啊，让我舒服舒服。"之后吉尔会在上面涂一点酒精或敷一块热布，然后她会给我按摩。

治疗师：　爸爸讲了许多他和孩子之间的互动。这种时候你在哪里呢？

妈妈：　　有时候我就和他们一起躺在床上，有时候我在做针线活，或者我在楼下厨房清空洗碗机，或者加热咖啡。

治疗师：爸爸是一个"拥抱师"，他喜欢拥抱，喜欢孩子和他拥抱。

妈妈：是啊，他晚上很喜欢这样。

治疗师：你呢，你是拥抱师吗？

妈妈：我？啊，我想我不像他那么喜欢。我不清楚。我在家里时似乎总是很忙，我要叠衣服，要把它们放好，或者……

治疗师：有时，你会希望他放下孩子，和你单独在一起吗？

妈妈：不，绝对不会。

治疗师：有时候，你会对孩子说"好了，现在你们离开吧，因为这是我和爸爸单独相处的时间"吗？

妈妈：从不，从来没有！

治疗师：你会把你们卧室的门开着吗？

妈妈：总是开着。实际上，我甚至不想孩子们把她们的门关上。

治疗师：让我试着稍微探索一下这个领域。这是个喜欢拥抱的家庭。关门会有点像是一种冒犯，有点攻击性，因为你们是个团结的家庭。

爸爸：我们是这么想的。

治疗师：好的，可能妈妈也这么想，但也可能有点不一样。你比她更喜欢拥抱，不是吗？妈妈，考虑到你的女儿正在长大，你怎么看关门的问题？

妈妈：嗯，有时爸爸会听到她们的关门声——可能她们有朋友来访，她们会到楼上的卧室里，关上门。爸爸会大喊："不准关门。告诉她们把门开着。"

关门是另外一个家庭使用的隐喻。

女儿：　我跟她（已婚的姐姐）谈过。她和我的感觉一样。你认为她为什么总是在自己的房间吃东西？

妈妈：　她年纪比你大。她决定要在自己房间吃饭时已经上大学了。如果你到了上大学的年龄，你也可以在你的房间里吃饭。

女儿：　你觉着她为什么总把门关着？

妈妈：　因为她这个年纪想要隐私，当她 18 岁、19 岁、20 岁、21 岁、22 岁。她有权把门关上。你还不行，除非你到了 18 岁！

女儿：　我很遗憾，我不能关上我的门，我很遗憾！

过度警觉也是缠结的另一个隐喻。

妈妈：　我不是在家里监视你！

女儿：　至少看起来就是这样。

爸爸：　你大概心里有鬼。

女儿：　不，你们就是在监视我。你们的房间就在我房间的对面。我不能上楼、不能下楼，我哪儿也不能去。

妈妈：　你要知道，你才 15 岁。你不能让所有的事都按你的方式来。你必须接受父母的指导和监督。

女儿：　没有一件事是按我自己的想法来的！

神经性厌食症患者即便在离开家时仍受到监视。

妈妈：　你在琼（Jean）的派对时，她妈妈告诉我你吃了什么，她说你吃了水果杯……

女儿：　你干了什么？监视我？

爸爸：　是的。

女儿： 我就知道。我就知道你们在监视我。

妈妈： 因为我很担心你！不要认为琼的妈妈不担心你。她说你在咀嚼，她以为你在吃东西。但当她走近看你是不是在吃东西时，她发现你一直在嚼口香糖。你的盘子都没动过。

神经性厌食症患者的身体似乎是属于整个家庭的。

爸爸： 你为什么不吃？

女儿： 我还不饿。

爸爸： 你肚子胀得很难受吗？

女儿： 是的。

爸爸： 你觉得需要爸爸妈妈做些什么吗？

另一个17岁的神经性厌食症患者抱怨："妈妈，我不舒服，我可以去吐掉吗？"

神经性厌食症患儿是父母的观察者。他们容易在父母发生分歧时被拉去站队。

女儿： 我认为你没有足够尊重妈妈。你只是把她当作一个回家后才会看到的人，你并不真正尊重她的人格。我认为你觉得自己是她的上司。

爸爸： 我对她怎么了？

女儿： 每一件事你都要分析。每件事都必须有理由。这让她很不开心。

爸爸： 我们争吵时发生了什么？

女儿： 你们从不争吵。你就是坐在那儿，觉得自己是对的，只是没有明说。

妈妈：　你觉得我是怎么对他的？

女儿：　你让他用那种方式对待你。你接受了这个身份，认为自己只是一个做晚餐的人。

妈妈：　你觉得我们之间没有爱吗？这就是你想说的？

女儿：　噢，不是的，我没有这么说。我只是觉得你们没有互相尊重。

　　这个14岁的神经性厌食症患儿很准确地描述了父母的互动。她很准确地指出了他们的互补性：爸爸回避冲突并且默默地削弱母亲的地位；母亲对父亲唠叨，但又配合他。虽然女儿攻击父亲在母亲面前的优越感，但她显然认为自己和他是平等的。在这个家庭中，女儿被邀请进入夫妻亚系统并批评他们的关系。甚至，不知真相的读者可能会认为女儿是个治疗师。

　　角色互换不久之后，父亲来拯救被女儿攻击的母亲。

爸爸：　你不觉得妈妈把孩子们都照顾得很好吗？

女儿：　非常好。

爸爸：　妈妈还把孩子的事放在心上？

女儿：　她很放在心上。

爸爸：　为了她们的兴致和想要的东西而花费大量时间？

女儿：　我是说她做得太多了。

爸爸：　那我应该怎么做？你的意思是我应该拒绝？

女儿：　我认为你们没有真正地互相理解。对你来说重要的事情对妈妈来说似乎也应该是重要的，你们应该共同分担问题。你们应该分享好事和坏事。如果你真的把她当作独立的个体，就尊重她、重视她，并认为她是你的一部分，你也是她的一部分。这样的话，你就会告诉她工作上的事。紧张和焦躁的状态对你来说太艰难了，而当你感到有压力的时候她也很艰难。所以你们应该共同分担问题，不管是好的还是坏的。

父亲跟她的女儿而非妻子讨论工作。在这个家庭中，父母通常会和孩子分享夫妻间不分享的话题。女儿充当母亲的辩护律师这一角色，并被深深地卷入对婚姻和家庭的拯救之中。但是，她的参与在保护了母亲的同时，也削弱了母亲在家庭中的地位。本应该用于圈定夫妻亚系统互动的边界几乎消失了。

跨代结盟在缠结的家庭中有许多表现形式。

女儿： 我把妈妈跟其他人的妻子做比较。当我这么比较的时候，发现她不适合当妻子。其他当妻子的人会储备物资、存优惠券，会省钱。我也试着让她省钱，但在我看来，她并不精于购物。

治疗师： 你跟她谈过这些吗？

女儿： 当然谈过。然后她会说："别管我，别对我唠叨。"

妈妈： 她老烦我！在家里，她到处都留下小清单——购物清单。今早她在餐桌上就给了我一张。

祖母： 贾妮（Janie）和我在有些事情上的想法是一致的。其中之一就是她妈妈不爱整洁。就是这么回事。我总是，嗯，在晚饭后，我会洗碗，然后坐下来看报纸。但南希（Nancy）不这样。

女儿： 她就坐在餐桌旁阅读！

祖母： 盘子还在桌上，锅和烤盘还在水槽里。但南希只是在看报纸，很放松。之后她才会回头去做这些事。贾妮和我——我不知

道这是优点还是缺点——都会这么做。她和我很多想法都是
一致的。

在这个大家庭中，祖母和孙女间强大的依附关系把女孩推向了
假性成熟。她被当作祖母的"搭档"而不是母亲的"女儿"。母亲被
认定为缺乏能力，祖母和孙女接替了她的工作。

与厌食家庭的纠缠关联紧密是过度保护的特点。对彼此健康的
极度关心通常伴随着对外在世界、疾病、事故和改变的强烈恐惧。无
论大事还是小事，整个家庭都弥漫着过度的关心和担忧。

西蒙：　　你有纸巾吗？

爸爸：　　用我的手帕。给你，这是干净的手帕。把它展开。

治疗师：　他 17 岁了。

爸爸：　　但我也要用这块手帕。

妈妈（把纸巾递给父亲）：让他留着那条（手帕）用吧。

爸爸：　　好吧。

治疗师：　天啊！看一下这个家庭是怎么运作的。儿子想要手帕。父亲把
　　　　　自己的给他。母亲给了父亲纸巾。女儿把自己的手帕拿出来。

妈妈：　　我们亲密无间。

保护也是同胞系统中的一个话题。

女儿（对妈妈说）：当家里有争斗时，你总是指责朱迪（Judy）。但错
　　　　　的并不总是她。我记得小时候有一次打架，全都是南希的
　　　　　错。当朱迪最后还是打了南希时，朱迪果然被指责了。然后
　　　　　我跑上楼，哭着说你在打朱迪，不要打她了。

为了他人而否定自己也被用来回避冲突。

治疗师： 你在家里很无力。你喜欢这样吗？你喜欢没有力量的状态吗？

妈妈： 这并不困扰我。我总是觉得父亲是家里的老大，甚至在我长大后也还是这么觉得。如果我的母亲不赞同他，她会说："去找你爸爸。"然后，如果他说了什么，她就会照做。

治疗师： 这使你处于奇怪的位置上。

妈妈： 是的，但是我总觉得家里应该充满和谐。如果家里是和谐的，孩子就会在和谐中成长，而不是整天冲着彼此大喊大叫。

对于意见不一致或提出明确主张的恐惧伴随着对和谐的支持。

爸爸： 如果我说"不，儿子，你不能做这些事"，会发生什么？如果我说"不，女儿，你不能去模特学校"呢？他们会反抗我，并对我说"好吧，我会到外面去自杀"吗？

在一段对话中很难展示僵化这个特点，因为它是在不断的重复中表现出来的。况且每个家庭系统都在努力维持其持续性。当偏离超出了一定的范围，就会自动引发一些机制来恢复熟悉的感觉。这也是使家庭成员归属感的持续性得以维持的唯一方式。但在极度缠结的厌食家庭中，即便微小的偏离也都会被快速地、全面地限制。结果导致个体没有改变和成长的空间。例如，在那个不允许关门的家庭里，孩子们分别已经到了14岁、12岁和8岁。然而，即便是14岁的孩子仍被期望去梳理爸爸的头发。家庭中似乎不允许存在适合青少年的独立空间。

厌食的症状是通过多种方式来维持的。这个案例提示了不同家庭成员的影响及不同的病因。但有一个信息是不变的，就是你的身体受控于别人。

爸爸：　我们正在讨论与你有关的事。你怎么想？你为什么不吃东西？

女儿：　我还不饿。

爸爸：　你肚子胀得很难受吗？

女儿：　是的。

爸爸：　你觉得爸爸妈妈应该做些什么吗——任何我们为你做的或没为你做的事？

是母亲吗？

妈妈：　那它一定影响到你了——我以前一直在做的事。

女儿：　是的。

妈妈：　你认为这导致你不能吃得多一些？

女儿：　我不知道，我正在节食。

是妹妹吗？

爸爸：　你想要减去比玛丽（Mary）更多的体重吗？

妈妈：　因为玛丽也在节食？

女儿：　是的，玛丽也在节食。

妈妈：　你就是从那时开始减少进食的吗？

女儿：　是啊，我不再有饿的感觉了。

爸爸：　你想要减轻体重吗？

女儿：	是的。
爸爸：	你想要住院吗？这样每个人都能来看你？
女儿：	不，我只是不再有饿的感觉了。

另一种维持症状的方法是父母将神经性厌食症患者三角化。

爸爸：	你要试着吃点吗？
女儿：	是的。有时我只是饱了，不想吃了，所以我没能吃得下那么多。
爸爸：	有时候，我们必须做一些不喜欢但对自己有好处的事。现在这件事情对你来说就是吃东西。
女儿：	是啊。
妈妈：	亲爱的，我记得你告诉过我，你是因为胃痛才不想吃的。

通常，父亲坚持行动和改变，而母亲则尝试找理由去理解症状，并为症状找到其正当性。这里展现了夫妻间的隐秘冲突。

爸爸：	你必须吃很多。他们给多少，你就吃多少。你想要回你的力量，不是吗？
女儿：	是的。但绝大多数时间里我不觉得饿，也不想吃。如果有人强迫我，你知道的，那之后我就感觉很糟。尤其在我并不饿却吃了东西的时候。
妈妈：	现在你需要一些时间让身体恢复。但你必须要吃点东西。我们也不指望你一下子能吃掉所有的东西。
女儿：	我知道。
爸爸：	好，那就吃吧，亲爱的。就是这样。如果你想要康复，就必须要吃饭，除非你想未来的日子都在医院里度过。我想你很

快就会想要吃了。你想好起来，对不对？

女儿：　我想啊，但有时我感觉很不舒服。

妈妈：　当你的系统恢复的时候，你就会开始感到饥饿了。

症状维持的模式很清晰了。女儿声明自己不饿，父亲坚持她必须吃，母亲则缓和父亲的要求；女儿抱怨，父亲增加声明的强度——这个模式不断重复。

爸爸：　你知道的，即便你一直不想吃，也要努力吃掉他们给你的东西。

女儿：　我会的。我就是不喜欢在不饿的时候吃。

爸爸：　你已经告诉过我们了，亲爱的，我们也理解。但你还是必须吃，对吗？

妈妈：　她没有完全停止进食。你要意识到她没有完全停止吃东西。并不是说她的食欲忽然停止了。

爸爸：　嗯哼。

妈妈：　她是逐渐停止的。她去学校前为自己准备了半个三明治作为午餐。那时玛丽在节食……

父亲给出了要求，但母亲通过解释女儿的状态并支持她而使父亲的要求失效。

自主性只有在得到允许时才有可能获得。

女儿：　我仍然爱着外婆。我的意思是，有一阵子我感觉到你不想要我爱外婆，但我就是做不到。

爸爸：　我们从来没有说过，即便对你的姐姐们也没有说过"你不能做这个，你不能去那儿"。

女儿：　呵呵。

爸爸：　实际上我们对她们说的恰恰相反："你尽管做想做的事。"

女儿：　是啊，妈妈说得很明白。她告诉我，我可以按照我的想法去感受。

　　只有人为地将厌食家庭选出来，我们才可以用一种同样是人为的框架来区分缠结、过度保护和冲突回避模式。这些模式不是独立的单元。在真实生活或者治疗系统中，它们互相交织在一起。

　　我们标记事实的二分法迫使我们有区分地框定事物。我们还没有获得一种可以在事物所有复杂性中呈现反馈过程的思维方法。我们倾向于将神经性厌食症看作系统的产物，而不是系统的一部分。我们存在认识论方面的问题：自我在哪里终止？我们把孩子看作是与父亲、母亲和同胞分开的，仿佛最终产物是每个个体对孩子进行输入的总和。类似的，当我们谈论每个家庭成员对系统的影响时，缠结就被认定为结果。但请让我们像贝特森（Bateson）那样去想象，当我们看到街上有个拄着拐杖的盲人时，自我在哪里？它包括街道吗？包括拐杖吗？如果你把拐杖包括在内，在它触碰到路面之前，你会将它去除吗？

　　贝特森的自我概念包括自我的背景。同样的，当我们面对家庭时，自我的概念必须包括每个个体被其他家庭成员激活和调节的反馈过程。

　　描述这个过程是困难的。这促使我们依赖于将每个家庭成员都看作行为发起者的标记方法，然后在每个自我接触其他的自我之前将其框定。但在系统性思维中，这并不会发生。我们必须修改我们关于自我边界的概念。

第 4 章

治疗蓝图

神经性厌食症的历史为观点的重要性提供了例证。研究者的观点或主导性概念就是其研究蓝图，它决定了研究内容和研究方法的选择。与主导性概念有重要关系的资料被凸显，而其他的资料则被遮蔽或排除。因此，依据不同的概念框架对相同的观察结果进行组织，会形成截然不同的研究结果。

在过去的两百年里，神经性厌食症患者的生活环境一直被研究者报告。但直至二十世纪五十年代，研究者才开始以系统取向对处于环境中的神经性厌食症患者加以审视。而大量的研究和临床工作仍然采用个体概念框架来理解厌食现象。

因此，目前我们处于两套治疗模型共存的阶段。每套模型各有其不同的理论和方法。它们是两种不同的概念框架，形成了具有不同特点的神经性厌食症研究，即线性和系统性研究。线性模型聚焦于个体，治疗倾向于心理动力、生物医学和行为治疗。系统模型则聚焦于个体和情境，以及把两者联结起来的反馈循环链，因此它倾向于考虑情境的治疗方法。

在临床实践中，这两种模型并非泾渭分明。事实上，关于神经性厌食症及其治疗，不同观点之间也可能存在某些共同的要素。五十年后，某个医学史家可能会提出，在这个阶段不同取向的理论家如何借助彼此的工作和理论进行自我发展，如何把其他人的观点转换成自己的语言以拓宽对疾病的理解并丰富治疗方法。但是，将差异极端化，这样的反其道而行之仍然是重要的。尽管这常常导致事实的扭曲变形，但在澄清某些议题时，将不同概念框架高度简化仍可能是有助益的。

范式转变

人类对神经性厌食症的理解和治疗经历了一个不断拓展和改变的过程。首先出现的是生物医学模型，它强调不同生理系统的异常引起人体的各种疾病。其后心身疾病视角出现，它着力于探讨患者的生存环境或生活压力与其心理和生理调节机制之间的关系。最后，系统视角出现，它把患者及其所处环境视为统一的整体。这些关于神经性厌食症研究和治疗焦点的改变并非是科学知识发展的结果，而是源自对于一个人及其在世界上的位置的不同理解视角的出现。

诸多关于科学范式转变的研究致力于探讨不同体系之间的关系。但正如托马斯·S.库恩所说，科学范式的重大转变也是非连续性的。库恩把科学革命定义为通过范式转变来推进变化的过程[1]。

埃德加·A.利文森（Edgar A. Levenson）有类似的表述："当社会改变……各种转型出现，随之出现的新关联体系并非源自过去的线性发展结果，而是一种新的编排方式。"利文森认为，精神分析在世界观方面就经历了数次转换。他描述了精神分析的三种思考范式以佐证这些转换的发生：能量范式、沟通范式和机体范式。这些模型所反映的转变与库恩所说的"科学革命"的概念是类似的，它们体现了在科学实践基础方面的非持续性变化[2]。

家庭治疗的先驱人物之一唐·杰克逊（Don Jackson）也曾讨论过这种理论的非持续性："我发现……面临着某种概念的转折点，某种互动数据和个体理论之间的断层。"他引用"个体治疗"这一术语为例，说明什么叫概念的转折点。他写道："当我们讨论家庭系统时所说的'个体'的意思，与现在（在'个体治疗'中）这个词的意思很不相同。"事实上，从系统视角看，并不存在个体治疗这回事。无论当事人是否情愿，对个体的干预都是对一个系统的冲击。与个体工作的治疗师是在对一个家庭或其他的自然群体进行干预。他可能没有认识到自己对这个群体的影响，但影响确实存在[3]。因此，采用不同理论范式的研究者在使用同一术语时，其意所指可能并不相同。"个体治疗"描述的是一种治疗方式，但它在两个不同的概念框架中的内涵截然不同。

心理治疗目前正处于科学革命或范式转型的阶段。当前的治疗师似乎在采用多种不同的理论进行工作。因此，采用旧术语去解释新概念的系统思考者，有时候只能提出总体性的阐述。而精神动力取向的临床工作者，则通过不断吸纳新的含义去拓展他们的语言，以期通过创造复杂的精细阐释来保留旧有的范式体系，结果却是带来了混乱、困惑。

范式转型的困难也对神经性厌食症的研究和治疗造成了影响。利文森所说关于精神分析转型的三种模型，也为对于这个问题的探讨提供了有趣的框架。按照（弗洛伊德提出的）能量范式，人是依靠能量运转的机器。人的精神世界就像机器那样，可能会停顿（固着）、重新启动，甚至倒退（退行）。如利文森所说，退行是终极的"机械、刻板形象。个体可以倒退，调转运行的方向。这从时间导向的视角看来显然是不可能的。而且，早期的生活事件被贯注（能量的投注）后，就能在不受时间影响的无意识中保持不容侵犯的状态"[4]。

　　沟通范式代表了精神分析理论的第一次重要的范式转变。利文森把这个范式与控制论联系起来。控制论研究的是信息如何通过特定的信号模式在一个系统里传递。这个范式强调的不是"必然形成的刻板、重复的机器，而是绝无可能有两次完全相同情况的转换模式"[5]。H. S. 沙利文（H. S. Sullivan）关注治疗师和患者之间的关系，这使得精神分析理论开始接受信息和沟通理论的影响。

　　机体范式是"生物性的，而不是物理性的；它源于可以在生物体内观察到的生物过程"。精神病学追随系统理论家卢德维格·冯·拜尔陶隆菲（Ludwig von Bertalanffy）进行了这种范式的转变。根据他的观点，机体范式将人视为"活跃的人格系统"，参与到与其所在环境的关系网中[6]。

　　利文森解释，能量范式的基本概念是工作机器，沟通范式的基本概念是电子机器，而对应系统模型的机体范式，其基本概念是作为组织的世界。这三种范式都被纳入了精神分析的思考范式中。

　　但这些概念化的转变与对传统思维的坚持混合在一起。如果这是一条路，大多数治疗师都被困在这条路上的某个地方。线性模型的局限性对现今许多工作者的概念化及治疗有着强力的限制。例如，接受过人际关系学派训练的精神动力学治疗师希尔德·布吕克（Hilde Bruch），她对病理核心的理解仍然固守机械模式。她对这一模式的坚持从她对早期母婴关系的重视中可见一斑。在布吕克和其他精神动力学取向的作者反复报告的一些治疗案例中，他们尝试通过移情来探索神经性厌食症患者和母亲的早期关系，而当下的母子关系则被排除在治疗考虑之外。

　　布吕克在描述母亲对神经性厌食症患者的控制过程和治疗过程时，都写到了交流模式。例如，她写道："生物学研究的趋势**是**远离确定性的问题，避免将人类行为……简化成孤立因果事件的简单参数……**这样做**就其概念而言违反了有机体的真正性质。部分和整体相互作用的持续反馈过程越来越得到强调和重视。"[7]这种表述明显推崇交流理论。此外，布吕克最近在她的治疗流程中加入了家庭治疗。但她的著作表明，虽然她可能会一起见全体家庭成员，但干预单位仍然是个人。这是线性范式带来的限制。尽管理论表述可能会发生转变，以包含新的思维方式，但坚持旧有的概念会阻止人们接受更广阔视角的内在意涵。

正如，杰拉德·赫扎诺夫斯基（Gerard Chrzanowski）描述："由沙利文引入的参与式观察者的概念以一种新的角度来看待分析师与被分析者的接触……它强调了这样的事实：作为观察者的分析师和作为被观察者的被分析者都是同一治疗场域中的一部分。观察是一种总是会修改和变更被观察事物的现象。换句话说，分析师的角色是这样的：在认识论上，分析师的镜像角色或中立性是不可行的。我们不可能置身于自己的观察场域之外……因此，**在参与式观察会产生有治疗意义的资料的过程中，观察者自身的人格特征也作为重要组成部分参与其中**。"[8]这一阐述显然属于交流范式。但是这种范式的转变带来了哲学问题，因为它认为病理核心仍然处于个体心理内部。改变必须发生在患者的头脑中。让·吉约曼（Jean Guillaumin）说："从精神分析意义上讲，所谓现实，唯有首先被患者觉察到，然后基于其适当的精神基础被修通，才得以存在。"[9]但是，这种患者心智中的"现实"概念与拜尔陶隆菲所说的"人是活跃的人格系统"没有共同点。

作为精神分析目标的"心智"与系统式框架中的"心智"不同，后者位于个人之外，并在个体之外受到调节。正如格雷戈里·贝特森（Gregory Bateson）所说："让我们考虑一个人用斧头砍伐一棵树的情境。斧头的每一次砍伐都会根据前一次砍出的树的切面形状进行修改和矫正。这种自我修正的……过程是通过整体系统实现的，即树—眼睛—大脑—肌肉—斧头—砍伐痕迹—树；正是这整体系统具有……
心智的特征。"[10]这种视"心理"为"整体系统"的方式正是机体范式
的观念。精神动力学思维则强调个人经验的首要地位，因此难以涵盖
个人以外的过程。

为了突出不同理论框架产生的不同观点，我们框定了治疗过程
中的四个重要领域。线性模型和系统模型对干预单位、病理核心、治
疗师的角色与工作范围及变化过程的不同取向将在下文中得到体现。

干预单位

杰·海利（Jay Haley）认为，干预单位的选择代表了不同的理
论构建。他写道，将干预单位从个人变为二元系统再变为三元系统，
需要转折性的变化，而这又需要理论的转变。这看起来可能是微小的
变化，但为了能得到符合逻辑的结论，它们需要"对临床观点进行革
命性的修正"[11]。

利文森和海利的对比论证为理解治疗提供了有趣的框架。如果
两者都是正确的，人们有理由预判，范式从心理内部到人际，再到处
于某种社会结构中个体的转变，将导致干预单位的变化。但是，在目
前这个理论框架仍未定型的时期，病因概念和干预单位往往并不匹
配。以心理内部概念为病理核心的治疗师可能会以两个人或更多人
作为干预单位，而采用系统框架的治疗师也可能以个人作为单位进行
工作。

例如，莫瑞·鲍文（Murray Bowen）是一位系统治疗师，但他
通常只选择家庭系统中的一部分作为干预单位[12]。他可能与最健康或
最有动力的家庭成员一起工作，将这个人作为整个系统的改变媒介。
有时他也指导患者去改变与原生家庭的关系，期望这些改变会在整个

系统中产生反响，改变其结构，从而最终改变发起改变的患者。又或许他可能选择针对权力中心开展工作。因此，他可能很少与带有症状的孩子见面，而把工作集中在父母身上。这种做法是基于以下假设：当父母学会把他们的问题留在夫妻亚系统内，孩子就能从三角关系中解放，得到发展和成长。因此，这位系统治疗师经常与比家庭更小的单位进行工作。然而，这样的治疗方法没有认识到孩子作为一个分化的亚系统对于家庭系统的影响，也没有认识到孩子维持系统平衡或促进变化的力量。因此，用这样的方法来治疗神经性厌食症患者肯定是不正确的。

R. D. 莱恩（R. D. Laing），一位存在主义治疗师，选择家庭作为干预单位。但在他的表述中，家庭是罪魁祸首，是孩子问题的始作俑者。因此，莱恩的治疗方向是与孩子一起反对父母，促进两者的两极化。这样，他的治疗失去了家庭治疗中的两个重要因素：识别孩子对致病系统产生的反馈；寻求机会与整个系统合作，将其从致病系统变为支持成长的系统。他的"家庭"干预措施实际上是把个人从他所属的系统中"拯救"出来[13]。

有很多例子可以说明范式的重叠。精神动力学取向的家庭治疗师可能与整个家庭一起工作。但其目标是改变内摄。相反的，精神动力学取向的个体治疗师认为病理和变化在于个体心理内部，他们可能会以"管理"的名义对整个系统进行大规模的干预。

行为治疗曾经只针对个人。最近，一些行为治疗师开始扩大干预单位。行为治疗师曾经倾向于将患者的自然环境置于治疗情境之外，但他们中的一些人已经开始教导家庭如何消除患者某些习得的反应行为。在这种情况下，家庭成员被认为创造了刺激性事件，从而塑造了患者的特定行为。然而，行为干预的目标仍然是个体患者的内心。

　　反之，系统治疗师的干预单位总是亚系统。在一次家庭治疗中，治疗师可能会与核心家庭的所有成员见面，并探索他们相互调节的模式。但他会在表述中囊括家庭与其扩展家庭的联系，以及家庭与更大社群的空间和社会关系。当系统治疗师与患者单独工作时，他对患者的看法和采用的治疗方法与患者作为亚系统在家庭和社会团体中的位置有关。对系统治疗师来说，真正的干预单位是整体性的。个体处于人际互动的重要关系网络中。

病理核心

　　目前，精神动力学对病理核心的看法代表了利文森三个范式的拼贴。心理治疗师玛拉·萨尔维尼-帕拉佐利（Mara Selvini-Palazzoli）在叙述自己二十年来治疗神经性厌食症的工作时对此进行了概述，并详细介绍了她从精神分析（能量）范式到人际关系（沟通）范式，最后到超越个人的系统导向（机体）范式的相应变化[14]。

　　当萨尔维尼-帕拉佐利认为病理核心是厌食的个体时，她对神经性厌食症的发展描述如下：

　　儿童对原始客体的最初体验是一种身体的融合体验……从现象学的角度来看，身体在体验中具有原始客体的所有特征，因为它是在尚未出现有效的言语交流的情况下被感知的：“所有强大的、不可摧毁的、自给自足的、成长的和具有威胁的……”对神经性厌食症患者来说，成为一具身体就如同成为一个物件。如果身体成长，物件也会成长，而“人”则开始萎缩。

　　由此建立起来的自我防御的特点是拒绝身体本身，也拒绝作为身体组成部分的食物。对身体的病态控制是通过我称之为“不信任内

感受"（interoceptual mistrust）的态度来实现的……这就像患者对自
己说……"我必须忽视（身体的）信号——饥饿、疲劳或性兴奋……
我必须把自己和它区分开，假装饥饿只是'自说自话'，因此不值得
我注意。我在这里，而饥饿感在那里。所以，让我忽略它吧。"

以这种方式，尽管患者可以感知并认识到身体是自己的，但她
却以一种"身体并不属于自己"的态度来对待它[15]。

在机械式的概念化中，病理核心存在个体内部。神经性厌食症
是患者个人的一部分。但与此同时，塞尔维尼-帕拉佐利也对病理核
心表达了沟通范式的观点，这源于她接纳了神经性厌食症是一种人际
调节现象的立场：

在婴儿期，由于母亲从喂养孩子中得不到快乐，喂养的仪式性
优先于母亲的情感关系；控制压倒了温柔和愉悦。父母的刺激使得
孩子自己的主动性被扼杀……在儿童期和潜伏期，缺乏敏感的父母不
断干预、批评、建议和接管对孩子而言至关重要的体验，阻碍孩子发
展属于自己的感受……

就这样，患者进入了青春期，被占有欲极强的母亲束缚住了。
她只是把孩子当作一个附属品，而不是值得无条件支持的个体[16]。

在塞尔维尼-帕拉佐利看来，机械论和沟通范式不是割裂的，而
是互补的。"因此，身体信号检测的失败及对其的不信任可能来自两
个方面：在心理学上，它可能来自将身体等同于不良客体及随后对
其的拒绝；在神经心理学上，它可能由于缺乏敏感的母亲无法识别
或满足其孩子的原始需要而导致的管理不善。"[17]

20世纪60年代末，塞尔维尼-帕拉佐利开始将患者放在其家

庭系统中进行观察。她的观察使她在病理核心问题上转向系统式观点。

行为治疗被定义为"应用实证的学习原则来克服习得的不良习惯"[18]。因此，行为主义学派虽然与精神分析学派有着极大的区别，但两者有着共同的假设：改变厌食症的方法是改变个体内部特征。两者都认为病理的根源在于内部。

精神动力学者对行为治疗师作出了严厉的批评，理由是矫正当下的症状并不能改变潜在的病理。布吕克写道："行为矫正的支持者声称它比其他方法优越，因为体重增加的速度很快，还因为它万无一失……这种说法可能是正确的，但它也正好解释了为何这种方法会引发如此严重的心理伤害。它的效率本身增加了患者内心的动荡。患者觉得自己被操控而放弃了对自己身体和生活的控制。"[19]

行为治疗师承认，他的治疗停留在症状层面，但他认为这是正确的方法。行为治疗师认为症状就是神经症。在回应布吕克对神经性厌食症患者行为治疗的攻击时，约瑟夫·沃尔普（Joseph Wolpe）声称：

如果行为治疗要应用于神经性厌食症的病例，它必须以行为分析建立的刺激-反应链为指导，刺激-反应链最终导致了进食的抑制（或呕吐的诱发）。行为分析还将探究所有其他表现出来的行为障碍，无论它是否与神经性厌食症有关。在大多数情况下，无论展现出来的情形如何，不良的焦虑反应都是神经症问题的核心所在。当先导性的刺激因素被确定后，焦虑反应的习惯就会通过恰当的方法被解决——很多情况下是通过系统性脱敏……

不能消除不良焦虑反应习惯的治疗计划是失败的，即使它成功控制了它们的继发性行为[20]。

因此，行为主义者要解决"不良习得习惯"和"不良焦虑反应习惯"，但病理核心仍然在患者身上。

系统模型认为，精神动力学家和行为学家的方案都是答案的一部分。神经性厌食症很可能与早期的冲突有关，而且毫无疑问，在不同的环境中会继续保持惯有的反应倾向。然而，当前的环境非常重要。如果环境发生重大变化，个人的反应就会改变，他的体验也会随之改变。此外，如果某个症状还在持续，个人与家庭成员或其他重要人物的互动则仍在加强该症状。

对精神动力学者和行为主义者来说，病理核心是患者。在系统模型中，病理核心是处在环境中的个人。系统中的失功能链条非常重要，它把个体及其环境连接起来，并调控着系统对症状的利用。

治疗师的角色与工作范围

精神动力学治疗师是以整体人格和心理成长为导向的。症状缓解不过是完整人格得到恢复的副产品。因此，至少在理论上，治疗流程是没有针对性的。

根据能量范式工作的治疗师致力于在鼓励退行的氛围中进行历史重建。治疗师并不侵入患者的内心生活。他的任务只是探索真相，他的目标是提供洞察。因此，治疗师并不就干预措施做计划。他只对治疗期间出现的事件做回应。

最重要的治疗性互动是移情的产生。在能量范式中，移情式扭曲或将患者的过去投射到治疗师身上，是通向洞察的途径。而洞察本身就是治愈。像几乎所有处理神经性厌食症的治疗师一样，持有这种观点的治疗师通常将他们的方法与环境治疗和医疗管理相结合。但在这种范式中，维持患者生命所需的处理被视为是次要的。

遵从沟通范式的治疗师认可治疗过程的人际互动本质。例如，布吕克对治疗师的建议就强调人际关系的概念：

患者体验到自己是治疗过程中的积极参与者，对于达成有效治疗起着决定性作用。如果有一些东西需要发掘和解释，重要的是要患者自己去发现，并有机会首先说出来……

精神病学对理解患者的失常性语言给予了很大的关注……相比之下，人们较少注意到当精神科医生与患者交谈时，患者听到了什么……

解释……可能意味着毁灭性地让患者再次体验到被他人告知他自己的感受和想法；这证实了（患者的）不胜任感，从而阻挠他通过自我觉察而发展[21]。

从这个角度，治疗师必须尊重患者目前的现实及其主观经验。治疗师的权威性可能会受到挑战，"一致性的认可"（consensual validation）是通过患者和参与式的治疗师的探索性合作关系中获取的。

但这样的概念化并没有超越二元关系。如果治疗师让患者的父母参与进来，这种技术将被认为是"管理"而不是"治疗"。塞尔维尼-帕拉佐利以分析师的身份总结了这种态度："许多父母对治疗起反作用，因而有害的反应是可以被充分预测的。因此，可以通过友好的准备性会谈来减少这种反应。此后，治疗师与父母的交往将仅限于偶尔建议他们应该如何对待患者，以及培养他们即使是在最可怕的危机中也应当具备的乐观精神和对结果的信心。"[22]

布吕克的方法也将父母排除在治疗重点之外，尽管她认识到了他们的影响。在写到肥胖症孩子时，布吕克指出："我对这些患者与其家人的密切关系，以及这种密切的联系如何干扰他们形成独立的身份感印象深刻。在某些情况下，这种情况是如此明显甚至极端，以至于我认为如果不改变这种有害的互动关系，治疗工作就不可能成功。"[23] 然而，她又说："对于联合家庭治疗有任何好处，我无法说服自己——即在整个治疗期间所有家庭成员一起见我。我甚至认为这是不可行的。"[24]

　　很难理解，同一个作者怎么能写出如此矛盾的话。布吕克错误地将联合治疗定义为每次治疗都要会见所有的家庭成员。此外，她可能认为家庭治疗是在所有家庭成员都在治疗室内的情况下，对每个人的个人动力进行处理。在任何情况下，她的治疗模式都停留在二元关系上。

　　行为治疗师的重点在于"是什么，而不是为什么"，他们感兴趣的是如何终止症状[25]。症状的消除源于在威胁性刺激存在时创造一个降低焦虑反应的新条件反射。因此，治疗师的职能是探索和描绘患者的行为，了解她的主观经验，以便制订对于想要保留的行为和想要消除的行为进行奖惩的治疗程序。虽然行为治疗师在医院里控制患者的环境，或在门诊治疗中与患者的父母合作，但他还是对发展与患者的关系感兴趣，致力于开启一种鼓励患者参与行为改变约定的治疗伙伴关系。上述分析具体所指的是操作性条件反射疗法，因为这是通常用于神经性厌食症的行为治疗方法。

　　如果患者没有改善，行为治疗师不将其归咎于患者的抵抗，而是归咎于不正确或不恰当的程序导致的失败。因此，治疗师要对失败负责，并改变方法。这样的治疗师是以目标为导向的，他们积极探寻改进的替代方案。

　　然而，行为治疗师将自己置于治疗系统之外的倾向比精神动力学治疗师更甚。他会对神经性厌食症患者的环境进行管理，以帮助创造支持新行为和矫正性学习的条件与规则。但他的治疗立场是客观的科学家立场。

像一些精神动力学治疗师一样，行为治疗师可能会针对家庭开展工作。但家庭干预是为了识别患者的行为。即便是行为治疗师利用父母作为强化物时，干预也不以改变父母的行为为导向。

相比之下，**系统或家庭治疗师**认为自己在很大程度上是治疗系统中的一员。他通过参与构成该系统的人际交流来改变系统。他是战略家，以当下为导向。他是积极的、侵入性的。他必须通过参与家庭系统来改变它。

家庭治疗师认为是家庭塑造了患者的行为。但与行为治疗师不同的是，他还认为患者同样在塑造和控制其他家庭成员的行为。其他家庭成员与患者一样，必须从神经性厌食症的相关行为中解脱出来。

对家庭治疗师来说，变化来自新的家庭结构的形成。治疗系统中所有成员的行为都可以成为改变的力量，包括家庭的和治疗师的。治疗师的责任是在治疗系统中发现更有效的新互动模式，并促使其得到应用。

改变的过程

所有的治疗过程都是对现实的挑战，这是改变的先决条件。精神动力学治疗师假设了一个扩展的自我。治疗师教导患者，他的心理生活大于意识经验，并帮助患者认识和接受她现实中被压抑的部分。行为治疗师的相对主义概念认为患者的现实是对环境的一种被调节的反应。如果生理和社会环境发生变化，不同于以往的行为得到奖励，患者的现实就会改变。家庭治疗师则将患者的现实视为内部和外部因素极为复杂的互动的结果。患者社会生态中任何重要方面的变化都会以某种方式影响系统内的所有成员。

　　对于变化过程的**精神动力学概念化**隐含在线性取向治疗师的治疗流程中。例如，穆罕默德·沙菲、卡洛斯·萨尔格罗和斯图尔特·M. 芬奇在记录对于两个小姐妹的连续治疗时——卡伦在8岁时患上神经性厌食症，两年后，邦妮在12岁时患上同一种疾病——认为孩子的心理病理根植于家庭病理中。但他们在计划治疗时，把家庭作用排除在考虑之外。卡伦住院6个月，回家后被建议接受门诊心理治疗，同时他们也建议对父母进行联合治疗。当邦妮出现神经性厌食症时，也被送进医院，每周接受三四次的个人探索性心理治疗。在治疗中，患者能够在与治疗师的移情关系中表达对父母的敌意和攻击性。治疗师对治疗的描述反映了在他们心目中如何理解变化过程的概念：

　　卡伦开始更直接地表达她对于工作人员的愤怒和敌意，同时开始吃得更多……渐渐地，她能够直接表达对父母的愤怒，或者通过移情场景中的替代物来表达……她变得更有自发性，更加外向，并在游戏治疗和病房里表达了攻击性和竞争性。6个月后，由于父母的坚持，她离开了医院。她的体重已经恢复到了正常水平……邦妮每周接受三四次强化的个人探索性心理治疗。在心理治疗的早期，她与她的男性治疗师建立了积极的移情关系。她将对于父母的愤怒和怨恨转移到对病房和学校工作人员的消极抵制中。渐渐地，她能够公开谈论自己对于专制的父亲和顺从的母亲的愤怒。她对妹妹卡伦表示羡慕，她认为卡伦能够和父母顶嘴，能够去公立学校读书，做她想做的大部分事情[26]。

　　治疗是非特异性的。治疗师没有针对症状进行治疗，因为他们感兴趣的是人格的整体变化。他们表示，变化的发生是因为女孩有能力在与治疗师和病房工作人员的关系中接触到对父母的愤怒情绪，并借此处理这些情绪。治疗需要患者把过去的感受投射到当下非原始目标的人身上，以便处理这些感受。根据这一理论，当患者的移情性神经症被治愈后，她与其他人（包括她的父母）的关系也将发生变化。此时症状将不再具有功能，因此会消失。

不幸的是，专注于探索与过去重要人物的关系可能会阻碍快速康复。卡伦和邦妮住院治疗了好几个月，住院的经济成本、女孩及家人的心理成本都很高。令人高兴的是，治疗结果很好，两个女孩都恢复了正常体重。治疗五年后，她们在家里和学校都表现良好。然而，治疗师也在报告中提到，如果女孩的另外三个兄弟姐妹出现厌食症状，他们将随时准备采取行动。

在这个案例中，精神动力学的局限造成的后果是明显的。治疗师很快就清楚地阐明了与两个孩子的神经性厌食症发展有关的家庭元素，且在阐释中体现了家庭改变的目标。然而，治疗师所选择的治疗方法是将两个女孩分别送进医院，并分别对她们进行工作，同时监测另外三个兄弟姐妹陷入困境的迹象。然而，把救护车停在悬崖下是一回事，在悬崖顶上放置一个护栏才是更仁慈、更有效的做法。

此外，许多有神经性厌食症的青少年接受精神动力学治疗时，会发展出慢性厌食症。有可能是对于和食物相关的情感、幻想和认知的关注使食物持续成为人际和个人内部互动中的主要问题。患者可能开始觉得自己只是个厌食症患者，随之而来的是因该身份得到的继发性获益和人际关系圈的进一步缩小。她在人际交往技能方面的困难逐渐增加。她变得孤立无援，发现自己只被当作一个"废人"来照顾。精神动力学治疗师报告的厌食症的疗效不佳率和治疗顽固性，其实大部分可以归因于治疗流程强化了症状的维持而非促进其改变。

约翰·保罗·布雷迪和沃尔弗拉姆·里格尔在描述住院治疗程序时表达了**行为学派**对改变过程的观点。

1. 从一开始就在标准化的条件下获得并记录可靠的每日体重是很重要的……

2. 应观察患者三四天，以获得基准体重数据，并了解其日常习惯。观察结果通常能为进食和体重增加选出一种合适的强化物。一般来说，可以让较低频率的行为成为高频率行为（高概率行为）的条件，以此让高频率行为成为低频率行为的强化物……在我们的治疗程序中，这种高频率行为往往是剧烈的体育活动。体重增加是患者被允许从事这种活动的条件。

3. 一旦选择了强化物，就应该向患者、护理人员和其他相关人员明确说明这种规则。通常的每日要求是体重至少增加0.5磅（1磅＝0.4535千克）才能获得选定的强化物……

4. 如果患者的体重持续增加（只有偶尔的少量减少），则应继续使用这种条件规则，直到体重达到正常范围。如果体重没有持续增加，则必须选择一种更有力的强化物，并以同样的方式进行尝试……

5. 在食物、进食或体重增加的问题上，与患者的对抗和互动应限于执行上述规则。父母和其他探访者也被告知不要与患者讨论食物、体重或饮食问题。

6. 一般来说，规则不应涉及对饮食行为的直接强化。相反，最好是让患者选择吃什么、什么时候吃，以及如何吃。唯一的要求就是增加体重。这就让患者拥有最大的选择权和自由，有利于他通过合适的途径解决自主性和独立性的问题[27]。

对于行为治疗师来说，人是一种会学习的动物。行为是在与环境的互动中习得的，它可以通过环境因素的改变而发生改变。治疗师设计了一套规则，鼓励患者做出更适当的行为，并奖励这种行为。当患者通过反复的、获得奖励的表现来提高他的能力时，新习得的行为就会稳定下来并变得能够自我奖励。对这种变化的深层洞悉不是必需的，尽管它可能会随着行为的变化而发生。

行为治疗师对于环境中个体的线性观点在治疗中产生了有趣的结果。在医院里，病情的改善率非常高。不幸的是，一旦患者回到现实世界中，这种成功率就无法维持。

为了保持她新习得的行为，神经性厌食症患者必须将她的反应应用于治疗环境之外。理论上来说，这在分化良好的环境里是有可能的。但是，神经性厌食症患者是缠结的家庭系统的一部分。这个系统鼓励归属感和家庭忠诚度，不允许分离。期望神经性厌食症患者在面对不变的家庭系统时保持自主变化是不现实的。

相反，对于**系统治疗师**来说，当系统发生转变时，变化就会发生，这让家庭成员发展出全新的能力来选择相互关联的替代方式。固化的失功能关系模式被超越，以发展出更具适应性的模式。在神经性厌食症中，症状的消失/停止是以家庭成员相互调控模式的变化为前提的。特别是，利用神经性厌食症患者避免冲突的互动链必须被打破，以允许患者直接表达和解决冲突。

替代模式的激活改变了家庭成员间的相对位置。随着新结构逐渐具体化，个体家庭成员的体验也会发生变化。

改变必须发生在此时此地。线性取向的治疗关注的是过去的重要性，以及过去对现在体验的支配作用。系统学派的临床工作者则以不同的"图形-背景"（figure-ground）关系来看待现在和过去。过去被视为影响着现在，但它也被认为是由现在所创造的。

阿瑟·施莱辛格（Arthur Schlesinger）写道："历史学家只能以

'当下闪烁的光在时间的洞穴里挑选物件'的方式来看见过去：当下的光是新的，看见的物件也是新的。"施莱辛格认为，现在创造了或者至少是重塑了过去[28]。里卡多·埃文伯格（Ricardo Avenburg）和马库斯·吉泰（Marcus Guiter）提出了类似的论点："如果曾经的历史被保存在我们的主观意识中，它就会在其他地方重演，因为历史也存在于其他背景中……历史真相之所以能作为心理现实持续存在，是因为它在某种背景下仍然是实质的真相。"[29]这些精神分析学家指出，只有从成人神经症的角度来理解，婴儿期性欲才有其意义。

在系统模型中，没有必要假设当下状况的历史原因并在治疗过程中将之筛选出来。过去，或过去的重要部分，都包含在现下。早期的母子关系体现在日前家庭中相互调节的模式里。模式的改变——一种当下的变化——将改变过去的意义和影响。改变模式是引入新光线的一种方式，以此在"时间的洞穴"中挑出新的物件。

打破束缚

治疗疾病的线性方法过于局限。个人现实比线性模型所强调的要更复杂、全面。当出现的问题是一种危险的心身疾病时，线性模型的缺点尤为明显——它在阻碍治疗方面导致的成本实在太高了。

塞尔维尼-帕拉佐利提出，线性取向从业者的局限性源于其认识论的错误："我明确指出的是现代西方思想（因此也指精神病学）的共同错误——认为自我能够超越它所构成的关系系统，因而能够单方面控制这个系统。"[30]系统模型打破了这种限制。

在这个领域，理论和教条之间常是一线之隔。系统模型也可能会使从业者陷入僵化。如同线性取向治疗师犯的错误一样，系统治疗师也可能否认个人的重要性而过分尊崇系统的地位。个人也是环境的塑造者，他的影响必须被视为系统运作的一部分。

系统方法认为个人是社会团体（通常是家庭）的成员。正常运作的家庭是一个系统，为其个体成员提供支持性的网络。然而，在该系统的规则范围内，个人成员有选择的余地。神经性厌食症家庭是一个封闭的系统，增加了对服从其规则的要求。个人成员的选择自由已经减少到了限制其心理功能的程度。治疗的目标是促进系统的成长，在鼓励个体化自由的同时保持归属感带来的联结。

跨越至系统模型使治疗师可以利用每个学派的知识和技术。治疗师可以使用所有针对个体的治疗技术，因为系统模型并没有放弃个体层面。然而，它认识到个人总是在当下与外部持续对话。系统模型扩展了线性模型的方法，使用了比线性模型更复杂的框架。正因为如此，它与人类体验这一复杂现实更相吻合。

第 5 章

改变的策略

　　当一个厌食家庭来接受治疗时，患者的父母和兄弟姐妹几乎都认为自己只是陪在患者身边的家人。在他们看来，一些糟糕的事情发生在患者身上。他们希望治疗师对孩子个人进行治疗，相信只要他被治好了，家庭就可以恢复到记忆中相亲相爱的生活。

　　家庭惯用线性模型思考这个疾病，这是很自然的，不过也值得我们留意。看到孩子受困于进食问题，父母无力相助。经过漫长的尝试解决问题的阶段后，他们深信自己没办法有效解决问题。他们尝试了所有能想到的方法，哄骗、责骂、诱导、贿赂，均告失败。家庭来接受治疗之时，或许父母和厌食的孩子因为后者拒绝进食而持续斗争，或许父母已经彻底妥协了。无论哪种情况，他们都寄希望于治疗师去解决他们面对的问题。

　　家庭对冲突的否认与他们对疾病的看法有关。尽管在有些案例中，家人可能会提到一些与家庭生活无关的历史性因素也许与孩子的发病有关，但家庭成员通常认为孩子出现这类行为是没有明确原因的。他们是正常、幸福的家庭——或者至少在孩子发病前是这样的。

　　然而对于家庭治疗师来说，厌食的孩子是心身系统的一部分。改变症状的最有效途径是改变维持症状的模式。治疗的目的不只是个人的改变，也是家庭系统功能的提升，让家庭系统可以满足所有家庭成员对于自主和支持的双重需要。只有当把互相限制的家人和患儿都纳入治疗过程，这个目标才能实现。

短期与长期目标

神经性厌食症的治疗初期必须聚焦于各种威胁生命的综合症状。行为干预和家庭治疗技术的联合使用，特别是针对呈现出的问题进行运用，通常可以在几周内缓解症状。经过这些短程策略的使用，生病的孩子会开始进食和增加体重。但此时，治疗才真正开始。此时治疗师必须处理激发和强化孩子厌食症状的家庭交流模式。如果没有家庭系统的改变，短期策略带来的效果从长远来看就会归零。

当开始与神经性厌食症患者的家庭工作时，我们不是描绘未知领域的探索者。已有的研究为我们提供了有关心身家庭的蓝图。治疗师可以运用这个模型指引自己将注意力集中在与厌食症状有紧密关联的家庭特征上。

神经性厌食症患者的家庭是一个缺乏适应性和有效应对机制的系统。尽管惯有的模式无效，但系统已经僵化到似乎任何改变都难以发生。治疗师的总体和长期目标是扰动现有的家庭系统，促使新的交流模式出现。治疗师与家庭开始工作之初会聚焦当前威胁生命安全的厌食症状，致力于帮助患者放弃症状，实现初步的治疗目标。接下来他着手处理的就不仅是患者个人，而是维持症状的家庭互动模式。在这个过程中，治疗目标发生转换。因为神经性厌食症患者开始体验到自己只是功能失调的系统的一部分，整个家庭的交流模式就成为治疗的目标。随着家庭成员的相对位置发生改变，互动新模式的形成也有了可能性。这种新模式的适时练习会产生自我强化。家庭成员不断体验一种新的自由感和效能感，最终学会建起更具适应性的家庭互动模式。

建立治疗系统

神经性厌食症的家庭治疗从家庭与治疗师的碰面开始。治疗系统就此形成，它代表了双方的彼此适应。家庭融合于更大的系统之中，这也成为治疗的背景。

治疗师通过加入（joining）家庭并掌握这个系统的主导性来推动治疗系统的形成。他发现并支持家庭的优势力量，以此种方式加入家庭，包括尊重家庭的权力结构和价值观、支持家庭内的子系统、认可每个家庭成员作为独立个体的自我意义。他获得系统主导性的方式包括表现自己的专家身份、建立系统的规则、控制互动的走向、建立或者打破家庭成员间的平衡、支持或者挑战家庭成员。总而言之，他带领家庭成员一起探索他们各自是如何理解家庭的"真相"，并提供不一样的理解方式，这可能会带来改变的希望。

对家庭的干预不能来自"局外"。治疗师必须进入家庭业已形成的稳定的互动模式中，以便观察。对于系统如何发挥（对每个成员的）控制力，治疗师必须（从家庭中）获得体验性知识。只有这样，他才能了解家庭能接受的挑战底线在哪里，才能基于此来挑战家庭的互动方式。

治疗师必须同时兼顾作为领导者的权威性和灵活性。他可能会通过限制家庭成员的体验来挑战和削弱家庭中已经固化的模式，但他必须有意地在探索者和参与者两种角色间保持切换的灵活性。作为系统中的一员，他要能帮助系统中的其他成员完成改变的过程，而有时这个过程是很痛苦的。作为系统中的参与者之一，治疗师对家庭的挑战如果超越了它的承受范围，家庭会产生反应；这些反应同样会对治疗师产生影响，提醒他触碰到了家庭的底线。

　　加入有神经性厌食症患者的家庭对多数哪怕是很有经验的治疗师来说，都是挑战。神经性厌食症患者的家庭有假性接受的能力。关系纠缠的、习惯于回避冲突的家人会热情欢迎治疗师进入家庭。他很快会感觉到自己就像是家庭的亲属之一。家人友好、合作而顺从。治疗师毫无困难地成为治疗系统的领导者。家人渴望接受他。他们都表现得很投入，宣称自己会倾尽全力去帮助得了神经性厌食症的孩子。

　　但是在这种温暖的、令人舒适的亲密氛围中，治疗师发现他要求家庭改变的力量彻底被削弱。他们制造出合作的假象，但始终维持着系统而不发生改变。迎合厌食家庭"回避冲突"特点的过于温和的干预几乎没有作用。它非常容易被家庭系统吸纳，对业已形成的内稳态毫无影响力。治疗师必须要懂得采用高强度的治疗策略去推动家庭系统发生变化。

　　神经性厌食症患者的家庭要求治疗师能够亲近他们。但与此同时，治疗师自己也要具备挑战的能力，能够用足够有力的方式表达自己的观点。这种力度必须强烈到能对纠缠的家庭系统产生影响，并推动它突破惯常的内稳态模式。

挑战"现实"

　　厌食家庭当下体验到的关于他们的互动模式的"现实"，只是他们最易于使用的模式。治疗师挑战家庭成员关于"现实"的体验，是变化过程的第一步。对家庭成员打断自己体验的方式进行挑战，为找到新的解决方案和建立不同的"现实"提供了可能性。

　　最初的家庭改变源于治疗系统的建立。在治疗进行的过程中，治疗师通过加入、探究、澄清、困惑和推动等不同的策略，帮助家庭成员在治疗系统中试验与之前不同的人际反应。然后他布置作业，要求家庭成员在家里想象治疗师也在场，尝试练习全新的互动模式。当家庭可以从这个过程中获得正向的自我强化，治疗师的在场变得可有可无，治疗过程就完成了。

在厌食家庭的"现实"框架中，女儿生病了，父母无能为力，这个过程是他们无法控制的。他们来求助专家，期望专家来控制局势。专家质疑"现实"，声明父母和女儿并非无能为力，并对问题进行重塑。"这个女孩生病了，父母尝试帮助她但不成功"的叙述转变为"父母和女儿双方都被卷入对控制的争夺中"。很明显，新的表述框架未必能公平地评判家庭成员复杂的人性或者家庭互动中的许多微妙之处，但作为治疗的设想，它有助于迅速调动家庭成员去尝试一些他们并不习惯的互动方式。治疗框架会激发自主性和控制权相关的冲突，这种冲突并不仅限于进食问题；同时，它也使得治疗中出现不同强度的张力，而张力的强度因治疗师的个人风格和家庭的需要而异。

在互动模式高度僵化的重症厌食家庭中，我们使用过这种策略：挑动生病的孩子用某种特定的方式去对抗父母。控制和违抗的冲突提高了家庭成员互动过程中的情感强度，家庭由此遇到了一个由治疗诱发的危机。

要出现危机并不容易，因为僵化的家庭系统会不恰当地使用能迅速恢复内稳态的机制。当互动接近家庭允许的情感强度上限时，就会有某个家庭成员跳出来捂住冲突。家庭互动过程中的情感部分必须被推动到突破它惯常的阈值。

要做到这点需要很多高强度的干预。例如，治疗师可以指出，父母必须帮助女儿吃东西，因为她能否活下来取决于父母能否帮到她。但是，因为父母过去已经就此一再尝试且屡战屡败，治疗师仅靠这句话显然不足以调动他们去进行新的尝试。治疗师可以指出生病女儿的各种有能力的表现。他可以说，她拒绝进食是一种反抗行为，而不是病。这样，他把她的"不吃东西"重新定义为一种自愿的行为，目的在于挫败父母，而不是一种非自愿的症状。病人被宣布为获胜者。这个策略把过去因为女儿的问题而相互攻击的夫妇重新组合成为同一阵营，即被女儿打败的阵营。

重新联结父母、挑战他们、继而坚称他们有能力挽救严重消瘦的女儿，通过这种策略，治疗师可以激发父母"把女儿看作叛逆的青少年，而不是缺乏能力、没有效能的病弱者"的想法。厌食的女孩会表达自己的无能为力感，治疗师也可以通过把她的症状重新定义为力量和操控的体现，以此挑战她的无力感。

激发改变的条件是体验到与惯常模式不同的、看起来更能带来希望的交往模式。帮患者去理解他们的"现实"是如何变得狭隘的，这不一定有用，但是提供更广阔的体验可以为改变创造可能。探索个体的感受也同样不一定有用，但探索引发这些感受的家庭互补机制为改变打开了新的路径。"你感觉自己很依赖妈妈"，这种说法只是简单地确认了患者的感受。指出她的依赖、愤怒或者抑郁，只会强化和产生这种感受有关的固化的互动方式。但比如"妈妈让你无法长大，请帮她让你长大"的说法就提示了改变的途径。

换言之，家庭治疗处理的不仅限于患病个体的问题。改变的过程是通过激发家庭中新的人际互动模式而实现的，这种新的模式能让所有家庭成员体验到新的"现实"。

治疗的全程就像是光与影的游戏，当下没有被照亮的地方似乎就不存在。当神经性厌食症患者的家庭来寻求治疗，家庭成员就处于一种只能看到他们的交往模式中某些特定部分的局面中。对家庭"现实"的偏差认识遮蔽了另一些"现实"。线性思维取向的治疗师出于对因果关系的关注，致力于处理家庭被看到的部分、表征症状及背后的原因；而受训于反馈循环理念的系统取向治疗师则致力于寻找如何将隐藏的部分得以展现的方法。

心身模型认为有五种家庭互动模式的特征与厌食症状的产生和维持有直接关系：关系缠结（enmeshment）、过度保护、回避冲突、僵化，以及借用出现症状的孩子来回避冲突。出于启发式教学的考虑，我们把它们作为几个不同的独立的变量进行描述；然而，在真实的家庭互动过程中，它们往往是纠缠在一起的。我们在描述针对这五种情况所使用的治疗策略时，也是出于同样的考虑。多数的神经性厌食症治疗会涉及对这些特征的挑战，以及在此过程中支持家庭使用更具功效的其他互动方式。

挑战"关系缠结"

从操作上来说，对缠结关系的挑战可以分为三类：支持个人的生活空间、支持子系统的界定，以及支持家庭系统中的等级结构。关系缠结通常被神经性厌食症患者的家庭视为值得骄傲的特点，因为他们认为自己是忠诚的、保护的、负责任和愿意回应的，实际上他们确实如此。但如果发展到病理性的极端，他们的关心会限制自主性、包容性和成长。治疗师必须设法支持家庭成员的个体化，挑战其缠结的关系，但与此同时不要挑战家庭对"亲密"的重视——它可以是具有正向功能的家庭特征。

所有对缠结关系的挑战也在增加自主性发展的可能性。因此治疗师要强调，家庭中不仅是厌食的孩子，所有的成员都有保留和捍卫个人心理空间的权力。

相应地，治疗师总体上坚持所有家庭成员要为自己发声。他阻止家庭成员解释其他人会怎么想、怎么感受，尽管他可能会鼓励某人去问另一个人他会有什么感受。治疗师不允许家人讨论不在场的家庭成员，也不鼓励家人彼此询问他应该要了解什么，或者用语言或非语言的方式获得对方的认可。

治疗师要重点关注家庭成员在任何时候表现出的一些有能力的行为，尤其当它发生在厌食孩子的身上时。无论她说什么，治疗师要非常留意，并确保她所说的被听到和被照顾到。常常只是简单地提出一个讨论的话题，就可能帮厌食的女孩找到自己的胜任感。

有些案例中，在每次家庭会谈结束后进行某种仪式是有帮助的。治疗师可以把生病的孩子单独带去称体重。它可以被设计为一种"秘密行动"，旨在建立界限，把治疗师和生病的孩子一起与父母和其他兄弟姐妹分开。通过这种仪式，治疗师可以继续讨论家庭中发展自主性和促进个体分化的必要性。

治疗师鼓励每个家庭成员发声并表达自己的看法，这可以强化个人行动的权力，并有助于提升家庭成员的分化水平。有时情况相反，出于对每个人都有保守自己秘密的考虑，治疗师会鼓励某个家庭成员不表达。假如家庭中的某人哭了，治疗师可能会鼓励他哭出来，但阻止其他家人试图去安慰或询问他为什么哭。家庭治疗师的立场跟动力取向治疗师的不同，后者会鼓励情绪发泄，认为它本身就有疗愈效果。同样情况下，家庭治疗师不会注重探索其情绪的内容或者情绪的发泄。他的兴趣在于向家庭传达一个信息，即每个人都有权力不去解释自己的行为。

对个体化权力的强化也可以通过非语言的方式实现，比如空间和手势。治疗师可以通过一些方式创造空间的改变，如分开家人的座位、把某个家庭成员移开一些以免他接收到其他家人的前语言暗示，或者特意坐在总是要相互商量的两个家庭成员中间。治疗师可以像交警一样，用手势创造出一种代表分离的身体表达方式。

治疗师持续而一致地坚持传递"分离"的信息是非常重要的。神经性厌食症患者的家庭具有把其他人拉进家庭互动模式的强大能力。不够谨慎的治疗师可能很快就发现他自己变成了家庭的一员，分享家庭的秘密，加入家庭既有的交往模式。这些会破坏系统内的边界。他必须避开这个陷阱，面对家庭中缠结的交往模式时，要始终如一地强调尊重个人生活空间的重要性。他的这个主张只有不停重复，才可能在家庭中被凸显出来。

在整个治疗过程中，这些手法都是必要的。家庭不停被提醒，若未经彼此的确认则不能随意说"我们"，不要谈论其他人，不要代替别人说话，不要打断别人，自己能完成的事不要找人帮忙，也不要插手别人力所能及的事。通常治疗师会追踪家庭沟通的内容，然后找到隐喻去描述家庭成员分化不足的特点："这是一个无法关门的家庭""家庭中每个人的一举一动都在被人监视""这是个没有交通信号灯的家庭"。如果治疗师始终稳定地这么做，家庭成员就会逐渐对侵入性行为有所察觉，分离就变成了一个为了健康而实施的操作。虽然家庭中对"保护"的重视没有被挑战，但是可以通过增加对个体化的保护内容来重新定义"保护"的概念。

另一些挑战缠结关系的策略涉及对子系统边界的保护。过于缠结的家庭有个特点：某两个人的互动很快会吸引其他家庭成员的注意。如果两人在谈话，其他人介入进来，这两个人就无法完成他们的交流。这种介入通常是冲突-缓和系统的一部分：其他人的加入让这两人不用再面对有压力的情境。

这个过程太自然了，以至于家庭成员几乎无法意识到自己在多大程度上既是家庭互动的介入者，又激发了其他人的介入。治疗师必须想方设法阻止这种介入，强调保持清晰界限的重要性，但要注意不被卷入具体的内容。治疗师可以对介入者说："你有没有问过他们是否需要你的参与？"他也可以问被介入的两个人："你们有求助吗？"或许他可以说得更具体："这是你父母的事，与你无关。""让你的孩子自己去解决。"有时可以用幽默的方式，尤其是借保护的名义去阻止过度介入："不要总想去救你的孩子。这就是为什么你会这么累。"

所有子系统的边界都要被保护，这一点也很重要。如果父母两人讨论夫妻事务时孩子参与进来，这种情况必须要阻止。同样的，同胞子系统的事情也要避免父母的过多介入。

神经性厌食症患者家庭中，父母常常会干涉孩子之间的争吵，通常会偏袒患神经性厌食症的孩子。这种干涉往往会让生病的孩子与父母形成不恰当的联盟，剥夺了她以平等的身份参与同伴竞争和协商的机会。治疗师必须建立缓冲区，把同胞系统划分出来。他会与神经性厌食症的孩子讨论学习如何在同胞中保护自己的必要性。如果同胞系统的互动风格是保护性的，他可以向其他孩子保证他们不必太担心患者。当某个孩子觉得不够有力量时，她需要有机会去学习如何找到自己的立场，以及如何更有力地独自行动。人类的社会运行体系和日常生活都是有等级结构的。对孩子来说，学习如何在家庭结构体系内与其他人进行协商并适应这个体系，是非常有意义的。

另外一些挑战缠结关系的策略与支持家庭系统内的等级结构有关。神经性厌食症患者的家庭普遍在处理家庭等级结构问题上存在困难。这可能与家庭的价值观过度强调以孩子为中心有关；或者家庭持有错误的指导思想，认为民主的家庭不应该有等级结构，这混淆了权威和专制的概念。因此，治疗师必须指出，父母有责任向孩子提供被保护的安全感，而他们具备权威性很有必要，因其恰恰是责任的一部分。成长中的孩子需要知道，在她学习成长的过程中，有一些外在的控制力量为她提供保护，并向她反馈信息以纠正偏差。

孩子比较幼小的家庭中，关于等级结构的议题可能相对明确。

如果孩子到了青春期，是否需要等级这一问题就会含糊些。治疗师必须向有青少年的家庭说清楚，尽管在家庭的很多领域中父母与孩子是平等的，但在某些领域父母仍然需要有权力和责任。神经性厌食症孩子在家庭交往中被训练出的反应模式，往往要么像是非常小的孩子，要么像是父母一样的成人。治疗师可以对这样的孩子说："你有时像12岁，有时却又像45岁，就是从来都不像15岁。"一旦孩子表现出与她年龄相当的行为方式，治疗师就可以用同样的隐喻强化其行为："我喜欢你（表现得像）15岁的样子。"用年龄来比喻孩子的发展阶段总是易于被理解和接受。任何15岁的孩子都不喜欢被治疗师说只有12岁。"我喜欢你（表现得像）15岁的样子"以一种具体、直接的方式表达了治疗师对其适龄行为的赞赏。

支持家庭中的等级结构，并不是说要建立独裁的父权体系，而是要强调每个家庭成员在家庭中都有特定的位置。如果父母感到自己（对孩子）的管理功能可以有效实施，他们也会尊重孩子成长和自主的需要，哪怕这种需要常常带来冲突和改变。

我们也可以用幽默的方式强调等级的重要性。治疗师可以解释他同意自己祖母的看法。他也可以用直接的方式。他可以阻止孩子打断父母的谈话或者偏袒父母中某一个人的行为。对孩子介入父母的交谈，他可以责罚孩子，或者批评父母允许孩子介入。如果孩子偏帮父母中的某人，他可以批评父母中的另一方没有支持配偶，而是要孩子替自己支持。总而言之，所有挑战缠结关系的治疗手段都是支持个体化的做法。

挑战"过度保护"

对于神经性厌食症患者的家庭，我们必须挑战的另一个典型特征是过度保护。这样的家庭中，家人的过度保护就是（对个人空间）侵入的延伸。很多挑战缠结关系的有效方法也是在挑战过度保护。

　　如果在一段时间内反复使用某些挑战缠结关系的小方法，可以让家人意识到家庭中的过度保护特征。例如，如果某方父母帮孩子移动椅子或者脱外套，治疗师可以评论说孩子已经够大了，可以自己做这些事了。这样的做法很隐蔽，不至于引起家庭的防御。但如果治疗师重复类似的做法，同时伴以去缠结化的策略，它就会向家庭传达一个重要信息：要保护每个人尝试错误的权力，让其自己学习如何处理问题。

　　过度保护的对象不只是患病的孩子，也包括其他家庭成员，向家庭告知这一点很重要。这可以通过阻断过度保护的行为来实现。当治疗师中断家人间不必要的保护时，可以总结说："这是X家庭的方式"。或者，他可以说："在这个家庭里，一个人身上发痒，每个人都跑来挠。"有时，他可以说："如果总有这么多人相互帮忙，那么大家如何学会照顾自己呢？"

　　除了挑战过度保护，治疗师也要鼓励积极应对的行为。只要患者表现出体现自身能力的行为，治疗师就要用充满兴趣的方式回应，问一些问题去强调她刚刚发生的行为，尽量延长其胜任感的体验。只需通过这种简单的延长，治疗师就可以让患者和家人都清楚地看到积极应对行为的存在。

　　通常来说，神经性厌食症患者的父母双方都对患者有极致的过度保护。有时，父母中的某一方会感觉应该给孩子多一点自主性，但又受阻于另一方借"关心"之名行"侵入"之实。父母的注意力高度集中于孩子不吃饭的综合征上，这反而让症状更严重。而且，因为孩子明显的体重过轻，他们不敢像要求别的孩子那样对患病的孩子提出同样的要求。这种情况下，治疗师可以指出，父母的所作所为正把孩子置于很困难的境地，既让她的自主性难以发展，又让她面对同胞的怨恨。

在神经性厌食症孩子中，很常见的情况是她会为其他的家人做饭，甚至会精心准备美味佳肴。对于兄弟姐妹甚至父母，她常抱有一种保护性的立场。当治疗师发现患者替代了母亲的职能，他可以用幽默的方式去挑战神经性厌食症孩子："当你成为你妈妈的妈妈，你就是你姐妹的外婆了。"或者治疗师可以去质疑父亲，他让女儿去保护太太，而这本该是他自己的职责。治疗师可以陈述，生病的孩子正在侵犯父亲的领地而且接管了他的任务。在有些案例中，治疗师可以利用"保护"的重要性来挑战家庭成员对"保护"的误用。

有助于在家庭中把神经性厌食症孩子去中心化的策略之一是引导父母关注另一个孩子。治疗师找到某些家庭关心的话题，并留意其他孩子在此话题方面的问题，通过这种方式让家人的保护模式暂时转向另一个家庭成员，让神经性厌食症孩子在全家侵入性的关注中暂时得到喘息。神经性厌食症患者被特意置于过度保护的中心位置。把该模式泛化至整个家庭，也有助于将厌食孩子的患者身份去中心化。

过度保护的举动源于发乎自然的温暖和关心。因此，若要对此进行挑战，治疗师需要对不公平有一定程度的承受力。治疗师的任务是鼓励家庭中的正面应对和个体化。

挑战"回避冲突"

我们不能把神经性厌食症患者家庭中对冲突的回避混淆，等同于家庭的和谐。临床医生认为争吵和冲突是不好的，因此治疗师也习惯于认同它们的不良后果。对尊重家庭的治疗师来说，挑战看起来没有冲突的和睦表象可能是件可怕的事情。但是，神经性厌食症患者家庭的回避冲突式的互动模式恰恰是维持患者症状的病理性家庭模式的重要组成部分，也是家庭功能失调的核心特征之一。

回避冲突有不同的表现方式。在有些神经性厌食症患者家庭中，父母中的一方会尝试和回避冲突的家人正面对质，但从未能成功。或者家庭中两个人的争执一旦出现了张力增加的信号，其他的家人就会介入以缓和冲突。

总体而言，治疗师通过建立系统内的边界，协助有不同看法的家人去讨论并解决他们的冲突，以此来挑战家庭的"回避冲突"模式。这样的处理相对比较简单。当家庭中两个成员表达不同的观点，治疗师可以请他们坐得近一些，利用空间营造出一个（他们与其他人的）边界，然后鼓励他们讨论分歧。治疗师同时要阻止其他人试图用任何方式来帮忙或者介入这两个人的讨论。这个做法冲击了家庭成员建立同盟以回避冲突的惯常模式。

与神经性厌食症患者的家庭工作时，治疗师常常被家庭邀请担任仲裁员或者法官，因为这就是家庭面对冲突时惯用的方式，即拉其他家人进来以平息冲突。对治疗师来说，重要的是拒绝这样的要求，要做的仅仅是提升或者维持冲突的张力。他就像个守门人，阻止外场人的侵入和内场人的逃离，促使家人间的对话可以维持得比以前更久一些。他通过划分特定的对话时间段以阻止（分歧的）双方回避讨论，从而推动他们直面冲突。

如果家庭内父母中有一方是冲突回避者，那治疗师可能需要与另一方的挑战者结盟。联盟把治疗师的盟友卷进一个三角关系，他如果想要保持联盟的紧密有力，就必须加大挑战的力度。而在另一些情况下，治疗师会使用同样的策略与冲突回避者结盟。他只有在与伴侣正面交涉时才能持续获得治疗师的支持。在打破平衡的处理中，治疗师必须要做得不公正。他明白，卷入互补式交往模式的夫妇两人是相互塑造的，但他运用这些手段时，某一方似乎在被批评。尽管治疗师的思考是系统式的，但他的干预是线性的。可有时候，看似不公正的做法是把父母从深陷的惯有互动模式中拽出来的唯一有效途径。

治疗师能够在明知"现实"更复杂的情况下，只带着某个片面的"现实"来帮助某个家庭成员而责备另一个吗？这是个复杂的伦理话题。但我们总是在处理片面的"现实"。当我们说"我看见一个苹果"，我们看见的只是苹果的一部分而假定看不见的那部分也在那里。在治疗中同样地，当治疗师加入某个成员而对抗另一个，他带着有偏向性、但不虚假的想法在进行工作。他知道他的干预不是中立的，但也知道这是过渡性措施。稍后他就会去支持被攻击的那一方。治疗师必须要能接受这是疗愈过程的一部分。在不同时间点，他支持不同的家庭成员，其目的在于帮助整个家庭系统从功能失调的惯性模式中跳脱出来。

除了支持父母间的冲突外，治疗师也会促进父母与患病的孩子之间的冲突解决过程。他关注一些与进食无关的议题、人际互动中涉及孩子自主处理问题的能力和父母对孩子提出合理要求的能力之间的冲突。类似孩子在家务中的表现这样的议题会增加亲子冲突，也能开启亲子间的对话来讨论解决差异的新方法，而差异的处理对于厌食症状的消除来说至关重要。治疗师支持父母在家中建立规则的权力，同时也支持孩子要求与其年龄相当的自主性的权力。

挑战僵化模式

神经性厌食症患者家庭的僵化不是指像石头那样的僵硬，而是像潮涨潮落那样。治疗师面临的困难在于，他推一下，家庭动一步。这样他会反复产生一种错觉，以为自己在对家庭结构产生影响，最终却只发现一切都如泥牛入海般徒劳无功。因此有些家庭只是表面上看似在接受他的治疗性干预，而治疗师要谨慎看待。他要对此有所防备，才不会感觉被家庭背叛和欺骗。家庭总有办法让治疗师相信他们在努力，但无法改变现状。这可能让治疗师认为家庭愿意合作但又无助，然后就把改变（家庭中的问题）的责任从家庭身上接手过来。这时，治疗师就会发现，自己正在采用的工作方式就是过去父母与神经性厌食症孩子相处时的惯用方式。这样，他必定会失败。

家庭就像海绵一样。因此，微妙、温和的方式和一次性的解释都起不了作用。与神经性厌食症患者家庭工作的困难在于要加强张力。家庭往往会弱化治疗师所表达的信息中的张力。治疗师必须不断加强这种张力直到它产生作用。重复信息是制造张力的一种方式，也可以通过延长家人停留在冲突情境中的时长来增加张力。建立封闭的边界、营造戏剧性场面或建立情感表达的仪式，这些都能在僵化的家庭中制造出高水平的张力。治疗师必须意识到，对神经性厌食症患者的家庭来说，语言表达只能带来短暂的影响。让家庭议题活现，以及发展出具体而明确分化的任务要有效得多。

挑战"冲突迂回"

利用神经性厌食症孩子来缓和家庭中的压力是这类家庭关系缠结特征的重要组成部分。家庭成员不停地相互利用来缓和冲突，以此维持家庭中的假性和睦。而且，从孩子发病前很长一段时间开始，他就一直在家庭中扮演特别的角色。这些症状是家庭现有互动模式的一部分。但这个孩子的角色会给她带来某些特权，因此她不想放弃。所以，神经性厌食症被父母和孩子的反应共同维持。这对治疗师试图制造改变的努力来说是极大的阻力。

治疗师可以通过两种方式去强化父母和孩子之间的边界。有时候，他利用自己在治疗系统中的权威角色去阻止亲子间相互侵入边界的举动。这种方式要求治疗师与家庭保持一定的距离，对家庭进行指导。而有时候，治疗师必须像家人一样，与他们建立紧密关系，联合某些家庭成员建立同盟来对抗另一些家庭成员，以此扰动家庭系统原有的平衡。

笼统而言，对卷入孩子来回避冲突的家庭结构进行挑战，也许是难度最大的治疗策略。因为它的确要求治疗师要两边都讨好。在保护某个被三角化的家庭成员的过程中，治疗师有可能与他的结盟关系过于紧密。发动三角化的一方必须被挑战，但同时也需要被支持。治疗师的工作必须左右兼顾，要按序或者同时与不同的家庭成员联盟，让他们都能感觉到自己被尊重、被回应和被支持。

对抗关系缠结、过度保护、回避冲突和僵化，要求治疗师有能力处理高情绪强度的场景，能够营造和承受巨大的张力，并且维持住这种张力而不被拖入"帮忙"的陷阱，因为治疗师的帮忙会缓和张力。要完成这项任务，治疗师要能够适应与某些家人联合以对抗另一些家人的做法。它在伦理上可能会是不公平的，但从治疗意义上说是正确的做法。伦理与道德议题是重要的，但它们不应该阻断疗愈过程。

第 6 章

开 始 治 疗

　　神经性厌食症家庭治疗的最初阶段聚焦于症状和有症状的人。目标是帮助患者放弃她的厌食症状。当患者开始进食，脱离了直接的危险，这一阶段就结束了。然后，治疗师和家庭就可以着手探索功能失调的家庭特征，并寻找支持系统灵活性和个人成长的替代性互动模式。

　　厌食症状的改善只是治疗的开始，这一点再怎么强调也不为过。然而，由于两个原因，缓解症状在治疗的早期阶段是必要的。第一，神经性厌食症是一种危及生命的疾病。因此，治疗师的首要任务就是扭转这个破坏性的过程，帮助患者重获健康。第二，症状的情绪性非常突出，它调动了所有家庭成员对食物和饮食的强迫性关注，限制了对其他重大冲突和功能失调行为的探索。随着症状的重要性逐渐减弱，对替代性互动模式的探索成为可能。此外，利用神经性厌食症回避冲突的方式被抑制，这迫使家庭寻找新的互动方式。

　　患者在门诊或住院时接受的神经性厌食症的治疗遵循不同的顺序。住院期间的治疗包括儿科评估和治疗、神经性厌食症的行为治疗项目、由儿科心理治疗团队主导的家庭会谈，以及午餐前后的家庭访谈。在门诊的治疗中，孩子的儿科评估可能由儿科医生进行，第一次家庭访谈可以是在午餐时间。

住院期间

只要有可能，我们倾向于不让孩子住院。正如问题的概念框架决定了研究问题的方式一样，提供医疗保健的方式也由概念框架决定。因此，在线性模型中，以儿童作为病理的中心，对神经性厌食症进行住院治疗是合乎逻辑和必要的。患有神经性厌食症的孩子以往要在医院里住8 ～ 12个月。即便如今的住院治疗强调用行为矫正或药物治疗神经性厌食症，但在最近的几项大型研究中，平均住院时间仍在3个月左右[1]。

但是，由于神经性厌食症系统治疗背后的概念模型将患者视为家庭病理问题的承受者，因此症状承受者的住院治疗并非是强制的，除非儿科诊疗意见决定要这么做。治疗完全可以在门诊进行。

决定是否住院治疗涉及几个因素。关于儿童是否需要住院治疗的重要决定起初是由儿科医生作出的。他必须对两个医疗问题作出回应，一是需要进行仔细的医学评估以排除神经性厌食症的任何器质性原因；二是需要确定孩子的恶病质程度——这可能很危险，让她留在医院外是不安全的。对于严重恶病质的患儿，早期的儿科支持治疗可能是必要的。

神经性厌食症也可能致命，据报道其死亡率为5% ～ 15%[2]。事实上，这些儿童的体重以非常平缓的方式减轻。这显然给了身体适应的机会，而且通常很难判断他们距离心血管衰竭有多近。客观来看，急性的体重下降5% ～ 10%会导致严重脱水，通常需要住院接受静脉输液治疗；急性的体重下降15%可能导致休克；而超过这个数字的急性体重下降几乎会危及生命。在我们的研究中，所有的患者在转诊前都至少减重了20% ～ 25%，而体重减少30% ～ 40%的情况也并不少见。孩子相对应地发展出心动过缓或脉搏过慢，已经适应了缓慢的体重减轻；他们的血压相对年龄来说通常也很低，但没有到休克或严重危及生命的程度。体位性低血压有时会表现在这些神经性厌食症的孩子身上。但更常见的不协调的情况是，恶病质的孩子在床边慢跑，因为她觉得有必要锻炼。就像一位患者说的那样，这是为了"保持肌肉张力和不发胖"。因为缺乏具体的指导方针来判断患者有多接近危险的边缘，我们采取保守的方法，对任何表现出严重体位性低血压或血压问题让人严重担忧的神经性厌食症患者采取住院治疗。因为如果这些孩子患上其他疾病，没有人知道会发生什么情况。

除了儿科医生必须处理的医疗问题之外，住院治疗可能是治疗师因为其他原因而要求的，这通常涉及策略方面的考虑。然而，在这一过程中，两名专家的决策权必须有明确的区分。儿科医生必须评估是否需要进一步的医疗评估和支持性治疗，他必须独立于治疗师做出这些决定。但是，即使儿科医生认为住院是不必要的，治疗师仍然可以选择从住院治疗开始。治疗师决策的影响因素包括：家庭接受以家庭为导向的方法作为治疗重点的意愿程度，以及转诊前的治疗方法可能产生的效果——此前的治疗方法可能是有害的，而住院治疗有助区别此前治疗的效果。对于在其他地方治疗失败的问题严重的患者，通常有很强的医源性因素导致其疾病的延续。

因此，在实践中，儿科医生和心理治疗师根据各自的具体职责，对住院的必要性做出独立的判断。商议后的决定将在联合面谈中提交给家属。

当判断患者有必要住院治疗时，神经性厌食症患儿应在儿科而不是精神科住院。儿科医生负责这部分的治疗。住院期间有三个关键阶段：评估、行为计划的制定和向家庭介绍诊断阶段的结果。第三阶段将开始正式的家庭治疗，并制定门诊管理的具体计划。此时，对该病例的责任由儿科医生转交到精神科医生。

评估

儿科医生在入院时与患者家属会面，以向其解释诊断性评估将沿着两条平行轨道进行。一方面将对孩子进行彻底的检查，以寻找导致神经性厌食症的器质性原因；另一方面将对家庭和孩子进行心理评估，以评估家庭互动中的身心组成部分。

器质性方面的评估是全面的，但不是过度的。虽然列出可能表现为厌食症的器质性疾病的清单可以长达数页，但在鉴别诊断中最重要的三方面是中枢神经系统肿瘤、胃肠道疾病和内分泌或代谢异常。因此，合理和适当的筛查方案至少包括两个要素：谨慎细致的、包含神经系统检查的体格检查，以及实验室检查。

常规神经性厌食症患者的体格检查除了提供营养不良、恶病质（唇裂、蜕皮、全身多毛）、血容量减少（低血压和偶尔的体位性低血压）、脱水（皮肤弹性差和结肠内粪便团块）、体温过低、心动过缓和呼吸急促的证据外，基本没有什么其他可揭示的。除上述发现外，任何异常的躯体发现都需要进一步调查和跟进。任何神经系统体征，无论多么轻微，都必须进一步追踪。

实验室检查应包括全血细胞计数、尿沉降率、电解质、尿素氮、谷草转氨酶、谷丙转氨酶、钙、磷、碱性磷酸酶、血浆蛋白质、颅骨X线片和脑电图。这些检查可以在住院的头一两天完成。异常检查结果，如白细胞减少、尿素氮升高和代谢性碱中毒等，与神经性厌食症的诊断并非不矛盾。然而，其他的异常需要进一步调查。胃肠道增强X线检查通常被推迟。如果沉降率正常，以及患儿遵守行为治疗程序，开始进食并体重增加，且没有任何胃肠道症状，则认为进一步的胃肠道 X 线检查是多余的。

在住院的第一天内必须作出关于支持性治疗的决定。儿科医生必须对患者是否有危急的营养问题作出初步判断。有力的支持性营养和能量治疗将是必要的，可能包括肠内营养治疗。任何精神科治疗方面的尝试（包括行为矫正计划）都应该推迟，直到患者的营养状况恢复到不再有危险的程度。对中毒患者进行心理治疗既危险又无效。

在评估神经性厌食症患者有多接近潜在的灾难边缘这一困难的任务中，可能的线索之一是尿液中是否存在酮体。症状严重的患者尿液中存在酮体，表明外周脂肪储备仍在被调动以提供"燃料"。严重恶病质患者的尿液中没有酮体是不祥的征兆，因为这意味着长期禁食所依赖的脂肪储备已被耗尽。当这种情况发生时，蛋白质分解代谢就会加速，很快就会达到不可逆转的程度，会导致患儿死亡。

在评估支持性液体治疗的必要性时，测量血压也是非常重要的。如果孩子没有危急的营养问题，但体位性低血压或低血压表明需要扩大容量时，我们会在第一天住院时给予 20 ml/kg 的生理盐水。这再次向患者和家属强调了这种疾病对生命的严重威胁，且让我们在开始行为治疗项目时不用担心患者会出现心血管系统的衰竭。

在对儿童进行躯体状况评估的同时，要进行对儿童和家庭的心理评估。所有参与研究的家庭都被要求同时参与家庭任务和家庭诊断访谈。如果无法做到，则单独使用家庭任务作为诊断方案的重要组成部分。在住院期间，为了建立关系和获得进一步的信息，精神科医生还以相对非正式的方式会见患儿和家庭。

系统方法的优点之一是，人们可以利用家庭信息以帮助明确孩子的具体诊断。在经典医学方法中，神经性厌食症的诊断往往是通过排除而得出的。换句话说，排除内分泌或代谢疾病、肠道疾病等，当所有这些器质性疾病都被排除后，就只剩下神经性厌食症了。对家庭互动的观察是有助于得出具体诊断的直接证据。例如，在一个案例中，一位15岁的神经性厌食症儿童接受了精神科医生3个月的治疗，但没有明显改善而被转诊给我们。她最初的筛查并没有明显异常。在接受行为矫正治疗后，她开始进食，体重慢慢增加。然而，两项不一致的证据促使了进一步的调查。家庭任务会谈没有发现这个家庭表现出过多的与心身家庭相关的特征。这一观察得到了值班护士的证实。他们报告说，他们观察到的家庭与儿童间的互动并不像在其他神经性厌食症儿童家庭中所见到的那样。这一信息促使对临界高血钾问题重新评估，最终证明孩子有肾上腺素减退或艾迪生病（Addison's disease，即原发性慢性肾上腺皮质功能减退症）。她的厌食是对皮质醇生理替代的剧烈反应。

行为治疗项目

自从B. J. 布林德（B. J. Blinder）和他的同事发表报道以来，行为矫正已经被许多群体使用，报告的成功率令人印象深刻[3]。确实，行为矫正已经成为许多患者住院管理的主要焦点。然而，在我们的治疗方法中，行为治疗只是整个治疗的一小部分。它在住院阶段使用，主要是为了消除孩子在饮食方面与护理人员、医务人员之间的权力斗争。在饮食方面，孩子已经证明了她对父母的控制力。我们同意孩子的观点，认为她非常强大。但我们认为这种力量非常狭隘：她只能对自己施加这种力量。

儿科医生向家庭和孩子解释行为治疗项目。经常使用的比喻是支票账户：体重代表的是饮食储存的能量减去身体或精神活动消耗的能量后所达到的平衡。患者会控制自己的饮食，但医疗和护理人员会依据她的体重平衡是否表明有足够的能量用于消耗而控制她的能量消耗。如果"账户"里有足够的卡路里，孩子可以把它花掉；否则，工作人员会拒绝她的支出要求，就像铁石心肠的银行家一样，而孩子将被迫保持不活动的状态。

在实践中，行为治疗项目是适合每个患者的。孩子的年龄和她最喜欢的活动领域是项目设计的重要因素。在年龄较小的孩子中，权威感是通过设置"是-否"的行为情境来建立的。如果孩子每天增重200克，活动完全不受限；如果体重没有增加那么多，即使体重增加了一点，她也只能卧床休息。对年龄较大的青少年要制定严格的指导方针，但留有协商和行使一定自主权的空间。这些要求往往导致更复杂的程序，其中活动和限制与体重增加或减少的数量有关（表1）。活动限制可能是对付典型的过度运动型神经性厌食症的有力武器，但对被动和顺从的孩子没有什么作用。为了激励这样的孩子，限制邮件、访客甚至阅读材料可能是必要的。

关于饮食的规定也很简单：孩子必须吃营养均衡的饭菜，并且要求在固定的时间进食。这些要求避免了孩子出现奇怪的情况：有的孩子点一个苹果加六包芥末，将其当作一顿饭；有的孩子养成吃一顿饭需要几个小时的习惯。孩子和营养学家见面以讨论她的食物喜好和卡路里。事实上，大多数神经性厌食症儿童比标准的医学生更了解卡路里。孩子点了营养均衡的饭菜，但是否吃盘子里的食物则由她自己决定。托盘，包括任何未吃的食物，会在45分钟后被移走。孩子可以选择每天想要吃多少顿饭、零食的数量，以及是否需要有关某一天摄入的卡路里的反馈。

这些孩子除了在饮食方面非常强大，还极具操纵性。他们试图通过让护理人员和医务人员感到内疚和被惩罚来分裂他们。护士尤其需要成为治疗团队的一部分，因为他们需要处理孩子的操纵。不要让

表1	神经性厌食症患者住院期间的行为协议

体重增加200克或更多：不限制卧床
(1) 可以绕病房走一圈，去到大厅里打电话，与父母或护士一起到一楼
(2) 当体重逐渐增加，且患者情况稳定，可以离开医院去吃午饭

体重增加100克：卧床休息，可以去卫生间
(1) 有人来电时可以接听，但不能出去打电话
(2) 可以有访客
(3) 可以看电视、收邮件、在床上清洗身体

体重不增不减：卧床休息，不能去洗手间
(1) 不能接打电话，但可以知道是谁打来的
(2) 可以有访客
(3) 可以看电视、收邮件、在床上清洗身体

减重100克：卧床休息，不能去洗手间
(1) 不能接打电话，但可以知道是谁打来的
(2) 不可以有访客
(3) 可以看电视、收邮件、在床上清洗身体

减重200克：卧床休息，不能去洗手间
(1) 不能接打电话
(2) 不可以有访客
(3) 不可以看电视
(4) 可以收邮件、在床上清洗身体

减重300克：严格卧床休息
(1) 不能接打电话
(2) 不可以有访客
(3) 不可以看电视、收邮件、清洗身体
(4) 只能进食

行为治疗项目成为住院期间的全部焦点，这一点也很重要。关键是行为治疗项目不要沦为又一场权力斗争，导致"双输"局面的出现。如果规则保持简单、护士和医务人员保持一致、孩子对自己的情况负责，"双输"局面就可以避免。如果强调后一点，吃就不再是孩子和相反力量间的权力斗争；相反，孩子清楚地知道，她只能用自身的力量来影响自己的处境和控制自己的活动。

大多数孩子在行为治疗的 5 ～ 7 天后开始增重。因不遵守规矩而只能被罚待在床上的孩子少得出奇。当这种情况发生时，这种行为被认为是有利的迹象。家长被要求到医院来控制孩子的不良行为。这样，家庭就可以从饮食问题脱身并转而处理问题的行为部分。

所有神经性厌食症患儿在开始的几天内都会测试行为治疗项目和治疗执行者的力量。早上称重仪式的结果将决定这一天允许的活动范围，称重的同时经常会伴随悲伤的请求："我试图吃了，我应该因此得到一些赞扬。"或者，"如果你让我起床，我就可以和其他孩子一起吃饭，我就会吃得更多。"儿科医生和护理人员要采取坚定而不可动摇的立场：只有当实际的行为导致记录的体重增加时，他们的意图和承诺才能被相信。他们对动机不感兴趣，他们感兴趣的是能量银行的净余额。虽然行为计划应尽可能保持简单和一致，但有必要经常根据直接观察所获得的有关患者和家庭的信息来修改一些规则。

正如三项重要研究表明的那样，我们的神经性厌食症住院治疗方案与其他住院治疗方案有许多显著差异。R. 加尔德斯顿（R. Galdston）报告了一家儿童医院中的 50 名患者需要住院治疗的原因"不仅源于医疗方面的危险，而且源于他们难以在更广泛的层面上定义学习照顾自己的问题"[4]。这个项目的住院时间从 1 天到 9 个月不等，平均住院时间超过 3 个月。住院项目将行为矫正的特点（如活动特权取决于体重增加）与强化的个体心理治疗相结合。然而他没有提供任何关于患者的预后信息。

A. R. 卢卡斯（A. R. Lucas）和他的同事研究了32名严重神经性厌食症的年轻患者，他们在一家综合医院精神科青少年病房住院治疗。[5] 根据作者的陈述，住院治疗不仅需要治疗营养不良，还需要将孩子从家庭中分离，以便"中断孩子和家长间的权力斗争，并把孩子从饮食管理的情绪化氛围中转移出来"。平均住院时间在3 ~ 5个月，有些住院时间长达11个月。主要的住院治疗包括了个体心理治疗，一般侧重对身体意象和身体概念的重新认识，还有一些环境治疗。除了有3人不遵医嘱而离开，其余每个继续接受治疗的患者的体重都增加了，在一些次要症状（如兴趣减退、精神疲劳和抑郁）方面也有改善，在与同龄人和成年人的关系中也增加了自发性。尽管对一些患者进行了长达3年的跟踪调查，但作者保守地表示："现在就得出治疗成功或失败的明确结论还为时过早。"

约瑟夫·A. 西尔弗曼（Joseph A. Silverman）报道了一项成功的神经性厌食症住院项目。该项目一开始有29名患者，随后扩展到65名儿童[6]。住院治疗由行为矫正（拒绝摄入液体导致3天静脉补液治疗）、"现实主义回归"（所有个人的衣服被拿走、不允许制定决策、限制和父母的接触、每周短暂探望一次）、强化的精神科治疗（每周四次会谈）组成。平均需要住院3个月，住院天数的实际范围没有被提及。

然而，在我们的研究中，53例神经性厌食症患儿中只有30例住院治疗。原先一些患者住院是因为方案的研究性质。对其他神经性厌食症患者而言，住院决定完全取决于医疗和心理问题。住院患者与门诊患者的比例最终从四分之三降到了二分之一。住院时间中位数为2周，最长的住院记录是1个月。需要重新住院治疗的只有2个孩子，其中之一在家里体重增加了。这很奇怪，几乎无法解释。当她入院接受仔细的观察后，我们发现她为了伪造体重而喝了过量的水。当这个行为异常被发现时，孩子就出院了。治疗的重点是行为异常和其他方面的不当行为，而不是具体的饮食问题。

因此，我们的方案与其他三个方案在住院期间的实际治疗、住院时间和再次住院的需要方面形成了对比。然而，关键的区别在于所有方法背后的概念框架。当患有神经性厌食症的孩子被视为唯一的疾病根源时，住院是必须的，而且经常持续时间长、治疗强度大。相反，当思考的前提是有厌食症状的儿童只是症状的承受者，闪烁的红灯将注意力引向整个家庭的问题，那么很明显，儿童个体的住院并不是绝对的要求，而是取决于精确的医疗和心理问题。此外，如果需要住院治疗，住院时间可以很短。

家庭呈现

将评估过程的结果呈现给神经性厌食症患者的家庭是治疗的关键阶段之一。它通常在家庭会谈中进行。家庭必须将儿科医生和心理治疗师作为一致的团队。

在患者住院的第二个星期的周中，模式通常已经建立。住院治疗的诊断部分已经完成，可以对行为矫正计划的结果进行评估，然后安排与家人的会面。在由家庭、孩子、儿科医生和精神科医生参加的会谈里，诊断评估的结果会被解释。儿科医生和精神科医生一起告知家属，他们的结论是这个孩子已经被确诊为神经性厌食症，并给出进行家庭治疗的建议。儿科医生表示，住院期间他将继续负责照看孩子，但心理治疗师的责任将增加；因此，到了出院的时候，家庭和孩子将完全由精神科医生负责治疗。

与家庭的下一次会面是第一次正式的家庭治疗会谈。这个环节通常是围绕吃午餐来组织的。这样的设置有助于强化和突出在整个治疗过程中必须处理的问题。

出院前将再进行一次家庭治疗，一般会在午餐会谈后的 3 ～ 5 天。那时就可以评估孩子的体重，并制定出院和门诊管理的计划。根据我们的经验，孩子们在午餐治疗之后体重会迅速增加。住院治疗的目标是让孩子的体重介于入院时的体重与符合她的身高和年龄的理想体重之间。然而，当孩子以稳定的方式增重时就可以考虑出院，并且要对孩子出院后的体重增加做进一步的要求。体重增加的量通常是每周 2 磅，可以由父母在家监测，并由精神科医生在家庭随访时记录下来。

到目前为止，儿科医生的角色基本上已经变成了顾问。从此，心理治疗师将把治疗带到整个家庭环境中。

午餐会谈

家庭治疗通常从午餐会谈开始，无论是在医院内部还是外部进行。午餐会谈持续两个小时以上，一般分为两部分。在第一部分，治疗师加入家庭并建立治疗系统：治疗师承担治疗的领导地位，建立家庭信任，支持家庭成员的能力范围，并准备好能承受后续治疗压力。当家庭成员点的食物被引入后，会谈的第二部分开始，真正的午餐也由此开始。

这种技术的原理是展现问题比只是谈论它更有效。它促进了治疗师在某些领域的参与——在这些领域中，家庭的描述只能是片面的，而且通常是扭曲的。

当治疗师与家庭成员一起参加午餐会谈时，他可以观察到维持厌食症状的僵化的家庭模式，并决定挑战家庭系统的策略。

会谈的目的是将神经性厌食症患者的问题转化为功能失调的家庭剧本。

午餐会谈的组织可以增加对饮食问题的关注，也可以减少对饮食的关注。所采用的策略取决于儿童的发展阶段及案例的其他独有特征。

在年轻患者的家庭或者体重正在下降的严重患者的家庭中，过度关注食物策略的使用十分成功。在这些家庭中，父母控制的增加往往伴随着厌食症状的迅速缓解。当家庭非常僵化或患者处于躯体危险状态时，这一策略也被用于制造与大龄青少年之间的危机。

过度关注和减少关注

在我们项目的许多案例中，治疗师过度关注饮食，将神经性厌食症患者的行为定义为"不听话"和"挑战父母"，通过要求她进食来强化父母对这种行为的有效控制。这增加了父母和孩子间的控制性接触，随之而来的是冲突和疏远。强化父母和孩子间的非渗透性边界可以消除对神经性厌食症患者的三角化。

另一种过度关注的策略被用于男性神经性厌食症患者[7]。治疗师要求家庭同意一种所有家庭成员都要遵循的饮食规则，然后这个家庭决定遵循厌食症患者的饮食规则。情况持续了四天，家庭成员因贫乏的饮食而越来越有压力。家庭危机由此产生，夫妻间的亲近程度增加，患者作为控制其他家庭成员者的地位被突显。

在另一个案例中，治疗师也使用过度关注的策略。他给一个16岁的青少年神经性厌食症患者开了一周的限制性饮食和卧床休息的处方，且她可以通过每天的电话咨询与治疗师讨论可以接受的食物种类和数量[8]。设计这项任务是为了让父母回避与女儿进行围绕食物的初始互动，并增进治疗师和厌食者间的关系。执行任务时，患者为了得到更多的食物与治疗师争执，而不是和父母争着少吃点。

过度关注的策略成功地让神经性厌食症患者开始进食。如果在这个阶段之后继续使用该策略，家庭的内环境平衡就会重新恢复父母对神经性厌食症患者身体的控制。因此，过度关注策略的使用要简短，接下来的治疗主要是将注意力从食物和进食上移开。

与之前的策略相反的是减少关注，治疗师不再强调对厌食症状的关注，而是将重点放在一般的家庭问题上，特别是家庭成员的分化上。在一个案例中，治疗师运用了这种策略。他解释说，患者达到她的心理年龄后就会开始吃东西。在另一个案例中，治疗师专注于夫妻的交流，而忽略神经性厌食症患者，这样她就可以在父母"分心"的时候吃东西。

在坚持要开着门的家庭案例中，治疗师在午餐时对饮食问题的关注不多，只是说因为父母把她当成了同胞中的妹妹，所以厌食者不会增重。只有当她成为同胞中的姐姐时，她才会吃东西。治疗师将重点转移到支持青少年的自主性和挑战父母的干涉上。而增加夫妻间亲近程度的策略是将孩子与父母分开这一过程的补充。

在一个成年慢性神经性厌食症患者的案例中，治疗师批评患者把疾病当作"身份证"。一旦出现非常微小的体重增长，他就宣布神经性厌食症已经治愈，但患者世界中的空洞和贫瘠仍然存在。他不鼓励家人因女儿的无能而保护她，而是基于个体的取向，强调提升患者在生活中的技能和能力。当注意力从处理眼前的问题转移到随着女儿能力提升而出现的生活方面的现实问题时，神经性厌食症逐渐消失了。

在另一个16岁神经性厌食症患者的案例中，她的症状是暴食后呕吐。家人通过对冰箱控制权的持续斗争维持了这一症状，冰箱甚至被上锁。减少关注的策略是允许女孩想吃什么就吃什么，只要她只在卫生间呕吐，且不引人注目。围绕食物的日常交涉消失，夫妻冲突随之成为焦点，并促使患者走向同龄人的世界。

在另一个减少关注的案例中，治疗师转向神经性厌食症患者融入同胞世界的问题，强调她在这个世界中的无能。随着女孩能力的提升，她的食量也同样增加了。最后是18岁的双胞胎案例，其中一个患有神经性厌食症，另一个有躯体化主诉和恐怖症。治疗师挑战了家庭中的疑病组织，十多年对双胞胎的个体心理治疗一直在支持这一组织。治疗师通过利用这个家庭复杂、巧妙的幽默感而让他们难堪，并讽刺他们关注彼此身体功能的固有风格。一年后的随访表明，这对双胞胎在大学里表现很好，且他们的幽默感并未被心理治疗损害。

这些例子表明，过度关注和减少关注的策略可以有多种形式，并利用不同的家庭子系统。策略的成功取决于治疗师适应家庭特殊通道的能力，并利用他的经验和想象力激活家庭资源以达到治疗目标。如果治疗师对目标很清楚，那么无论如何，最终的结果都将很好。

会谈成效

一个经常出现且令人惊讶的结果是，吃完第一餐午饭后，神经性厌食症患者就开始进食了[9]。在我们对神经性厌食症的正式研究中，30名住院患者中的8名有充足的会谈前后的体重数据可以证实午餐会谈对体重的影响。其余病例因各种治疗原因在午餐会谈后过早出院而无法进行数据比较，而仅在门诊治疗的神经性厌食症患者的体重数据不全。

8名患者中，每一位在午餐会谈之前4天内的体重变化均明显不同于从午餐会谈到出院前的体重变化（图5）。为了便于比较，所有

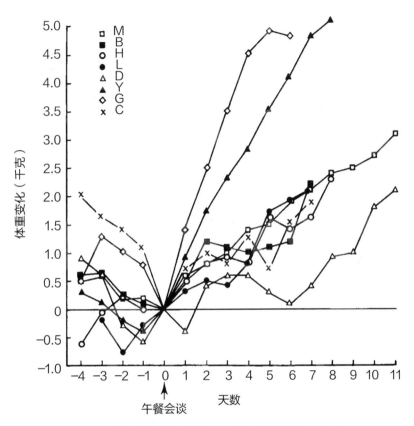

图 5　8例神经性厌食症患者午餐会谈前后的体重变化

患者在午餐会谈当天的体重均被设定为基线值。其中，6名患者的体重在会谈前一周一直在下降，但在会谈后出现了明显逆转，然后稳步增加；另外2名患者在午餐会谈前有轻微改善，但午餐会谈后体重增加似乎加快了。过度关注和减少关注这两种类型的午餐会谈在这一组中都有体现，两种方法似乎同样有效。如8名患者体重变化的复合图所示（图6），在家庭午餐会谈后，体重显著增加。

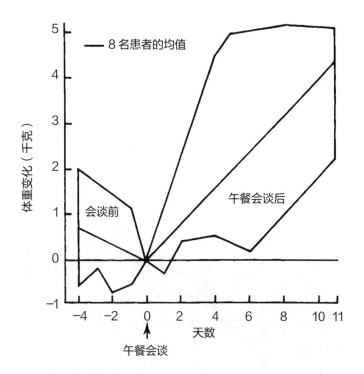

图6 8名厌食症患者午餐会谈前后体重的综合变化

　　研究人员将干预前的四天的变化方向和幅度与午餐会谈后的类似时段进行了比较。结果有显著差异（$p<0.02$），使用配对卡方检验[又称麦克内马尔（McNemar）检验]的变化显著性为6.0（表2）。

　　尽管午餐会谈后体重增加的速度令人印象深刻，但这种策略并不被认为是快速治愈的方法。因为除非继续治疗，否则效果不会持久。午餐会谈安排在治疗开始的时候，只是因为神经性厌食症治疗的逻辑；也就是说，如果患者不吃东西，那么就有必要查看围绕饮食的家庭互动领域。

　　这些策略对厌食症状的快速起效与围绕饮食问题的治疗系统的

表 2	8 名神经性厌食症患者在午餐前后 4 天的体重变化	
患者编号	会谈前体重变化（kg）	会谈后体重变化(kg)
1	-2.0	1.3
2	-0.5	1.4
3	-0.3	2.8
4	-0.5	4.5
5	-0.6	1.0
6[a]	0.2	0.4
7	-0.9	0.6
8	0.6	0.8

注：a. 仅基于午餐会谈前 3 天和午餐会谈后 3 天。

转变有关。症状缓解后的治疗类似于其他家庭的治疗，遵循相同的基本规则。

　　在与神经性厌食症患者的工作中使用午餐会谈为展示理论框架和治疗实施间的关系提供了重要例子。在线性认识论中，午餐会谈只能被理解为治疗师的一种操作，可以增加家庭对患者身体控制的有效性。在系统模型中，午餐会谈提供了必要的环境，以探索和转换心身家庭系统中相互调节的功能失调过程。因此这是一片试验田，治疗师可以观察和干预家庭在个体化、自主和控制、要求忠诚和保护、避免冲突方面所做出的各种行为，以及厌食症状是如何被家庭用来维持自身稳定的。

第 7 章

结　　局

在最后的分析中，任何精神科治疗的基本原理的价值只能建立在疗效的基础上。病因学和治疗方法可能是明确、简练、合乎逻辑的。但是患者都好了吗？光说是不够的。科学家和治疗师也必须评估他们的治疗方法。然而，治疗往往得不到评估。坚持既定的治疗程序就好像代表了一种道德准则。建立评价标准的挑战就在于如何更明确地定义目标和方法。

对于神经性厌食症来说，"康复"意味着什么？以单纯的体重增加作为治疗结局的标准，其价值是有限的，尽管它可能是理想的第一步。然而，更重要的是其他问题。体重增加是持续的吗？患者的性格是否发生了变化，以使其能够适应治疗室和医院之外的世界？心理和情感的发展过程是否重启，以满足新的成长议题的需要？

希尔德·布吕克质疑了将短期体重增加作为结局的评估方法，他批评行为治疗师仅仅基于医院的治疗成功而盲目乐观[1]。而她的批评只是基于被转介给她的"失败案例"得出的。由 M. J. 佩尔舒克（M. J. Pertshuk）报告的一项更严格的对照研究也确实表明，在住院期间通过行为疗法改善的神经性厌食症患者，体重和精神问题的复发率高达45%[2]。神经性厌食症患者短期体重增加的价值值得商榷。

在神经性厌食症结局研究中遇到的第二个问题是报告的成功率

是否具有可比性。针对某一组患者的研究报告是否可以参照对另一组患者进行的研究来评估？此外，是否可以假定使用的治疗对获得的结果有帮助？在一项关于该领域的研究中，布鲁斯·斯隆（Bruce Sloan）报告说，接受行为治疗师或精神分析治疗师治疗的患者病情有了显著改善，而在等候名单上的患者也有显著改善[3]。评估的困难是巨大的。比较的方法之一是通过查阅已发表的文献确定接受治疗和不接受治疗的康复率范围，并将某人报告的康复率数据与这些参数进行比较。

对神经性厌食症文献的综述表明，接受任何治疗或根本不接受治疗的最糟糕的结局可能是：大约三分之一的人康复；约三分之一的人仍处于边缘水平，体重稳定但低于正常水平，生活受到限制；约三分之一的人因身体或精神障碍而长期住院。A. H. 克里斯普（A. H. Crisp）估计有40% ～ 60%的神经性厌食症患者恢复良好[4]。然而，K. 托尔斯特鲁普（K. Tolstrup）强调，只有少数患者能够消除明显的精神病性症状[5]。最后，据报道，即使在儿童患者群体中，死亡率也接近10%[6]。

理论上来看，比较不同治疗方法和不治疗的对照研究将是理想的。然而，绝大多数关于神经性厌食症治疗效果的报告都描述了像我们这样在临床背景下进行的项目。因此，对匹配人群进行不同治疗的对照比较在临床和伦理上都是不可行的。但是，在这些限制下，我们仍努力准确描述研究组的特征，并对评估结局的标准进行明确定义。我们只会与那些据我们所知似乎与我们的自身条件相当的研究进行比较。

研究的评估

在7年的时间里，我们看到了越来越多的神经性厌食症患者在系统模型内接受治疗。我们对前53例治疗的患者进行了详细的研究，根据患者的表现特点、治疗过程及随访数据进行分析（表3、表4）。

表3	53 例神经性厌食症患者在参与家庭治疗研究项目前的特征

患者编号	性别	发病年龄（岁）	体重减轻率（%）	从发病到转介的时间（月）	之前的治疗
1	女	9	32	2	无
2	女	14	32	3	住院2周，心理治疗1年
3	女	9	26	2	无
4	女	12	30	2	无
5	女	15	42	9	住院1年，心理治疗2年
6	女	13	26	18	心理治疗6个月
7	女	12	36	1.5	无
8	女	14	23	12	无
9	女	15	56	27	住院2个月，短程心理治疗
10	女	14	30	6	无
11	女	14	42	15	无
12	女	9	22	3	无
13	女	13	35	5	心理治疗2个月
14	女	12	44	7	心理治疗1年（针对哮喘）
15	女	15	29	5	家庭治疗3个月
16	女	16	28	6	无
17	女	15	41	6	无

（续表）

患者编号	性别	发病年龄（岁）	体重减轻率（%）	从发病到转介的时间（月）	之前的治疗
18	男	15	25	12	无
19	女	14	30	7	短程心理治疗
20	女	13	39	6	无
21	女	9	41	18	无
22	女	16	18	3	无
23	女	13	29	4	无
24	女	12	—[a]	6	无
25	女	15	21	3	短程心理治疗
26	男	12	26	3	服用地西泮（药物）2 周
27	女	15	36	9	住院 1 个月
28	女	14	40	12	住院 7 个月（鼻饲进食）
29	男	15	22	6	无
30	女	14	36	6	无
31	女	15	35	36	住院 2 次，每次 1 个月，个体和家庭心理治疗
32	女	11	27	6	短程心理治疗
33	男	12	35	15	心理治疗 4 个月
34	女	15	40	24	住院 7 个月
35	女	10	20	6	无
36	女	16	23	6	无
37	女	15	50	5	无
38	女	18	41	9	个体和家庭心理治疗 9 次

（续表）

患者编号	性别	发病年龄（岁）	体重减轻率（%）	从发病到转介的时间（月）	之前的治疗
39	女	12	30	3	无
40	女	17	26	9	短程心理治疗
41	女	14	30	6-9	心理治疗1个月
42	女	14	23	4	短程心理治疗
43	女	18	30	6	住院6周，住院期间心理治疗
44	女	17	32	7	心理治疗2个月
45	女	17	28	6	无
46	女	17	24	3	家庭治疗12次（和神经性厌食症无关）
47	女	15	27	6-8	2次心理咨询
48	女	13	23	6-9	无
49	男	20	26	12	无
50	男	21	33	18	无
51	女	16	37	15	短程心理治疗
52	女	17	—	12	无
53	女	13	23	6	无

注：a. 不详。

表 4	53 例神经性厌食症患者的治疗与随访				

患者编号	治疗持续时间		随访时间间隔（年-月）	随访评级	
	住院天数（天）	家庭治疗时间（月）		医疗	社会心理
1	11	12	2-9	临床治愈	良好
2	21	12	2-6	临床治愈	良好
3	8	4	4-0	临床治愈	良好
4	13	6	2-6	临床治愈	良好
5	16	4	2-5	一般	良好
6	15	6	3-6	一般	一般
7	14	9	2-3	临床治愈	良好
8	7	10	—	无改善	在其他地方接受处理
9	13	3	2-0	临床治愈	良好
10	13	7	3-4	临床治愈	良好
11	15	退出	—[a]	—	—
12	20	7	2-0	临床治愈	良好
13	22	7	2-6	复发	复发
14	24	7	4-2	临床治愈	良好
15	25	6	2-9	临床治愈	良好
16	14	6	2-8	临床治愈	良好
17	14	6	2-11	临床治愈	良好
18	0	12	7-0	临床治愈	良好
19	0	6	3-9	临床治愈	良好

（续表）

患者编号	治疗持续时间		随访时间间隔（年-月）	随访评级	
	住院天数（天）	家庭治疗时间（月）		医疗	社会心理
20	0	12	3-9	临床治愈	良好
21	0	2	2-3	临床治愈	良好
22	0	4	5-0	临床治愈	良好
23	0	3.5	4-9	临床治愈	良好
24	0	8	—	无改善	在其他地方接受处理
25	0	12	失访	临床治愈	良好
26	23	6	2-8	临床治愈	良好
27	9	12	2-6	临床治愈	良好
28	23	12	2-5	临床治愈	良好
29	14	7	1-6	临床治愈	良好
30	29	3	2-5	临床治愈	良好
31	29，12	16	3-0	临床治愈	良好
32	0	5	2-2	临床治愈	良好
33	8	退出	—	—	—
34	0	8	2-2	临床治愈	良好
35	14	3	2-5	临床治愈	良好
36	8	7	2-0	临床治愈	良好
37	14	退出	—	—	—
38	0	5	2-2	临床治愈	良好
39	0	3	1-6	临床治愈	良好

（续表）

患者编号	治疗持续时间		随访时间间隔（年-月）	随访评级	
	住院天数（天）	家庭治疗时间（月）		医疗	社会心理
40	10, 10	6	2-3	临床治愈	良好
41	0	3.5	2-5	临床治愈	良好
42	10	3.5	2-4	临床治愈	良好
43	21	5	2-11	临床治愈	良好
44	0	4	2-4	临床治愈	良好
45	0	8	2-11	临床治愈	良好
46	0	7	2-7	临床治愈	良好
47	0	9	1-8	临床治愈	一般
48	0	6	1-10	临床治愈	良好
49	0	7	1-6	临床治愈	良好
50	0	5	1-6	临床治愈	良好
51	0	9	2-2	复发	复发
52	0	3	—	无改善	在其他地方接受处理
53	0	6	1-8	临床治愈	良好

注：a. 不详。

对数据的分析表明，患者群体主要是青少年，尽管也包括一些青春期前的儿童和年轻的成年人。13 名患者（组中的四分之一）是年龄在 9～12 岁的青春期前儿童；31 名青少年，年龄在 13～16 岁，占患者总数的60%；而剩下的9名患者年龄在17～21岁，占患者总数的15%。整个组的中位数年龄是14.5岁。其中有6名男性患者，占总数的11%，他们在诊断特征和治疗过程方面与女性患者具有可比性。

入院时，体重减轻幅度为体重的20%～50%，中位数为30%。除了体重减轻外，患者还表现出神经性厌食症常见的症状：闭经、否认饥饿、活动过度、体像障碍、害怕肥胖。

40%的患者在转诊前接受了个体治疗。大约20%的人之前曾在其他地方住院。三年内所有在本院诊断为神经性厌食症的病例均转介到我们这里接受治疗。大约20%的病例是其他的私人转诊。从发病到开始家庭治疗的间隔时间的中位数是6个月，范围是1个月到3年。

略多于一半的患者在治疗开始时就住院了。他们被送往医院的儿科接受为期1～4周的短暂治疗，通常是为了进行医疗评估、使严重虚弱的患者恢复健康或在某些情况下测试患者脱离家庭后的影响。所有患者均未接受鼻饲或静脉注射。项目早期住院的比例高于后期，在后期我们更有可能在门诊基础上开始治疗，除非需要医疗护理或鉴别诊断而住院。

我们所有的患者都参与了家庭治疗，通常是每周进行一次。3个家庭在一两个疗程后放弃了治疗。对于仍然参与的50个家庭，疗程的中位数时间是6个月，范围是2～16个月。治疗由16个不同的治疗师进行，包括高级精神病学家、心理学家、社会工作者和精神科住院医生，他们代表了接受过家庭治疗训练的三"代"从业者。

虽然所有的治疗都在宽泛的系统框架内进行，但治疗的形式特征和具体目标随儿童在家庭环境中的发展状况而变化。根据对治疗师进行的一项调查，每个年龄组的治疗计划都出现了不同的趋势。对于青春期前的患者及其父母，治疗师几乎都表示，他们的首要目标是"提高父母的效力和控制力，增强父母的联盟"。当与这个年龄段的人一起工作时，治疗师最初使用夫妻治疗或整个家庭的治疗，之后转向夫妻双方的治疗，而治疗师不会单独会见青春期前的患者。对于青少年期的孩子，治疗师的目标是发展自主性、个体化和独立性。在与这个年龄段的患者合作时，治疗师除了单独会见整个家庭和父母外，偶尔也会单独会见患者或其兄弟姐妹。对于年龄较大的青少年和年轻人，治疗师关注与家庭分离有关的问题，这些问题即将发生，或者已经尝试过解决但均以失败告终。治疗师只在开始阶段与家庭工作，然后迅速地让患者开始个体治疗。而父母开始夫妻治疗。这样有助于促进患者与父母的分离。

治疗结局从两个方面进行评估：厌食症状缓解程度的医学评估，以及与家庭、学校和同伴相关的心理社会功能的临床评估。在医学评估中，当患者的饮食模式恢复正常，体重稳定在与身高和年龄相适宜的范围内时，他们被认定已经从神经性厌食症中康复。如果患者的病情有所好转，即体重增加但仍表现出一些疾病的影响，如临界体重、肥胖、饮食问题和偶尔呕吐，则被认定为好转。对治疗没有反应的患者被认定为无改善。当厌食症状在患者明显成功和完成疗程后再次出现时，他们被认定为复发。

在心理社会功能的临床评估中，如果患者在家庭适应、学校、课外活动或工作中的参与度及与同伴的相处都被认为令人满意，那么患者的状态同样被评为良好。当涉及某一个领域的改善并不令人满意时，就认为疗效一般。如果患者的行为、思想和情感方面的障碍持续存在，即使在临界水平上也不能发挥功能，则被认为无改善。

评估不仅基于患者在治疗结束时的病情，还基于与患者、家属和儿科医生的后续接触中所获得的信息。随访期从 1.5 至 7 年，80% 的患者被随访了 2 年或更久。所有的随访都始于治疗开始后的 6 个月，因为这是平均的治疗时长。

这两项评估的结果（表 5）显示，86% 的病例都从厌食症及其心理社会因素中得到了恢复[7]。这些结果表明，绝大多数病例在治疗结束后相当长一段时间内，在进食障碍和精神症状或其他心理社会功能障碍方面都得到了完全康复。与患病前相比，许多儿童在社会关系和活动方面变得更加独立、功能表现更符合他们的年龄。

表 5	家庭治疗后 50 例神经性厌食症患者的医学和心理社会学评估		
评级	特征	病例数（例）	占总数的比例（%）
医学评估			
康复	饮食模式正常，体重稳定在身高和年龄的正常范围内	43	86
好转	体重增加，但疾病持续影响（临界体重、肥胖、偶尔呕吐）	2	4
无改善	很少或无改变	3	6
复发	经过明显成功的治疗后厌食症状再次出现	2	4
心理社会评估			
良好	在家庭、学校或工作、社会和同伴关系方面的改善令人满意	43	86
一般	上述领域中某方面的改善不令人满意	2	4
无改善	在边缘水平上，无法正常学习、工作；行为、思想和情感紊乱	3	6
复发	在明显成功的治疗后，厌食症状再次出现	2	4

与其他研究的比较

如果尝试将我们的发现与其他人报告的结果比较，我们的结果很显然是非常成功的。然而，有人认为，这种程度的成功可能是由于患者年轻、发病时间较短[8]。布吕克（Brach）在评估我们早期关于神经性厌食症患者联合家庭治疗的报告时特别强调了这一点[9]。因此，为了作比较，我们调查了与我们的样本年龄范围相同的患者的其他治疗方案。

布吕克仔细描述了她和其他治疗师治疗的50位神经性厌食症患者的治疗过程和结局。我们从她引用的病例中选取了10～17岁的患者进行比较，他们的发病与咨询间隔时间不超过1.5年，包括男性和女性在内的22例符合这些标准。其中，只有40%的人完全康复；2位患者死亡，一位是14岁的男孩，他在就诊时已经患病4个月，另一位是已经患病6个月的14岁女孩。在随访时，有2位儿童在州立医院住院，另有1位仍然患有神经性厌食症；其余的则在功能上受到"限制"。

L. I. 莱塞（L. I. Lesser）和同事报告了15例10～16岁的神经性厌食症儿童样本[10]。治疗包括在儿科住院和在精神科治疗。在平均5年后的随访时，所有人都被描述为身体的健康状况良好。这些发现使作者得出结论：这一年龄组的预后优于其他年龄组。然而，15人中只有7人被描述为没有精神疾病，6人表现出情绪障碍，2人因精神障碍而有显著损害。

对于年龄在7～14岁的更年幼的15名儿童，他们从发病到治疗的间隔不超过6个月，J. R. 布利策（J. R. Blitzer）和同事报告说有60%的康复率[11]。大多数患者住院治疗。患者和家长都接受强化心理治疗，时间从5个月到4年，平均为1年。然而，其中4名患者在治疗过程中仅略有好转，还有1名患者死亡。他们在人格问题的改善方面也有类似的结果。

最令人沮丧的是 W. 沃伦（W. Warren）所报道的结果。他描述了20位10～15岁孩子的治疗情况，他们住院3～23个月，平均为6个月[12]。所有患者均卧床休息，还接受了包括休克疗法、胰岛素治疗和镇静剂等其他的治疗。20人中有16人随后因神经性厌食症或其他精神障碍住院治疗。随访接触了18位患者，结果发现：11位患者从神经性厌食症中康复，但在康复组中，只有2名患者被认为精神正常；一位患者有精神分裂症，另一位患者被切除了白质，有2位患者被认为有严重的人格障碍，还有5位患者表现出"不同严重程度的神经症性人格障碍"。有2位患者已经死亡，而5位患者在发病2～6年后仍未从神经性厌食症中康复。

其他几项研究在儿童人群中报道了更为乐观的结果。虽然这些研究提供的结局数据不完整，因而给比较带来了困难，但它们被认为是"成功治疗的努力"的例子[13]。例如，R. 加尔德斯顿报告了在一个儿科-精神科住院项目中经过12年治疗的50名儿童[14]。患者的年龄为8～16岁。治疗方案将行为特征（如根据体重增加而给予特权和活动）和病房工作人员给予的额外照顾结合起来——工作人员有时给患者喂食，或者更多时候在吃饭时坐在她身边，鼓励患者努力进食。患者平均住院时间约为3个月，从1天到9个月不等。虽然作者详细描述了儿童的特征、心理动力学、家庭，以及住院治疗和个体心理治疗的基本原理，但没有提供关于结局和随访的信息。作者指出，在出院时符合一定标准的患者中，没有人需要再入院。目前尚不清楚有多少人符合标准，也不清楚这些患者的精神或身体状况如何。

A. R. 卢卡斯和同事报告了32名10～21岁的住院神经性厌食症患者的治疗情况[15]。他们的方法结合了儿科护理、心理治疗及与家人的合作。尽管他们声称家庭治疗是必要的，但却未加以描述，它显然没有个体心理治疗的地位高。他们对个体心理治疗目标和技术给予了更详细的解释，医疗制度和环境治疗相较而言也处于次要地位。患者的住院时间通常为3～5个月，但也可能长达11个月。虽然提供的是在医院的体重增加数据，但关于结局的报告更令人印象深刻。尽管"绝大多数患者"被描述为在出院后长达3年的时间内情况良好，但作者认为，明确得出该项目最终成功的结论还为时过早。

J. B. 莱茵哈特（J. B. Reinhart）和同事报告了32名在门诊接受治疗的神经性厌食症患者[16]。一名心理治疗师对他们进行了个体心理治疗，另一名治疗师则对家人进行治疗。偶尔出于医疗原因，患者会在儿科短期住院治疗。虽然作者在随访中提到了良好的结局，但没有给出任何细节。最近的一份报告对其中30例患者的长期随访结果进行了描述，只有少数病例显示有残留症状，这表明进食障碍的治疗成功率非常高。然而，只有60%的病例社会适应良好；有证据显示，其他人存在"情绪失常"或"导致精神错乱的病态损害"[17]。

约瑟夫·A. 西尔弗曼报道了更乐观的观点。他描述了65个住在专为治疗神经性厌食症而设计的儿科病房的患者[18]。他们的发病年龄在9～20岁，年龄在10～21岁；儿科住院治疗项目的平均持续时间为3个月。精神分析治疗从一住院便立即开始，每周进行4次，并由同一名治疗师每周单独见父母1次。患者出院后需要在门诊平均持续治疗2年的时间。据报道，长期的强化治疗是非常有效的。据说只有9例复发，原因是"患者有严重的情绪疾病，或者是'蓄意破坏'……父母方面，因为他们的精神病理破坏了治疗方案。"然而，这个大样本的项目没有随访数据，也没有说明仍在接受治疗的患者比例。同样有问题的是该项目的成本效益，因为它涉及大量的住院时间和长期的精神分析门诊治疗，可能不那么多的治疗也能达到同样的疗效。

　　令人失望的是，一些关于治疗年轻神经性厌食症患者的积极研究并没有提供足够的结局和随访数据。重要的是，这个领域大多是临床研究，因此，必须明确说明用于医疗和社会心理结局的标准、随访的病例数、成功的程度和随访时间。只有这样，才能制定适当的比较标准。

　　也许更年轻的神经性厌食症患者确实更容易接受治疗。首先，他们不太可能长时间患病，不太可能形成自己和家人已经适应的慢性行为模式，也不太可能失去多年重要的心理和人际发展。其次，如果治疗师愿意从患者的背景入手进行干预，那么对孩子来说最直接的背景就是家庭，这也是可以接触到且相对来说是有可塑性的。然而，在某种程度上，如果这种情况被允许持续下去，并且没有抓住机会来改变环境中支持这种疾病的重大突发事件，结果将不乐观。一些研究揭示了这种糟糕的结局，并提示一些年长的慢性患者对治疗构成了巨大的挑战。

　　相比之下，通过我们的方法所取得的结果，在后续随访中始终如一地保持着。而且，在患者和家属的心理和经济花费上，这绝对是迄今所报道的最具成本效益的方法。具体来说，这种治疗方法在86%的病例中是有效的。家庭治疗方案大约持续6个月，只有在必要时才进行短暂的住院治疗。在开始治疗的2～8周后，厌食症状就会消失。

　　这些结果挑战了神经性厌食症患者随访研究所伴随的绝望感。毫无疑问，如果神经性厌食症患者在发病1年内以系统的方式对家庭系统进行治疗，他们可以在短时间内被治愈。

第 8 章

卡普兰家庭

本章和以下三章中出现的案例是治疗策略的范例,这是在治疗的开始阶段确定的。在所有案例报告中,治疗的内容是独特的,代表了家庭风格和治疗师风格的结合。但在更通用的层面上,这些访谈是干预模式的例证。

前面的两个案例:卡普兰(Kaplan)家庭和吉尔伯特(Gilbert)家庭,是在已确认患者处于生命危险的情况下进行危机干预的实例。两个案例揭示了在神经性厌食症患者症状缓解和脱离危险之前所采用的治疗策略,它们都需要大约两周的时间。卡普兰家庭的案例强调了与这种类型的家庭进行合作的困难性和复杂性,因为尽管黛博拉的厌食在两次治疗后消除了,但她的心理问题更加顽固,基于需要她已经持续治疗了四年。朱迪·吉尔伯特(Judy Gilbert)是我们的案例中最接近死亡的患者,朱迪家庭的反应和朱迪的快速恢复清晰地表明了初始治疗策略对重症患者确实有效。

后两个案例:普里斯特曼(Priestman)家庭和梅诺蒂(Menotti)家庭,呈现了不强调症状的初始治疗方法。普里斯特曼家庭的案例揭示了一种处理神经性厌食症的策略,即"不盯着饮食"。治疗师形成了治疗系统,让父母参与并专注于夫妻间的互动。因此,每当父母试图三角化患者时,治疗师就把自己作为三角的替代成员。在涉及年龄较大的青少年的梅诺蒂案例中，强调了协商青少年特权和父母权利的方法。治疗师聚焦于自主和控制的问题，将神经性厌食症作为这些领域的一个问题来处理。

关于这四位患者的个人数据并未被强调，因为重点是在家庭治疗开始阶段制定的策略。所有可能的识别特征都已修改。每次的治疗记录均以治疗师访谈的对话形式呈现，穿插着对家庭互动和治疗技术的分析，而关于特殊的家庭互动和治疗干预的更详细的分析则穿插呈现。

我们以前见过卡普兰一家，现在将在他们的午餐时间进行观察并面谈。参加治疗的是已被确诊的患者黛博拉（第7章结果表中的第6例）、17岁的弟弟西蒙和40多岁的父母。

在见到黛博拉的18个月前，她是一个正常、聪明、活泼的孩子，体重115磅（1磅＝0.4535千克）。在她决定上模特学校时，她被告知需要减肥。她开始合理节食，然后吃得越来越少。最后，她选择了素食，食物的限制越来越严格。月经初潮在她节食之前，在几次月经周期后，她停经了。妇科会诊未发现特殊的妇科问题。

在她节食一年后，她被家庭医生诊断为神经性厌食症。家人咨询另一位专家，证实了诊断结果，并被建议进行心理治疗。在6个月的个体心理治疗中，她的体重持续下降。最后，在她15岁4个月的时候，住进了费城儿童医院。入院时，她的体重是84磅，减轻了30多磅。

入院时，她外表最突出的表现是显著的恶病质和消瘦。实习生形容她"很生气，很不情愿地合作"。她的血压是110/50 mmHg，脉搏规律，64次/分，未发现特殊异常。很多医生会诊过她，未发现神经系统疾病或特异性内分泌疾病的迹象。

在住院的头几天，护士的记录描述黛博拉抑郁、流泪和焦虑。

黛博拉告诉护士，她希望父母死掉，而她自己也没有活下去的理由。她睡觉前做运动。即使在床上，她也坚持穿笨重的街头服装，只有在早上称重时才穿上医院的衣服。抽血时她会配合护士，但会一直哭个不停。她询问是否能在病房里做些杂务。她吃了好几包芥末，但当把食物送到她面前时，她却拒绝进食。

黛博拉被要求参与行为矫正治疗项目。她试图操纵护士，和医生争论，辩解卧床休息只会减少她的食欲，使她吃得更少。在这段时间里，她的家庭治疗师萨尔瓦多·米纽庆每天都会来看望她，只是短暂地社交拜访。米纽庆从她那里得知她曾去过以色列，对那个国家的未来充满了热情，于是便教了她几句希伯来语。他们讨论了另一个共同的兴趣——科幻，他给了她艾萨克·阿西莫夫（Isaac Asimov）的《基地三部曲》（*Foundation Trilogy*）。对于她需要住院这一点，他抓住一切机会向她表示同情。他明确表示，贝克（Baker）医生是她的儿科医生。但一旦治疗开始，米纽庆医生将是她的家庭医生，因为她的疾病与她和父母的互动方式相关联。

就在第一次午餐前，儿科医生会见了她的家人，一起回顾了体检结果。他告诉家人，黛博拉拒绝进食并不是出于生理原因。他还告诉他们，尽管进行了行为训练，黛博拉在医院里还是瘦了4磅。因此，计划在住院5天后进行第一次家庭治疗，将设法评估家庭如何处理黛博拉不吃饭的问题。

这里提供了前两次治疗的摘录。到第三次治疗结束时，大约两周后，黛博拉饮食正常，体重恢复，治疗的重点转向家庭互动模式。

就像对待所有对行为治疗无反应的神经性厌食症患者一样，午餐环节的治疗是为了造成饮食上的危机感而组织的。整个治疗持续两个多小时。治疗的前半部分，在食物送来前，展示探索的技巧，后半部分则致力于增强危机的强度。出于启发性的目的，访谈围绕关键治疗策略分成三个部分，即加入家庭、培养二元关系和引发危机。

加入家庭和培养二元关系的过程发生在第一次治疗的任何阶段，虽然可能没有明确描述。第三个过程是与神经性厌食症患者的会谈中特有的。治疗性诱导家庭危机已用于有其他心身问题的家庭；但只有神经性厌食症才有可能在当前的时间和背景下立即诱发冲突，并戏剧性地与呈现的症状关联起来。

在治疗开始时，一家人围坐呈半圆形，从左到右是：父亲、西蒙、母亲、黛博拉。

父亲：　你提到她吃得比过去更多，但体重又下降了。我想知道她的身体状况是否良好。可能会是肺结核之类的疾病吗？

米纽庆：　她还好。黛博拉正在努力增加体重，因此会好的。问题是她需要吃合适的食物，她参与了协商。黛博拉，你和营养师谈过了，她叫什么？

> 在与患者接触时，治疗师像对待正常青少年一样对待她，支持她的自主权。

黛博拉：　比斯利夫人。（她开始取下围巾，坐在旁边的父亲伸出手来帮助她。）

米纽庆：　她十五岁了，她自己能行。

父亲：　好的。

米纽庆：　父亲想帮忙，但女儿已经 15 岁了，没必要了。黛博拉，你跟比斯利夫人谈过了？

黛博拉：　是的。

米纽庆：　你和她讨论了需要吃的食物种类。所以，今天你点了一些高蛋白质的食物。

黛博拉：　我不想吃那个热狗，但是她说我不得不吃。所以我还吃了乡村干酪。

米纽庆：　所以你和她一起尝试改变你的饮食，这样身体就会给出反应。卡普兰先生和夫人，黛博拉事实上瘦了 4 磅，但这并不重要。她的体重会涨回去，因为她自己主动配合做这件事。重要的是她能控制这件事。好吗？

> 治疗师与女儿结盟，支持她的自主权。

采访者：　你为什么打断治疗的程序来强调一个几乎可以无视的事实——父亲帮黛博拉拿围巾？

米纽庆：　这是组织事件可以构建治疗框架的首个例子——蒙特福（Montalvo）称之为"创造治疗性的现实。"这里我做了小小的处理，通过关注它来寻求新的工作维度。通过指出父亲和女儿间自发的互动，突出了过度保护。在治疗期间，会有许多内容不同但形式相同的情况发生，我会关注它们。通过强调这些同形态的行为，我将会消除导致家庭成员无法动弹的过度保护的束缚。

注意，挑战是温和的。我没有解释过度保护或控制。我说："她十五岁了，她能行。"当阻止父亲时，我的语气变得柔和了。因此，当我阻止他时，在非言语层面上，温和的干预策略让父亲加入治疗中。这是我风格的一部分。我经常挑战，但我把挑战和加入家庭的策略联合起来。

（一位秘书进来让大家点午餐。）

米纽庆： 你们可以在儿童医院点些食物。

父亲： 我只要一杯咖啡，就可以了。

米纽庆： 午餐只喝一杯咖啡？

母亲： 阿贝，吃个三明治。

> 缠结：母亲为父亲点餐。

父亲： 好的。那我也要一份三明治，哪种都可以。只要像火腿三明治一样普通的。火腿芝士三明治加芥末，以及一杯咖啡。

米纽庆： 现在你有点摇摆不定。

黛博拉： 你可以吃我的热狗。

> 女儿的卷入。

父亲： 热狗？我吃了很多热狗。

黛博拉： 你曾经告诉过我你有多喜欢它。

父亲： 我昨天吃了5个热狗。西蒙，你呢？

西蒙： 我不知道想要什么。我还在努力思考。

母亲： 嗯，我要火腿和奶酪。有瑞士奶酪吗？加芥末的。请再来一杯咖啡。

西蒙： 有奶昔吗？我想好了，要草莓奶昔。

母亲： 西蒙，你想要什么样的三明治？

西蒙： 什么都不加的三明治。

米纽庆： 很好。这个家庭中每个人都在为其他人点餐。

> 治疗师通过简单地评论治疗师和家庭成员都参与的当下的事件来挑战缠结。然而，挑战是中性的，因为它涉及的是很小的、

> 没什么意义的领域。重复进行温和的挑战和阻断的操作会增加
> 治疗师输入的强度。

西蒙：　没错。说得很对！

米纽庆：　我要大虾沙拉加姜汁汽水。双份大虾沙拉。

黛博拉：　如果我不用拿盘子的话，我可以点一些食物。

米纽庆：　你可以点。你想点什么？

黛博拉：　不用了，已经可以了。他们给我买了乡村干酪。

米纽庆：　要知道，这是你的决定。所以，如果你不喜欢而想要其他的，
　　　　　就点吧。

> 治疗师支持神经性厌食症患者的自主性。

黛博拉：　不是的。只是我以前从没去过自助餐厅。

米纽庆：　你从来没去过自助餐厅？

———————

采访者：　在午餐桌旁进行治疗似乎不同寻常。这是你使事件具体化的
　　　　　一部分吗？

米纽庆：　在我看来，如果让父母或女孩谈论这个问题，我们得到的是
　　　　　他们对问题的选择性感知。由于被困在无法解决的情形中已
　　　　　经一年了，他们呈现的将是对那一年的事情的刻板印象。我
　　　　　想参与进来，体验家人的经历。这就像让人们去跳舞，而不
　　　　　是让他们描述如何跳舞。

———————

米纽庆：　西蒙，你说了一些我喜欢的东西，所以我们继续。我说"在
　　　　　这个家庭里，每个人都为别人点餐"，而你说"是的"。这种
　　　　　情况是不是在家里也会发生？

> 治疗师与儿子一起讨论了缠结的问题。

西蒙：　也不全是。他们可能不会为我点餐，但有时妈妈会逼我做一些事。比如，她可能会说，她总是为食物的事烦我，那是她唯一的错。（治疗师示意西蒙，他应该直接和母亲说话。）这是你唯一的错。

> 治疗师的非言语干预与先前他阻止父亲帮助黛博拉的属于同一类型。原则是家庭成员不应谈论其他家庭成员，而应对他们说话。在治疗中要保护每个家庭成员的个体性。

米纽庆：　她是一位犹太裔母亲。

西蒙：　是的，她的确是个犹太裔母亲。有时候，她可能会取代我的声音，在某些事情上。她不是故意的，可能只是想着怎么做对我才是最好的。

米纽庆：　说得好！她取代你的声音。这个表达听起来很不错。也就是说，她替你说话？

> 治疗师强调权限。儿子讲述了一个生动的片段，治疗师将利用它来隐喻家庭的风格。

西蒙：　是的，有时候。

米纽庆：　而且她为你做决定？

西蒙：　不是重要的决定，但是有一些技术性的……只是很小的决定。比如，我可以自己做，我能胜任，但她想要……

米纽庆：　为了保护你？

西蒙：　是的。我想说的就是保护性的。

米纽庆：　但是，你觉得这就像背上长了肿块。

> 治疗师挑战缠结和过度保护。

西蒙：　　有时候吧，她确实是保护过度。

米纽庆：　你如何让她从你的背上脱离？有没有办法？

> 治疗师与儿子联合，同时处理家庭中常见的、维持厌食症状的错综复杂的事务。

西蒙：　　有时我会对她大喊大叫，会说："停下来，我自己能做。我已经是个大男孩了。"有时候不起作用。她可能会毫不犹豫地做，因为她对我的爱。她一直这样，不是有意的。但你知道，我心里想摆脱它。我只是有点忘了，因为它不是个真正的问题。但是，我的意思是，在思想上我可以控制它。如果做不到，我通常会对她大喊大叫。

米纽庆：　他对你大喊大叫之后会发生什么，卡普兰夫人？

采访者：　你首先接触了父女俩，然后又和儿子进行了长谈，现在你要转向母亲了。你总是单独接触每个家庭成员吗？

米纽庆：　是的。在第一次治疗中，每个家庭成员都应该获得作为个体被解除和确认的体验。例如，我真的很喜欢西蒙的一句话——"她取代了我的声音"。我围绕这句话表达了我对他的智慧和诗一般语境的欣赏。就这么简单，我通过提高他的自尊心，成为他心目中的重要人物。他的这句话很好地隐喻了缠结——被明确认定为来自家庭。他们会对它产生共鸣。

母亲：　　什么也没发生。就这样结束。

米纽庆：　你会对他喊吗？

母亲：　不，我不是个大喊大叫的人。

米纽庆：　我想你也不是个大喊大叫的人。我给你打过电话，知道你不会吼叫。那意味着你是个撤退者。

> 治疗师与母亲联结。提到打电话这件事是节约时间的一种方式。治疗师已经是母亲的老熟人了。快速卷入高度缠结家庭的特征。

母亲：　嗯。

西蒙：　她很有同情心。

米纽庆：　等一下。现在你取代了她的声音。

> 治疗师开始用描述性隐喻来挑战。指出某一个体的边界被侵犯是一种去缠结的干预。当聚光灯聚焦在每个家庭成员身上，患者就不再是关注的中心。

西蒙：　好吧。是的，你说得对。我只是想告诉你……

米纽庆：　不，不，不。卡普兰夫人，你有自己的想法吗？或者说你需要他的观点吗？因为如果你需要，他可以替你说话，好吗？

母亲：　我……我没什么想法。

米纽庆：　我们可以等。我的想法是，当他对你大喊大叫的时候，你就退缩了。

母亲：　是的，那是因为通常都是些不重要的事。如果是重要的事，我会坚持的，会再跟他进一步谈。但如果是不重要的，我就放弃了，因为我想要大家和平相处。而且，我觉得还有其他重要的问题需要进一步讨论。不必为每件事而争论，我可以让步。他已经长大了，我可以听听他的意见。

> 因为治疗师对儿子的挑战已经超过了母亲可承受的范围，她用
> 避免冲突的陈述来回应。

米纽庆： 你是个"和事佬"。

母亲： 嗯。

米纽庆： 家里还有谁是"和事佬"？

母亲： 事实上，西蒙是，黛博拉也是。她从来没有和我们任何人吵
过架，从未和我们任何人争论过。

> 避免冲突是一种家庭模式。

米纽庆： 我觉得可能是那样的。

母亲： 我的大女儿已经结婚了。如果她不喜欢某些事，会告诉我的。
在她结婚之前，我们彼此都有点误会。没有一个厨房能容下
两个女人，即便她是我女儿。

米纽庆： 所以你把她"踢"出去了？

母亲： 她只是心甘情愿地离开了我。

米纽庆： 很可惜，你没有把她"踢"出去。如果那样做，对你会有
好处。

> 治疗师用调侃的语气来缓和对于母亲回避模式的挑战。

母亲： 我不能那样做。

米纽庆： 是啊，你是那种喜欢事事太平的人。那家里谁在捣乱呢？
（父亲笑了。）好吧，让我们来听听你怎么说。因为如果你能
在一个她总去平息风波的家庭里兴风作浪，我会很惊讶。你
是怎么做到的？

> 在接触了所有家庭成员之后，治疗师开始接触作为夫妻亚系统
> 成员的父亲。

采访者： 你现在开始和夫妻亚系统打交道了吗？

米纽庆： 嗯，正如你看到的，我仍在参与每一个互动。我正在建立互惠和互补的体验。这对于个人从"我"的体验转变为"我被接触的人的反应所影响"的系统性体验是必不可少的。我的许多评论都强调了互补性。例如，将丈夫和妻子分别描述成"吼叫者"和"和事佬"，那么这两个词就构成了一个整体："粗暴／圆滑"。它是"我／你"的布伯①式单元："我"作为一个部分和一种补充而存在。

父亲： 在生意场上，很多人对我说"等一下，别喊了"。当他们这么说，我诚实地告诉他们："看，我没有大喊大叫。"我大声说话，不知道怎么去低声说。我对"家庭"和"家人应该是什么"有一定的看法，我可能要对一家子人的许多事情负责。例如，我和妻子争辩，她不应该问孩子晚饭想吃什么，她应该把它放到桌子上。当她说："西蒙，你想吃什么？"我很生气。他想吃羊排。她想吃什么呢？她想吃白干酪。我想吃什么呢？我想要牛排。我在这样的环境下出生、长大，但凡摆在面前的，我都要吃；因为小的时候，我没有……

---

① 马丁·布伯（Martin Buber）：犹太哲学家。——译者注

> 父亲把吃饭描述为夫妻间冲突的舞台。母亲先前注意到她和大女儿在厨房里的冲突。与食物有关的冲突并不是标记患者的唯一特权。

米纽庆：　西蒙，和你母亲换个座位。好的，继续。

父亲：　所以她让我烦的其中一件事就是她问他们想吃什么。如果我们都决定吃烤火腿，好吧，那就吃烤火腿。但我不认为她应该为每个人做不同的饭菜。

———————————

采访者：　你为什么让儿子换座位？

米纽庆：　这是我常用的一种操作方法，即改变家庭的空间布局，这是对边界工作的方式。如你所见，男孩坐在父母之间。丈夫和妻子开始了一场关于食物的争论。这场争论朝着治疗目标的方向发展——把症状从女孩身上转移到整个家庭。移动男孩意味着争论是不应该被孩子阻止的夫妻互动。创建地理空间来分隔亚系统是非常有效的。

———————————

父亲：　我和妻子间的关系一直很融洽。我们喜欢彼此的陪伴，喜欢在一起，至少我是这么想的。我不知道她怎么想，但我觉得她应该也是这样想的。我们从来没有遇到过任何问题，很少争吵。

> 在丈夫提出了一个有冲突的领域后，立即发出了家庭和睦的声明，这分散了可能的压力。

米纽庆：　西蒙说母亲有时会取代他的声音。现在，你在取代妻子的声音，你在为自己和她发声。如果你只代表自己就好了。所以我们将开始改变这一点……

> 治疗师利用家庭缠结的描述对冲突-回避的操作提出挑战。

父亲： 这就是家庭结构。

米纽庆： 天哪，你读过我的书。那很好。对，我认为我们应该改变一下家庭的运作方式，让每个人都能"用自己的声音"说话。

————————————

采访者： 你仍是中心人物。

米纽庆： 是的。在访谈的第一部分，我和每个家庭成员联结。我也开始挑战这个家庭的主要结构特征，即每个成员都倾向于为另一个成员说话和行动。第一阶段的特点是交流模式：一个非常积极的治疗师参与了每一个新的交流。这种模式在初次访谈时是必要的。当家庭成员与陌生的治疗师见面时，只会用公开的声音交流。直到治疗师获得了信任，才能创造出他作为观察者的人际场景。

在这一阶段结束时，家庭成员对彼此的互动很满意。因此，下一阶段访谈将会受到较少的控制，自发的剧目将开始出现。谈话会比较随意，似乎与厌食症状无关。我的治疗目标最好是通过忽略内容而专注于我与不同的个体和群体结盟的方式来实现。缠结家庭的一个特点是二元关系的不稳定性：第三方经常介入二元关系，转移压力以维持表面的和谐。因此，在访谈的第二阶段，我有意让二元关系发挥这样的作用。不同的组合形成，以免受外界的干扰。这种不被干扰的二元互动扩展了家庭的行为储备。

————————————

父亲： 我对家庭应该如何运作有些看法和印象。这些观点基于我抚养的其他孩子，我跟他们之间没有太多的问题。我认为一家人应该在固定的时间共进晚餐，还有……

米纽庆：你在对坎迪（Candy）说。坎迪，你听听他讲的。

> 治疗师坚持丈夫应该和妻子谈话。家庭成员通常会抵制这种指令。见到专家后，他们希望专家能给他们提供建议。治疗师可能要坚持几次，家人才会回应这样的指示，任由他自由观察。

父亲：我觉得……

母亲：但我们就是这样做的，这么多年。除非你工作到很晚，除非他们 4:00 到 6:30 要去希伯来语学校，我们总是……你懂吗？我是说，有时候没法大家一起坐下来。

父亲：换句话说，当我遇到那些问题的时候……

母亲：是的，当你每个晚上都工作到很晚的时候。我的意思是，你从来都不回家吃晚饭。

> 妻子用她特有的温和批评来回应丈夫——曲线球。

父亲：但是我经常告诉你，我对孩子所做的任何好事都会因为你的温和态度而被你毁掉。我已经说过成百上千次："坎迪，你的态度太温和，连狗都会利用你。"换句话说，我觉得家里应该有某种纪律。如果我给出纪律处分，我希望你能执行。我不喜欢卡萝尔（Carol）对待你的方式。我从未向她屈服，但她几乎把你赶出了厨房。她对黛博拉说"我在我的房间里吃东西的原因之一是爸爸妈妈使我紧张"，以及她告诉黛博拉其他的一些事情。现在你知道了，我有很多方法想管理这个家庭。但是，米纽庆医生，我必须停止和她说话，和你谈一分钟。

米纽庆：我在听，别担心，我在听。

> 治疗师做出回应，但拒绝参与到冲突中——绕道模式。所以父亲改变了谈话的内容，转而谈论家庭的和谐。

父亲： 今天我有很多关于在生活中如何经营家庭的想法。我认为一个家庭应该有很多的爱。我不记得我打过妻子和孩子，但我记得如果他们做错了什么，我会严加管教。西蒙有逃学的阶段，我准备用手打他。我带走了他，几乎把他赶了出去。西蒙，是这样吗？

> 现在父亲选择让儿子作为第三方介入。

西蒙： 是的。但是，问题是，实际上，我控制了你。

> 儿子接受了这一策略，并加入了父亲。父子关系远没有夫妻关系那么紧张。

父亲： 是吗？

西蒙： 是的。因为当我离开的时候，我知道我可以回来。因为你爱我，我知道你会屈服。

父亲： 当我看到你回来，我跟你说了什么？我说你回来是因为母亲每天都在哭⋯⋯

> 父亲时不时拉母亲进入二人组。

西蒙： 那是你的感觉。哦！我不想取代他的声音了。

> 儿子适应了治疗师。挑战缠结的小策略已经导致儿子对先前的自发互动的敏感。

父亲： 我确实感觉到了，西蒙。因为我爱你。

西蒙：　　我就知道。你知道我的意思吗，米纽庆医生？

父亲：　　我真的爱你。不过，你得承认，我把所有的……

米纽庆：　等一下。如果你俩想谈谈，坎迪，换座位。你现在坐在西蒙
　　　　　和父亲之间，而且你通常都处于中间。我想要你从这个位置
　　　　　关系中出去。卡普兰先生，继续和西蒙谈话，我觉得这样谈
　　　　　很好。

> 治疗师再次使用空间排列来强化关于边界的信息。

西蒙：　　我们得晚点换位置，因为……

> 家庭成员开始认识和接受治疗的规则。

米纽庆：　好的。我们稍后再换。

父亲：　　这是抢座位游戏。

米纽庆：　当然。

采访者：　你为什么让儿子打断卡普兰夫妇的互动？

米纽庆：　卡普兰先生和西蒙合谋以避免冲突。当父亲打压母亲时，警
　　　　　报信号就在家里响起。父亲和儿子都对这个信号做出了反应，
　　　　　几秒钟内，丈夫／妻子的冲突变成了父亲／儿子的冲突。我
　　　　　有两个选择。我本可以保护丈夫／妻子的对话，而不是进一
　　　　　步讨论父亲／儿子的新话题。但我选择了后者，因为我觉得，
　　　　　在这个时候，改变夫妻关系的性质是不可能的。父子间的讨
　　　　　论看起来更有希望。

父亲：　　然而，当你想要自己闯一闯时，我把你当作十七岁的孩子。
　　　　　因为我记得当我十七岁的时候，我去工作，然后应征入伍。

我的想法是，我知道当你走到外面的世界时，将会面对什么。因此我说："去吧，走吧。"现在你让我对宗教的事非常不安。你和这些"克利须那派"的人混在一起，那是我们间的冲突。记得小时候，我曾经打破了一位女士的窗户，因为她说了些反对我的宗教信仰的话。现在我不太了解宗教，但是你的观点激怒了我……

> 对话变成了独白。爸爸说得越来越快，声音越来越大。
> 父亲几乎要大喊大叫了。但是，当强度达到可接受的极限时，他回想起自己童年时期的类似事件。这减弱了现在的冲突。

米纽庆：　等等。西蒙想说点什么。

父亲：　说吧，说吧。

西蒙：　不，我只是想说，你和那位女士间的小麻烦，与宗教无关。她嫉妒你是因为你是犹太人。

> 儿子服从家庭规则，顺从父亲。

父亲：　好的。现在你是犹太人了。你有犹太人的传统……

西蒙：　当然，我是个犹太人。

父亲：　在这个世界上，剩下的犹太人很少了。据我所知——我不能跟你说宗教，因为我对它不太了解——我儿子应该遵守他与生俱来的宗教信仰！你要给犹太拉比和其他人一样多的机会。西蒙，我爱你。我想你是世界上最棒的人。你是个好儿子。你现在给我的小问题，我想你会解决的。

> 就像与妻子的对话一样，父亲在冲突关头停下脚步，迈向避免冲突的方向。

米纽庆： 等一下。我只想问你一个问题。西蒙，打断父亲的话困难吗？刚才他应该在和你对话。你能打断他并说出你的观点吗？

> 治疗师支持儿子，以维持冲突的交流，直到父亲开始化解它。

西蒙： 嗯，好的……

父亲： 你说话的时候，我有在听你说吗？

西蒙： 是的，你在听我说。我知道你对其他人是怎样的。有时候人们想说些什么，你却想把话说完。我和你一样。当我想插嘴的时候，我会说的。有时这是非常有利的，因为……

父亲： 你是说让我试着用民主的方式管理家吗？

西蒙： 是的。

父亲： 用非常民主的方式？

西蒙： 是的，当然。

父亲： 你内心真的是这么想的吗？

西蒙： 是的。你误解了一些事情，但其他人也一样。

父亲： 是的。也许我不是始终同意你的观点，但我想我会尽可能做到民主。

西蒙： 当然。我认为"民主"这个词可能并不合适。我想说的是更多的公平，你知道的，善解人意的。

> 在治疗师支持父子冲突的情况下，父子开始表现出和谐。他们会继续这样做，直到表面上的无冲突得到治疗师的承认。

父亲： 我试着竭尽全力去做。但我偶尔也会大发雷霆。如果我在你房间里看到那该死的小册子，我会把它扔到墙上，或者做出类似的行为。我失控了，我太霸道了。

米纽庆： 坎迪，你刚刚在想什么？（他给黛博拉发出信号，让她将椅子靠近母亲。）

采访者：　你为什么打断父子间的讨论，让女孩坐在母亲身边？

米纽庆：　当这对父子正在努力避免冲突的时候，我被两个女人的沉默所触动。让女孩移动椅子是在为激活女性二联体做准备。我再次向家庭组织提出挑战，这次是围绕性别亚系统。

母　亲：　嗯……我不知道。

父　亲：　她可能害怕说话，医生。我……

> 父亲的卷入。

米纽庆：　你要取代她的声音吗？

父　亲：　不是。

> 治疗师挑战父亲的卷入。

母　亲：　我不怕说话。在这种时候，我可不怕。

米纽庆：　很好。你知道，我正在思考。和两个健谈的人在一起，像西蒙还有，你的名字是什么？

父　亲：　阿贝。

米纽庆：　像西蒙和阿贝。你有空间吗？

母　亲：　当我有话要说的时候，儿子会听我的。丈夫会听我的。

米纽庆：　真的吗？

母　亲：　我有说话的机会。

米纽庆：　黛博拉，你知道，我有种感觉，家里的男人占据了所有的空间，女人则有点拘谨、端庄，不爱说话。你是家里的倾听者，他们是家里的倾诉者。你有说话的空间吗？

黛博拉：　他们很……

西蒙：　　霸道。（笑。）

米纽庆（站起来，向西蒙走去，做手势）：你看，你看！

> 治疗师设计了自发的动作，使他们间的互动清晰可见。

黛博拉：　我想不出这个词。

米纽庆：　哦，但他替你说了这个词。你说母亲就是这么对你的，西蒙。你父亲就是这么对母亲的。现在你也这么对黛博拉。

> 通过关注这些重复的行为，治疗师实现了从个体到家庭的跨越。

西蒙：　　全家人都这么做。

米纽庆：　好吧，但是拜托，请让人有一点自由。

黛博拉：　他们取代了我的声音，我没有自己的。

> 患者用家庭隐喻来解释自己的情况。

米纽庆：　他们取代了你的声音，确实是这样。当你想要自己说话的时候，会怎么做呢？当你有话要说的时候？

> 治疗师与她联结，支持她的独立自主。

黛博拉：　我不会说。

米纽庆：　母亲跟你一样吗？

黛博拉：　面对父亲的时候，是的。

米纽庆：　那意味着她是个安静的人。

黛博拉：　是的，没错。

米纽庆：　那么姐姐呢？她跟你们俩一样吗？

黛博拉：　她会和我讲话。

米纽庆：　她会和你讲话。那她和父亲讲话时会回应、吵架或表达不同意吗？

黛博拉：　嗯，确实非常多。

米纽庆：　所以，她与众不同。你和母亲是家里安静的人？

黛博拉：　你刚才所说的吗？对的。

采访者：　现在你又作为二联体的一部分工作了。你已经完成对家庭亚系统互动的培养了吗？

米纽庆：　还没有。治疗师必须根据长期目标进行治疗。然而，与此同时，治疗的各个步骤是由治疗系统内的即时推拉决定的，治疗师也必须适应家庭成员，同时推动他们做出改变。如果母亲和女儿想要活跃起来，就需要我的支持，所以我改变了策略。

　　此外，我一直在与不同的家庭亚系统工作。我首先把家庭作为一个系统，然后将每个家庭成员作为个体并与之接触。接着我开始和二联体（丈夫／妻子、父亲／儿子，现在是母亲／女儿）一起工作。每个人都被视为属于许多亚系统，将每个个体作为一个亚系统突出显示。"支持个体和独立的亚系统"这种策略在缠结的家庭中必不可少。在这样的家庭中，所有个体和亚系统的边界往往很弱，个人差异很模糊，家庭身份被过分强调且以牺牲个体的认同感为代价。

母亲：　我觉得黛博拉是个安静的孩子。然而，她以前想说什么就能说什么。她从来没有像最近那样安静过。她没有朋友来过家里……

米纽庆：　我来定个小小的规矩。当谈论黛博拉时，你说她是个安静的人。你可以说一些事来证明。当你说她有她想要的空间，那是你所不了解的，只有黛博拉知道她到底想要什么，那部分你做不到。那部分由她自己来讲述。

> 治疗师再次挑战缠结，这次是通过定义有关交流内容的规则。从形式上讲，这种干预与换椅子和指出父亲不必帮助黛博拉系围巾的策略是同类型的。

母　亲：　嗯，我这么说是因为她以前说得比现在多。

米纽庆：　那你可以问她实际说的是否和想说的一样多。因为对此你并不知道。

> 治疗师在培养母女二联体。

母　亲：　你说的和想说的一样多吗？在家里的时候。

黛博拉：　现在？

母　亲：　现在和以前。

黛博拉：　以前，我年纪小。而且过去的环境也不同。

母　亲：　怎么不一样，黛博拉？

黛博拉：　你不像现在这么大声。现在卡萝尔结婚了，你变了。

母　亲：　你是说因为家庭的变化吗？

黛博拉：　你变老了。

母　亲：　现在你觉得哥哥姐姐都不在家，那就不一样了。家里更加安静了吗？我同意。你变得更安静了。你是这个意思吗？你不觉得你想说什么就能说什么吗？（黛博拉没有回应。）现在家里很安静，我承认，比起六个孩子，两个孩子的噪声是他们的三分之一。

米纽庆： 黛博拉，在某种程度上，你通过保持沉默使母亲成为健谈的人。正如父亲用滔滔不绝的话语使母亲变得相当安静。你一点空间都没有，知道吗？他们不给你任何空间，你也不占任何空间。当母亲问你事情时，你没有回答。所以你占用的空间比她所允许的还要小。

> 治疗师与女儿的联结支持她有权在家庭中获得更多空间。这也是为了拉近女孩与治疗师的距离，为治疗过程中的午餐部分做准备，那时他将不得不挑战她。

黛博拉： 但我不知道怎么表达自己。

米纽庆： 你知道的。我不同意你的意见。我在医院和你谈过几次。你知道如何表达自己，你说的不是真的。

（午饭已经准备好了，15分钟后，除了黛博拉，其他人已经吃好了。治疗师指导父母让黛博拉吃东西，但没有成功。）

米纽庆： 我先出去，你们待在一起。我希望你们就这顿午餐达成协议，看你们能不能完成。（他朝门口走去。）

———————————

采访者： 你为什么给他们一个任务，然后离开房间？

米纽庆： 我已经指导父母让女儿吃饭，但家庭的稳态模式仍然继续。随着他人的介入，无论如何他们之间的互动已经达到了可接受的极限。更重要的是，这个家庭利用我来维持家庭的平衡。他们要求我在发生冲突时进行干预，我发现自己笨拙地作为冲突缓和者来回应他们的暗示。因此，我决定在这一点上诱导危机，让父母单独与黛博拉完成"让她吃完"的任务。

———————————

母亲：　医生，问题是，我想等着看看她到底吃了多少。

米纽庆：　我会通过单向镜观察，很快就回来。我要你和她谈判。否则她吃东西的方式会让她死的。她在饿死自己。我不想这种事发生。她是你的女儿。（*治疗师退出。*）

父亲：　好的。坎迪，你想和她谈判吗，还是想让我去谈判？

> 以下展示了家庭成员如何维持了厌食系统而没有改变。

母亲：　嗯，她还在吃呢。我想看到她吃完。黛博拉，你想吃完我这半三明治吗？它非常好吃。

> 母亲挑战丈夫，支持女儿，然后要求她合作。

黛博拉：　爸爸，我昨晚告诉过你我不喜欢吃，但我努力了。

> 女儿表面上合作。

父亲：　你在和我说话吗？好吧，现在。我告诉过你，什么都得吃。当你涨到一定的体重时，可以自己选择菜式。但现在，我们正为你的生存而谈判，就像米纽庆医生所说的，那是你的生命。无论你吃什么都很重要，不仅在这里，而且昨晚你还告诉我想离开医院。现在我要问米纽庆医生的一件事是：如果你在这里什么都吃，体重会增加，但回家后再胡作非为怎么办？现在我关心的是，孩子要饿死了，而我知道她必须吃饭，我就会让你张开嘴，吃那该死的食物。但我想看看你自己吃什么。

> 父亲的独白是一系列漫无目的的请求和要求。
> （1）"你要吃所有的东西"：独裁主义者的威胁。

> （2）"当你涨到一定的体重时，可以自己选择菜式"：谈判，暗示
>   有条件的奖励。
>
> （3）"你想出院"：要求遵守规则。
>
> （4）"如果你什么都吃会怎样……再胡作非为"：一个"没人赢"
>   的前提。
>
> （5）"如果我的孩子要把自己饿死……必须吃那该死的食物。但
>   我想看看你自己吃什么。"：保护与威胁并存。
>
> （6）"但我想看看你自己吃什么"：要求合作。
>
> 这些要求相互废除；它们的综合效果就是什么作用也没有。

黛博拉： 营养师就在这里，是她问我想吃什么的。

> 女儿温和的挑战延迟了回应父亲的必要性。

母亲： 你已经长大，有理解能力了。米纽庆医生刚才在这里。在你
     来医院之前，我告诉过你，你这样会死的。黛博拉，你知道
     那是什么意思吗？你要死了！面前有美丽的生命——你只有
     15 岁！黛博拉，这里面富含蛋白质。这个……

> 母亲的加入废除了父亲的要求。她要求女儿的理解，从而增加
> 感情和关心的强度。她恳求女儿，然后立即转向理性的解释。

父亲： 黛博拉，有多少医生告诉过你，你不是营养师？布赖恩
     （Bryan）医生、科尔 (Cole) 医生、米纽庆医生。现在，从脑
     子里把那些想法赶走，然后把东西吃掉。

> 父亲的打断使母亲的恳求和解释无效。

母亲： 让她吃完。我想她会努力吃的。

> 母亲以关心和保护女儿为由，挑战父亲。

黛博拉：　我和这里的真正的营养师谈过。她让我随便点想要的。她说白干酪富含蛋白质，我不必吃所有食物……

> 女儿在讨论中带出了专家意见，以取消父母双方的资格，并再次推迟采取行动的必要性。

母亲：　自从吃了白干酪和苹果以后，你的体重就一直在减轻。难道这没有说明些什么吗？你得开始了。你明白这意味着什么吗？你必须点奶昔、蛋糕、馅饼……

黛博拉（声音越来越高，有些哀号）：我不喜欢那种东西。我不要。

> 女儿对母亲不断升级的恳求的反应是消极和孩子气的。

父亲：　这关系到你的生命，你得吃饭。听着，黛博拉，别把营养师的话和医生的话当成借口。对我来说，白干酪是副食，就是一道菜而已……

> 父亲要求采取行动；紧接着是请求，取消了要求。

黛博拉：　看看你!

> 女儿挑战父亲，让他成为目标。

父亲：　我怎么了？我的体重是我应该有的体重，我真希望你看起来像我。

> 她的策略奏效了：父亲在自卫和攻击中都没有要求她采取行动。

米纽庆（再次进入）: 你做得一点也不好。

父亲:　对不起。

米纽庆: 你得弄清楚怎么做才能起作用。你边努力边吼叫，而她在反抗。但她得吃饭，没有其他出路。

父亲:　好的，医生。

――――――――――――

采访者: 我想知道你为什么在那个时刻闯进去。

米纽庆: 从镜子后面，我看到一个非常脆弱的组织。三个家庭成员中，每个人都控制着其他人。为了回应我的要求，父亲摆出严厉的态度:"你要吃了。"女儿拐弯抹角地抱怨父母管得太严。这促使母亲对父亲说:"别这么苛刻。"母亲接手后，祈求女儿但被拒绝了。这一举动促使父亲采取另一种严厉的立场。女孩变得可怜，母亲又替她插手，再次暗示父亲太严厉了。每重复一次，紧张局势就会升级，更快地达到稳定状态。我想我的语言干预可能会改变这个序列，让女孩可以按照自己的方式自由进食。

采访者: 换言之，你希望能让父母团结起来，而不是切断彼此的联系。

米纽庆: 是的。这就是为什么我说"你得弄清楚怎么做才能起作用"。但正如你看到的，演练不成功，而这个过程在继续。这个系统由这三个成员共同管理。黛博拉可以通过变可怜而使父亲变得通情达理。当女孩反击或父亲变苛刻时，母亲就会被激活。但是，当母亲加强要求时，父亲又会变得理智起来，使女孩保持在原来的位置。一切都随情况而变，但系统保持不变。

――――――――――――

父亲：　　黛博拉，吃盘子里的东西。

黛博拉：　我不想吃！

父亲：　　但是你必须吃。

黛博拉（尖叫）：不！不，我不在乎！你可以把它塞进我的喉咙里！我
　　　　　会生病，会死的！

> 女儿的爆发表达了她对家庭生活的感悟，以及她唯一的解决办
> 法。她唯一的力量是消极抵抗，她唯一有效的挑战是用自己的
> 死亡来进行威胁。

母亲（冷静的）：好吧，那你为什么不点些别的呢？再来一块肉？或者
　　　　　另一种食物？

黛博拉：　因为我点了白干酪！他们说如果我想要的话，会一天给我三
　　　　　次肉。

父亲：　　那你就按要求做，一天吃三次肉！

黛博拉：　不，不，不！你知道正在成长的女孩可以想吃什么就吃什么。
　　　　　哦，天哪，你逼着我吃它！

> 女儿要求重新认识自己的自主性，这与她对外部权力的无助感
> 直接相关。

母亲：　　一个正常成长中的女孩可以吃她应该吃的——某些有营养的
　　　　　食物，然后也可以吃其他喜欢的东西。你在饿死你的身体。

黛博拉：　我不是在挨饿！我的脉搏加快了。一切都在变好。

> 作为对母亲冷静的回应，女儿变得理智了，但她还是拒绝了这
> 个要求。

母亲：　　那么为什么体重跌了？昨天已经跌超过 2 磅了，前天半磅。

你在吃东西，在那之前是一天减一磅。你得多吃点。你必须开始涨体重，因为你会死的，黛博拉。

> 母亲恳求的强度增加了，特别是当父亲试图插话时。但是，尽管情感强度很高，改变的要求仍然没有出现。母亲的请求只是为了理解。

父亲：　你……

母亲：　你没有机会了。你只有一次机会，对吗？

父亲：　黛比……

黛博拉：我不会死的。

母亲：　你会的。

父亲：　首先，你的行为就像2岁的婴儿。听着，黛博拉，让我和你谈谈。不要哭，因为那是无法表达你自己的，明白吗？我昨晚告诉过你的。我告诉你，你可以不用哭就把观点说清楚。你表现得像个2岁的孩子，亲爱的。现在让我问你个问题，好吗？我问了你一个问题，比如"你要再吃点盘子里的食物吗"，你说"不"，但我希望你能。昨晚你跟我说想出院：你在这家医院受不了。我告诉过你，离开这家医院的唯一办法就是体重涨到120磅。你说你永远不会达到120磅。米纽庆医生说今天你体重达到88磅就可以出院。我不担心这个。我知道你会吃，而且会吃得很好，因为如果你想出院，就得吃。而且你会有足够的体重。但事情是这样的，黛博拉，你一开始就搞砸了，你的行为也错了。我无法理解你昨天晚上和今天中午之后的不同之处。昨晚你告诉我："爸爸，我要试试。我要吃饭。"

> 父亲对母亲情感强度增加的反应是变得通情达理。
>
> 在漫长的演讲中，父亲在权威立场和合作请求之间转换。

黛博拉： 爸爸！

母亲（冷静地）： 等一下，阿贝。

> 女儿的哭声激活了母亲，她为了女儿的利益而做出干预，挑战丈夫。

黛博拉： 我吃豌豆而不是苹果。今天早上我让他们给我茶，而不是牛奶。

父亲： 但我昨晚告诉过你，任何人给你的东西都没有毒。这是食物，不会伤害你的。

> 父亲认为食物是进行合作和自治的载体。

黛博拉： 我吃不了那么多！你得记住我是……

母亲： 黛博拉，你不必吃那么多。但是要吃一些会增加体重的食物。你甚至不必吃那么多，但某些种类的食物是必需的。

> 母亲被丈夫和几乎在尖叫的女儿的紧张关系刺激着。她试图化解冲突，但她的干预，像往常一样，只会重新启动循环。

米纽庆（生气地进来）： 有问题的是你们两个！你说"你应该吃"，母亲说"你不必吃"。就在刚刚，母亲说黛博拉不必吃！

母亲： 不是这样的！

米纽庆： 没有？的确没有吗？别告诉我没有，因为我在告诉你事实！问题是你在支持她"不吃"，支持她挨饿，作为对丈夫的攻击。

父亲（大声地讲）：我让那个孩子……

米纽庆（用手势让父亲安静）：不，不，不。你为什么要这样攻击你的
　　　　丈夫？

母亲：　　因为我觉得他正在使她烦恼，她会更加叛逆。

米纽庆：　你在攻击你的丈夫，你正在杀死你的女儿。

————————————

采访者：　你为什么攻击母亲？

米纽庆：　唯一能把女儿和父母分开的方法就是打破维持内环境稳态的
　　　　序列。治疗师可以这样做的方法之一是将自己定位在系统中，
　　　　打破既定的循环。在这一点上，我和父亲结盟的方式会让母
　　　　亲温和的抗议无效。这种联盟将阻止父亲对母亲的内环境稳
　　　　态信号作出反应。实际上，父亲将被我和他的联盟三角化：
　　　　为了保持我的支持，他将不得不改变对妻子的回应。因此，
　　　　家庭化解矛盾的机制将变得无用。

采访者：　你本可以和母亲结盟，为什么选择父亲？

米纽庆：　从理论上讲，与他们中的任何一个结盟都是可能的。或许是
　　　　在治疗过程中，父亲接受了之前的干预，这使得我与他形成
　　　　联盟。

采访者：　卡普兰一家在这一点上的强烈反应令人震惊。你为什么会引
　　　　起这样的反应？你将如何以治疗性而不是破坏性的方式发展
　　　　它？当你看到他们互相伤害时，会怎么样？当他们心理疲惫
　　　　时，你会怎么做？

米纽庆：　首先，当我面对一个回避冲突、组织僵化的家庭，而家庭中
　　　　有成员身患重病时，我发现发展高强度的人际冲突是很好的
　　　　策略。它能很快地让患者远离病态的内心困扰。同时，治疗
　　　　师必须始终记住，危机诱导里存在危险因素，如"危机"这

两个字所示，它由另两个词（"机遇"和"危险"）组成。这种情况下，危机是由性价比相当高的治疗策略引发的。我组织了二联体——母亲/父亲、母亲/女儿、后来的父亲/女儿，围绕任务：这个女孩需要进食。然后，我延长了互动的时间，保持每一个二联体互动的强度远远超出在没有我的干预下可能达到的程度。随着非解决性循环的重复，强度增加，家庭陷入了"无法脱身"的境地。

但其次是，一小时前我与每个家庭成员联结。我支持亚系统自治。我也学会适应家庭，体验他们的压力信号。这样的措施培养了尊重和信任的氛围，并表明有办法可以走出他们自己创建的困境。"希望"和"信任"就像"依赖"一样，将动员家庭成员跟随我，发展不同的关联方式。

最后，在治疗的集中时间段，让家庭经常重复的模式发挥出来，就会引发危机。我知道家庭成员会对彼此的信号做出反应，调节他们的序列。因此，我可以脱离我自己，必要时可以介入，以增加强度或者减轻强度，支持或帮助心理上疲惫的人。在下一节中，您将看到这是如何实现的。

米纽庆：　攻击丈夫如此重要以至于你想让女儿挨饿吗？

母亲：　不！不，我……

米纽庆：　那你为什么这么对他？为什么这么猛烈地攻击他？

母亲：　我说过，我觉得他让她难过。她应该……

米纽庆：　你在攻击他，同时让她挨饿。如果你想踢他的小腿，那就踢，但不要妨碍你的女儿。还有你，黛博拉。你在母亲和她的丈夫吵架时顺从母亲，然后被夹在了中间。你吃还是不吃，是这场斗争的一部分。卡普兰夫人，你能成功地让她吃东西吗？

母亲：　　嗯，我想我可以试着让她吃。

米纽庆：　好吧，让她吃。卡普兰先生，你和西蒙跟我来。（他们离开，去了后面的观察镜。几分钟后，三个人回来了，因为观察室的音响系统失灵了，但他们在接下来的整个过程中保持沉默。）

母亲：　　黛博拉，我要你吃东西。因为情况正变得糟糕。我想要你吃东西。当达到一定的体重后，黛博拉，你可以吃任何想要吃的。黛博拉！

黛博拉：　爸爸为什么不买个三明治？你为什么不买一个？

> 女儿在这部分使用了多种延迟策略。虽然它们都给人合作的印象，但仅仅是为了转移冲突，而没有遵从母亲的请求和要求。在这种情况下，女儿的策略是不同寻常的：在高度缠结的系统中，她的饮食受到父母的控制，她声称有权控制父母的饮食。这个策略奏效了，母亲把控制父母饮食的权利让给了女儿。女儿的思维方式是典型的幼小孩子的思维方式，为了回应女儿对具体思维的使用，母亲也像对待幼小的孩子一样对待她。然后母亲又开始恳求和要求。

母亲：　　因为爸爸身上的肉够多了，而且他不像你一样住院。你在住院，黛博拉。你来这里是有原因的。你在这里是因为你得吃饭。你必须吃，否则没有出路。你是个聪明的女孩，住院期间得吃东西。你必须得吃东西。你必须得吃！

黛博拉：　我向你发誓，我不会死。

> 另一种转移注意力的策略：女儿再次向母亲保证，像个小女孩一样。

母亲： 你必须吃东西，才能开始涨体重。黛博拉！你得吃点东西，因为你在消耗。你的体重保持不变。（声音变得尖锐起来。）你会死的！你的生命中有那么多的期待，你想死吗？你不明白吗？你就不能把它记在脑子里吗？没有出路了！你得开始吃了。（她小心翼翼地让自己平静下来。）黛博拉，如果停止呼吸，你还能活吗？

> 妈妈把吃不吃热狗的问题升级为生存的问题。在女儿目前的身体状况下，这并非不现实。但这种重复反映了母亲的无助：她所能做的就是增加强度。

黛博拉： 我停止呼吸了吗？

> 再一次，女儿用字面意思来转移父母的注意力，而没有公开反抗。

母亲： 没有，但你得开始吃东西了。吃饭和呼吸是一样的。我就整天都吃得很足量。

> 妈妈拿自己的进食作为榜样，就像爸爸几分钟前做的那样。吃饭是一件家庭大事，就好像他们都是一个人。

黛博拉： 你吃的食物不对！

母亲： 是的，但我吃得够多——我不必吃对的食物！我已经长大了。我从来没有剩下一点食物。我怎么能一边吃一边看着你挨饿？屏住呼吸，看看你能坚持多久。食物就像空气。你都没碰牛奶或牛肉。

> 母亲接受了女儿的挑战，开始解释自己的饮食方式。然后她又回到这个问题上，但她的声明仍然没有明确地要求改变。

黛博拉：　好的，我把牛肉吃完。但我会感到恶心，吐得到处都是。

母亲：　　我向你保证，你不会恶心的。

> 母女俩说起话来好像都控制着女儿的生理机能："如果我吃了就
> 吐，那都是你的错。""我向你保证，不会让这种事发生。"这让
> 人想起布吕克关于母婴互动的评论。

黛博拉：　我不要！你把一切都强加给我。我所做的一切！你总是强
　　　　　迫我！

> 女儿向自主性议题的方向突围。

母亲：　　我从来没有强迫过你。你决定节食后，我很认真地和你谈过。

黛博拉：　你根本没跟我谈过。

> 但在母亲暗示她尊重女儿的自主性之后，女儿却把这称为拒绝。
> 女儿积极参与并维护自己的无力。

母亲：　　我和你说过，你会为此付出代价的。你现在要付出代价了。
　　　　　你需要食物，黛博拉。你需要它，就像需要空气。过不了多
　　　　　久，你就没有肉了。你说想涨体重，今后你有足够的时间以
　　　　　我吃饭的方式好好地健康地活着。现在你还在成长，必须恢
　　　　　复健康。你必须吃所有的东西，所有的！牛奶对你来说很重
　　　　　要。你会掉牙的……

> 母亲从不下命令；她或劝说，或恳求，或威胁说未来将是暗淡
> 的。她可以控制女儿，但不会"强迫"她。

黛博拉：　你总说我会这样，我会那样！

母亲（平静地说）：黛博拉，我们每天都不知道你能否活下来，不知道

明天会发生什么。你的体重减得太快了。我是说，你是个聪明的女孩。我不明白你为什么理不清楚这件事。回家的唯一方法就是吃饭。让我看到你又开始吃了，看看你能吃多少。然后我们再进一步讨论。

黛博拉： 不，不，不！我会被打败的！

> 女儿拒绝为自己的行为承担责任，这使她无法谈判或承诺。任何让步都会带来彻底的失败。

母亲： 好吧，那就被打败吧。我没胃口了！你从没见我吃饭剩下什么吧。现在就开始吃热狗吧。你说你要吃，开动吧。

> 母亲又把女儿不吃饭和自己没有胃口等同起来。在这个过度缠结的二联体中，女儿控制母亲的饮食，反之亦然。

黛博拉： 不，不，不！等我吃完，你会全部再来一遍。我不吃这一盘！你可以把它塞进我的喉咙，我会像以前一样吐出来。你会让我死的！

> 一次屈服就意味着彻底的投降，彻底的灭亡。很明显，女儿说的不是食物而是自我。

母亲： 你必须吃才能活下去。在这里，你必须吃东西才能活到明天。你不明白吗？难道你不知道吗？难道你不理解吗，黛博拉？有两个医生在照顾你。你为什么不开始吃呢？你那里没有多少东西，你甚至没有足够填饱肚子的食物。

黛博拉： 我不想吃完它。一点都不想吃！你来之前吃了些什么？

> 女儿把自己的想法浓缩起来，可能是："如果我开始吃东西，等

　　我满意了可以停下来，我会吃的。但我知道你不会让我停下来。因此，我不会开始。"完全拒绝是必要的。女儿没有谈判的权力。在最后一个问题中，她再次模糊了女儿和母亲间的界限。

母亲：　黛博拉，我整天都在吃东西。我吃了一顿丰盛的晚餐。

　　母亲接受了女儿的控制。

黛博拉：　咖啡！薄荷糖！

母亲：　我吃了丰盛的一餐！我没有住院，是你在住院。是我体重不足，还是你？是的，我应该去医院——心理机构，那是我该去的地方。这就是你要让我去的地方！现在去吃吧。我说，去吃吧！从你想吃的地方开始，然后……

　　母亲被女儿的侵犯激怒了，她不再坚持原来的沟通模式，提出了要求。这一过程在家里可能持续的时间很短，但在治疗过程中，治疗师坚持要继续进行冲突性互动，从而使这种交流超出了通常的偏离点。

黛博拉：　我不会吃完的！

　　和往常一样，女儿的回答是无关的。她不吃东西，但她也避免了直接挑战。她的语气"几乎"是一种接受。

母亲：　让我看看你能吃多少。你知道，黛博拉，我很绝望。你知道什么是绝望吗？

黛博拉：　是的，我知道。

母亲：　假设你是我，我是你。你会让你的女儿饿死吗？你愿意吗？

由于互动的延伸超出了它的自然终点，不可解决的模式变得荒谬和不合逻辑。但是母亲和女儿没有其他的方法来应对彼此。

黛博拉： 我不会强迫她。

母　亲： 如果她快死了，你也不会强迫她吗？如果她要死了呢？

黛博拉： 我——不！她不会死的。

母　亲： 哦，不，亲爱的。你知道她会死的，因为她不吃东西。你知道她会死的。在那种情况下，你会怎么想呢？你会喂她，还是任由她做想做的事情？

黛博拉： 我会让她吃蔬菜和蛋白质。这不会杀了我的。

母　亲： 这是什么胡言乱语？在这点上你甚至不能区分食物。你必须吃给你的东西。你没有权利点白干酪而不是肉。营养师打算给你均衡的餐食。你开始吃吧！去年你吃了各种各样的食物。你享受每一样食物。

紧张感消退了，新的循环开始了，维持着惯常的模式。母亲会再次乞求，女儿则会继续讨论这个问题，保持合作的假象，永无止境。

黛博拉： 我没有！你以前从没给过我热狗。

母　亲： 这是彻头彻尾的谎言！

黛博拉： 你做过吗？

母　亲： 不，我不再做了。当你小的时候，所有的孩子都喜欢热狗。但我不再做了，因为还有其他的食物，同样有营养。现在开始吃吧，因为我们明天可能不会坐在这里。开始吃吧！

黛博拉： 我不想吃！

米纽庆： 你认为你会成功吗？

母亲：　　嗯，显然我走错了路。

米纽庆：　每当你觉得自己被打败，你的丈夫就会接管。如果你输了，就叫他进来。

> 治疗师的干预强调了斗争的力量因素，将女儿开始吃饭这件事移到背景中。

母亲：　　黛博拉，请现在就开始。你知道你可能活不下去。

黛博拉：别说了！

母亲：　　看。你可以从吃一片牛肉开始。

黛博拉：我不会吃的。因为我知道我将不得不吃热狗。

母亲：　　嗯，当我还是个小女孩的时候，我不得不吃一些不喜欢的东西。我们总是得先吃，才能结束。

黛博拉：好吧，我不想吃所有这些。我不饿。

母亲：　　你很饿！你快饿死了！你觉得我们为什么都在这里？这可不是在野餐。你父亲不能做任何生意。你父亲正在失去生意！你明白吗？现在吃点东西吧，因为我们明天可能不会坐在这里，因为你会死的。开始吃吧！

黛博拉：我不要！

母亲：　　现在开始吃吧！马上开始吃。（她在尖叫。）马上！因为每一分钟对你都有意义，对我们所有人。开始吃吧，黛博拉！

黛博拉（哭）：我不想吃。

母亲（尖叫）：你必须吃！

黛博拉：但如果我不想吃……（她歇斯底里地哭泣。）

母亲：　　我说过你必须要吃！现在！（她哭了。）

黛博拉：妈妈，我不是……

米纽庆：　坐下，卡普兰夫人。让你丈夫试试。你已经尽了最大的努力。

（他抓住她的胳膊，轻轻地把她推到椅子上。）

治疗师感受到母亲的绝望，介入并保护她。

父亲：　好的，黛博拉。现在，我不想和你玩任何游戏。我是不会离开这个房间的，除非把我整个人抬出去，或者你把托盘上的东西都吃完。现在，你需要我的爱。你想和我一起去遛狗。你想要……

对他来说，吃是要求爱与权力的谈判条件。

黛博拉：　我不要你的爱！我不需要任何事。

父亲：　好的！好的！你不必有我的爱。

黛博拉（哭）：我不想吃！我不要这个热狗！我不要！

父亲：　黛博拉，你可以把热狗扔在地上，但在我离开房间之前，你要把热狗吃了。

和以前一样，父亲的语言充满了直接的威胁。

黛博拉：　你可以试试，但我不想！

父亲：　黛博拉，你想说什么就说什么，但是……

黛博拉：　我不想说。现在别管我。（她又开始哭。）你总是让我做不想做的事。

女儿的回答是弱者和被压迫者的哭泣。

父亲（恐吓地）：黛博拉！

黛博拉：　你总是强迫我！

父亲：　黛博拉，听我说。你说我大声喊叫？你叫得比我大声。现在听我说。

> 循环结束时问题没有解决，然后又重新开始。

黛博拉：　这不会让我得到任何好处。

父亲：　　这会给你带来很多好处。除非你感觉好一点，否则你将无法
在生活中做想做的事情。我不想谈论你的余生。现在就把托
盘上的东西吃完，我是说每一口，你明白吗？因为如果你再
藏一点点肉，我就把你打得屁滚尿流！知道你对这个家庭做
了什么吗？现在，把盘子里所有该死的东西都吃完！如果不
吃完，你就不能离开房间。现在开始吃吧！我给你 3 分钟时
间，如果不吃，你会发现它在你的耳朵、眼睛、嘴巴和其他
地方！现在开始吃！我不会和你玩游戏。因为我们已经过了
游戏阶段。我失去了该死的生意和其他的一切。我失去了妻
子，我失去了家人，都是因为你。该死，我不会再和你玩游
戏了！现在吃！现在来吧。那不是毒药。

> 父亲的独白愈演愈烈，从推理开始，然后提出"全或无"的即
> 刻行动的要求。
> 父亲对服从的要求被 3 分钟的缓刑软化了，缓刑变成了咆哮，
> 然后迂回进入父亲的生活环境。这也推迟了行动。

黛博拉：　是的！你试过了吗？

父亲：　　好吧。我要吃一点。（他咬了一口热狗。）这有毒吗？

黛博拉：　我试过了！（她歇斯底里地抽泣着。）

父亲：　　这是很好的食物，吃了它。黛博拉，别对我说这种鬼话。现
在吃！如果我觉得它会杀了你，就不会让你吃。别跟我说白
干酪和蛋白质的事。你不是什么医生！现在你可以吃了！否
则你会发现头发上、身体上到处都是牛奶……（黛博拉仍然

在抽泣，拿着热狗把它碾碎了。）现在我告诉你，我会给你几
分钟，然后会亲自喂你。因为不管怎样，最终你都会被胃里
的管子喂饱。看看你的身体，看看你的胳膊。来吧，开始，
开始吃吧！不要像两岁的婴儿，大惊小怪地吃这个愚蠢的热
狗。很多孩子都希望午餐吃热狗。

> 父亲与女儿间的互动模式，就像和母亲一样，经历了一系列的
> 转变，然后发生了偏差，然后再次升级。

黛博拉：   好吧，那把它给他们！
父亲：   我不会给他们的，我会给你！我也不会浪费任何食物。黛博
拉，别逼我用暴力的方式。你吃了食物，否则就不能再在医
院里见到我了。我不在乎他们是否用担架把你抬出去。现在
吃了它。快点，吃那该死的热狗！黛博拉，如果你不吃热狗，
你会后悔的。

> 父亲对女儿的反应是更为直接的负面。但他的威胁似乎是由想
> 成为好父亲的愿望所引发的。"不要强迫我变得暴力"似乎等同
> 于"不要强迫我做一个坏父亲"。

黛博拉：   我不想吃！（她用手捏碎已呈糊状的食物。）
父亲：   吃吧！不要搞破坏，否则我比你厉害十倍。现在吃吧。

> 女儿明显的挑战激怒了父亲，使他的威胁升级。

黛博拉：   我不要！看看它们，好丑！
父亲：   吃热狗！我发誓，不会离开这里，除非你吃了它。吃了它。
喝牛奶。吃豌豆。我不是说留着它们。吃热狗，该死的！吃
那该死的热狗！我告诉过你要吃掉它！（他把压碎的热狗塞

进黛博拉的嘴里。她在抵抗，脸上涂满了食物。）

米纽庆： 卡普兰先生。（他站了起来，触摸了父亲的肩膀，指了指他的椅子。）

父亲： 对不起！（他坐下来，显然已经筋疲力尽。）

米纽庆： 我想你已经尽力了。你已经尽力了。

父亲： 我真想打她那该死的嘴！你这个……

米纽庆： 她打败了你们两个人。

父亲： 对不起，我不知道该怎么让她吃饭。

米纽庆： 你们两个都尽力了。

父亲： 我想杀了她！

米纽庆： 因为她打败了你。

父亲： 她有病！

米纽庆： 不，她打败了你们两个。因为她比你们两个都强大。

───────────

采访者： 你将父母分开，让他们单独处理黛博拉的问题，目的是什么？

米纽庆： 在这个家庭中，夫妻亚系统的运作方式是这样的：当丈夫对女儿说"吃"，妻子对丈夫说"你太苛刻了"。当妻子对女儿说"请吃"，丈夫说"你太软了"。父母说话的口气就好像如果夫妻中有一个变了，黛博拉就会吃似的。这让黛博拉三角化。她采取的任何行动都在调节夫妻亚系统，并受到夫妻亚系统的监管。如果她吃东西，那将是与其中父母中的一方联盟来反对另一方。这就是不管她做了什么，都觉得自己"失败"的系统性原因之一。"吃"已经成为她感到自己被掌控的所有活动的象征。

把父母分开是打破这个系统的策略的一部分。整体技术是将迂回的保护组织转为迂回的攻击组织。首先，我使父母一起让女孩吃饭。他们失败了，但每个人都觉得这是因为对方做了错事。通过分开父母，让他们单独尝试，我让每个人都在与黛博拉的权利斗争中经历失败。现在，我要努力让父母参与并团结起来去反对女孩。这是迂回进攻的策略，它增加了父母和女儿之间的距离，是去三角化过程的第一步。

采访者： 黛博拉症状的维持是有功能的吧？

米纽庆： 当然。然而，在这一点上，家庭没有考虑女孩拥有自己行为的可能性。那得晚点再说。黛博拉正在说："不吃东西，我就保持了唯一的自我功能。"这是一种表达她个性的方式，同时维持她在系统规则中的位置，这需要非常接近。当我告诉黛博拉"你在打败你的父母"时，她在系统中的位置就受到了挑战，这是重新贴标签的操作。她不再是个病态、疯狂的女孩，而是个坚强、叛逆的青少年。我会支持她反抗和分离的需要，但必须把它推到用餐区之外。她必须学会用其他方式来反抗。

———————————

米纽庆： 她已经打败了你们两个，因为她比你们更强。

西蒙： 医生，我想我能打败她。我知道如果有热狗，她必须吃掉，我就能打败她。我想我可以让她吃。

> 儿子被排除在父母和姐姐的斗争之外，现在他想加入执行亚系统。

米纽庆： 不，我真的不这么认为（对父母说）。在这一点上，黛博拉已经展示了谁有力量。你们两个必须在一起，因为黛博拉卷入了你们的争斗。这与食物无关。这与她和你们两个的斗争有关，因为她说她会赢。而她确实赢了。

治疗师阻止了儿子，因为他计划让他成为姐姐的盟友。

父亲：　她这次可能会赢，但我向你保证，她不会再赢了。

米纽庆：她很在意这个。她击败了你，坎迪。你尽了最大的努力，却被打败了。而你，阿贝，你也尽了最大的努力，也被打败了。

治疗师坚持讨论当下，并用失败将他们绑在一起。

父亲：　没错。

米纽庆：她和你们都卷入了一场战斗。在这场战斗中她赢了。对她来说这就是最重要的。

父亲：　她母亲日夜在我面前哭、在她面前哭，她甚至都不在乎。我的母亲快死了，她根本不在乎。她唯一在乎的就是自己。我开始觉得她被宠坏了。我之前从没想过她被宠坏了。我试着给她爱和感情，以及想要的一切。

父亲开始冗长的演讲，使行动的方向发生偏差并分散冲突。

米纽庆：她没有病；她只是卷入了一场斗争。

治疗师坚持活现冲突。

母亲：　我不明白。

米纽庆：问你丈夫。他会向你解释的。

治疗师勾画了夫妻亚系统，与女儿分开来。

母亲：　我想他也不知道。

米纽庆：关于斗争？她卷入了和你的斗争中。

母亲：　但为什么？

米纽庆：　那不重要。

母亲：　但是她，六个孩子中的一个……

> 母亲再次分散冲突。

米纽庆：　不，这不重要。

> 治疗师阻止了她。

父亲：　她因为某种原因和你我进行对抗。

母亲：　你知道，我们一直对她很好。

父亲：　我想也许我们对她太好了。也许我应该管教她，而不是给她想要的一切。我不知道。但她真的是……她不值得……

母亲：　她是个好孩子。

父亲：　她是个好孩子。我不明白这一点。

> 父母开始了旧的修复模式。

母亲：　我们给她这些是因为她很好。

父亲：　我给她买了一台缝纫机。她想要缝纫机，我给她买了一台。她从学校取得好成绩。我从未试图贿赂她，使她取得好成绩。她是个爱阅读的孩子。我爱她，爱她的一切。但我不能爱一个表现出……我不能爱一个表现出……一个让我和妻子分崩离析的人。

米纽庆：　她现在很高兴赢得了这场战斗。我觉得你很成功，黛博拉。很好，你没必要把胜利握在手里。把热狗放在托盘上。你可以把它扔到地板上。给，扔到地板上。

> 治疗师再一次强调斗争。

黛博拉： 为什么？

米纽庆： 这是你胜利的象征。当战斗像这样血腥，拥有全部的象征是很好的。你为什么要打败他们？你觉得被控制，以至于这就是表达你自主性的一种方式吗？（朝向父母）好吧，你们知道现在处境很艰难。你们需要紧紧团结在一起，才能度过困境。

父亲： 我们应该怎么做？

米纽庆： 我们会帮你的，会帮你的。（治疗师将黛博拉送回病房，然后与父母谈了几分钟，为下一次治疗做准备。）

采访者： 在此处最后的部分，你充当了什么角色？

米纽庆： 我的目的是解释夫妻亚系统——两个团结的父母，但黛博拉被排除在外。我想要他们在结束这次治疗时，感受到目前形势的严峻性，但也要有成就和希望的感觉。这是极其紧张的阶段，但在最后，我们对问题进行了重新贴标签。现在，他们觉得正在处理青少年期女孩与父母间的冲突，而不是不可思议的个体疾病。实际上，我曾宣告这是正常的情况。

采访者： 行为问题比心身障碍看起来更正常。

米纽庆： 是的。重新贴标签不是绝对正确的，但也是改变家庭系统的步骤之一。治疗师在这样的事上必须有一定的权力。

采访者： 为什么你要求女孩将剩下的热狗扔在地板上？

米纽庆： 人们并不总是能感受到他行为的现实性。他们认为自己是可以任人摆布和被控制的，正如国际象棋被玩家摆弄那样。这种感觉是神经性厌食症患者的典型组成部分。这种情况下，如果我们能将他的行为用具体文字进行描述和定义将是很有帮助的，这样他就会体验到"我确实这样做了"。地板上的热狗成为黛博拉行动的戏剧性结果，象征着她的行动能力。

———————————

当黛博拉午饭后回到病房时，她点了丰盛的一餐，将所有的碎渣都吃掉了。直到下一次家庭访谈前，她都正常进食，令人满意。她仍在医院，仍在进行行为治疗，但吃饭已不再是生死攸关的问题。因此，治疗师决定第二次见面时采取正常的家庭访谈形式，而不是午餐会谈。

在这段时间里，治疗师几乎每天都来看望她。儿科医生监测她体重的增加情况、管理行为范式。治疗师的干预再一次变得更社会化，目的是进一步促进与病人间的关系。这对帮助她个体化是必要的。

米纽庆： 她有没有告诉过你，她很快就已经决定出院了？

> 治疗师强调患者做决策的能力。

父亲： 我昨晚很高兴。我去看她，发现她吃得很好。

黛博拉： 你走的时候，我还在吃饭。我胃疼得厉害！

父亲： 我走的时候，她让我儿子下来吃牛排三明治，她把三明治里的牛排吃了。她让我下去，我给她买了两个汉堡。你吃汉堡了吗？我走的时候没有见你。

黛博拉： 然后我吃了一个橘子和两个汉堡。

米纽庆： 她想出院。她想1天增重3千克，我觉得太多了。但你真的做得很好。

父亲： 她的体重增加了吗？

米纽庆：　她涨了 2 磅。

母亲：　你现在有 85 磅吗？

父亲：　好吧，这不仅是出院那么简单，你知道的。到家后，你必须继续。

米纽庆：　是什么促使你试图出院——开始吃饭？

> 治疗师强调女儿做决策的能力。

黛博拉：　我受不了整天无所事事。太可怕了。我没生病。我没有像其他孩子一样病得那么重。别人可以用我的床位。

———————

采访者：　我知道她已经开始吃了，但我不明白为什么。

米纽庆：　有趣的是，黛博拉自己也不知道为什么；她提供的不是心理学的观点，而是从目前处境的逻辑中得出的常识性解释。我也不确定原因。可能她的反应是多因素的。在上一次访谈期间，家庭经历了一场磨难。我认为，再次体验这种经历的想法必须被视为寻求替代办法的压力的一部分。我在治疗系统中的立场阻断了维持"父母三角化女儿"的内稳态机制。黛博拉发现自己被重新贴上了"坚强、叛逆的青少年"的标签，并被支持在另一互动领域与父母进行斗争。在上一次访谈中，在情感张力很高和处于"死胡同"的情况下，我在他们的困境和解决办法的可能性方面给出了不同的看法。通过重构现实，我给了他们希望，并承诺做带领他们走出迷宫的人。我认为这是许多治疗仪式中转化的机制。

———————

米纽庆：　我告诉黛博拉，在她回家之前我不能开始治疗她，因为问题是你俩和黛博拉在一起时的相处方式，和吃饭没有任何关系。

所以，她在医院里是浪费时间。我很高兴你决定离开医院，黛博拉。

> 治疗师继续强调神经性厌食症是一种家庭疾病；如有必要，会将住院治疗定义为短期治疗，如果需要，可延迟治疗。

父亲：　　我想我知道她为什么要离开医院了。我有跨年夜芭蕾舞演出的票，她想去看芭蕾舞表演。

米纽庆：　那是你的假设。

父亲：　　那是我的假设，没错。

米纽庆：　但她说的有些不同。

> 治疗师强调分离，支持女儿有不同的观点，并挑战父亲缠结的观点，即"他知道女儿在想什么"。

父亲：　　没错。

黛博拉：　但是，我想去看芭蕾舞表演，我也想回学校。我要离开这里。

米纽庆：　好的。我想，一旦黛博拉回家和你在一起，问题是你能让她长大吗？她会长大吗？还是你和妻子会继续把她当成小女孩？

> 治疗师使用同构领域（isomorphic field）策略：不是把进食作为权力斗争和个体化的竞技场，而是把问题带到其他竞技场。

母亲：　　我已经下定决心了。唯一的问题是，我必须从哪里开始。你懂我的意思吗？我不知道（要从哪里开始做起来）。

米纽庆：　你有丈夫。黛博拉，你坐在父亲和母亲中间是不对的，虽然我知道这是他们留给你的唯——把椅子。

> 母亲试图让治疗师成为父母行为专家，她的行为受到挑战。母

> 亲被转介给了父亲。治疗师从属于患者，继续构建"她的行为是由父母组织的"。这种策略支持了她对父母的反抗，鼓励了冲突。

母亲：　这不是故意的。现在，我们坐哪？我坐在他旁边吗？

黛博拉：我就坐这儿。

米纽庆：她不适合夹在你俩中间。

> 女儿的椅子在中间，被看作是她被父母在其他互动中三角化的空间隐喻。治疗师加入女儿，一起向父母发出挑战，就如同在前一次会谈中他加入父母反对女儿。

黛博拉：我知道，但是……

米纽庆：父母就是这样安排的。你没有别的椅子了。他们留下了这张空椅子，让你被夹在中间，那就是发生在你身上的事。你被夹在父母中间。

父亲：　嗯，我回家后分析了很多发生的事。上次我们在一起的时候，我学了些东西。我很难接受教训，但我确实从你身上学到了很多。医生，我已经改变了。我觉得我们有个充满爱的家，也许我的感觉是错的。我也没想到黛博拉会像对待食物或其他东西那样反抗。我以某种方式管理我的家。如果我必须改变，我会改变我的家庭管理方式，但我总觉得我的方式是对的。

米纽庆：你一个人经营这个家吗？

> 治疗师再次强调在夫妻亚系统中相互依赖的必要性，同时强调亚系统的独立性。

父亲： 妻子和我一起经营，但我想大部分时间是我在主宰。我定下
　　　　规矩，我妻子贯彻执行，可能是我的错。我们也许应该一起
　　　　做，但是……

米纽庆： 你知道，她在这里。（他示意丈夫应该和妻子谈谈。）

父亲： 好吧。你觉得我管理家庭管得怎样？告诉我真相，坎迪。你
　　　　不必害怕。

> 下面的序列显示了家庭成员在达到某种程度的冲突时，如何通
> 过吸引或三角化另一个成员的循环来缓解压力。

母亲： 我一直认为，如果孩子来找我们，问他能不能做点什么，我
　　　　会说："不，但你可以问你父亲，如果他说可以，我就可以
　　　　了。"不是吗？你总是占上风。尽管我不同意你的意见，但我
　　　　总是对孩子说："问你父亲，无论你父亲的决定是什么，这也
　　　　是我的决定。"嗯，我认为就是这样。医生，对吗？

> 妻子把丈夫／妻子的议题转化为了父亲／母亲的议题。

米纽庆： 不，不。你们继续谈下去。别把我扯进来。

> 父母在冲突中试图将治疗师作为第三者，这正是女儿经常所处
> 的位置。治疗师阻止女儿三角化的策略激活了他，使他可能成
> 为互动中的棋子。他的参与将支持系统内稳态；他的拒绝强化
> 了配偶亚系统的界限，并维持了冲突。

母亲： 就像我说的，我意思是，好几次了，我本来认为你的决定是
　　　　错的，但我一直支持你。

父亲： 没错。

母亲： 因为我认为父亲是一家之主，他有发言权。

父亲：　嗯，是的。当我做决定时你总是支持我。我已经试着做出正确的决定。但黛博拉，你认为我做了正确的决定吗？

> 父亲试图三角化女儿。

米纽庆：　不，不，不！那就是你被卡住的地方，黛博拉！你父亲试图通过把你夹在中间来解决他和母亲间的问题。这太疯狂了！你不应该被夹在中间。

> 治疗师阻止三角化的形成。

黛博拉：　我想他很看重我对事情的看法。

> 女儿试图保持她在三角中的位置，因为个体化会让她会失去亲密和权利。

米纽庆：　是的，他们应该重视的是你自己对事物的看法，但不应该把你夹在中间，因为你会被卡住的。继续。

> 治疗师阻止了女儿参与的愿望。

父亲：　但我认为我所做的决定……坎迪，你能给我举个例子，说明我做的一些决定是错的吗？

母亲：　我不知道你的决定是不是错的。比如，我们会在不同的事情上意见不一。例如，黛博拉去年去了模特学校，她还不到十四岁，我不赞成她在那个年纪读模特学校。然而，你说你会送她，会尽最大的努力送她，因为她想读，她很好，她有资格做一些好的事，因为她是个好孩子。

> 妻子再次避免直接冲突，把婚姻中的分歧带入养育子女的领域。

父亲：　好吧，你知道我为什么送她去模特学校吗？自从她出生以来，我就一直设法不让她在夏天打扰你。你总说她是个活跃的孩子，她需要保持活跃。不管我能否负担得起。如果她在家附近，你总会说："她快把我逼疯了。她必须到这里来、她必须到那里去。"我试着确保每年夏天她要么去野营，要么去别的地方，这样你就不用担心她了。现在，我的想法是……实际上，并不是那么为她着想，实际上是为了你，让她别再烦你了。

> 父亲将夫妻间的冲突转变为在妻子与女儿的冲突中保护妻子。父亲的行为是为了别人，这是他回避"自我"立场的方式。

母亲：　但我还是觉得上模特学校不合适。第二件事是我不赞成她去以色列。你觉得她有资格，她为此存钱、努力工作，所以我们送她去了。这是我不同意的另一件事，但我觉得你应该做最后的决定，你做了。

> 妻子的婚姻模式：感觉自己应该服从丈夫，不维护自己的地位，表现得好像接受丈夫的地位。但结果她对他一直怀恨在心。在这种暗地里的夫妻冲突中，女儿被三角化了。

米纽庆：　等等，我想和黛博拉谈谈这件事。你看，在生命中的很长一段时间里，你一直被父母夹在中间。他们对你有意见分歧，但没有解决。最后，这个问题没有解决，你却被夹在了中间。现在，我不想让你继续待在那里，因为那让你感觉很无助、很失败。我和你谈过的问题之一是你要如何成为胜利者。你看，我认为西蒙打赢了他的战斗，而且已经获得了他的权利，离开家庭，有自己的生活。所以，靠近西蒙一点。我希望你

在他身边，因为他正在学习如何独立，你要向他学习。西蒙，
你将成为老师，和黛博拉谈谈你是如何在家庭外获得角色的。

> 治疗师创造了同胞亚系统，可以支持女儿离开夫妻亚系统。

采访者： 你经常使用同胞亚系统作为治疗工具吗？

米纽庆： 是的。不幸的是，长久以来，我们在兄弟姐妹的互动中观察
到的唯一现象是"同胞竞争"。在身份形成的过程中，孩子在
同胞亚系统中的位置与他和父母的关系一样重要。在治疗中，
兄弟姐妹一直是重要因素。有时，在这种情况下，他们可能
是从父母中去三角化过程内的一部分。其他时候，仅仅是同
胞亚系统结构的转换就会促进其他可替换的互动方式的体验。

西蒙： 好吧，我想我是时候长大了，不要再被溺爱了。我想我赢得
了爸爸和妈妈的尊重。这用时并不短，经历了很多年。

黛博拉： 我知道所有这些都是真的，但这并不是真正的答案。

米纽庆： 好的，很好。所以要推动他给出不同的回答。

西蒙： 好吧，我……我想我们暂时先不讨论这一点。我想，爸爸让
你去以色列是个错误，因为你还没准备好。我不是医生，现
在我想当你的老师。你还没有成熟，还没达到向他们最终展
示你准备好了的程度，因为成熟需要很多年……

> 治疗师要求哥哥成为妹妹的老师，帮助她从父母那里获得自主
> 权，而哥哥则采取与父母结盟的立场。

黛博拉： 我想你错了，我想我已经准备好了。我知道以色列是什么样
的，我想回去。我很高兴我去了，因为我觉得没有比这更好

的机会了。我比任何我认识的去过以色列的人都欣赏它。

西蒙：　是的，我相信你。但你要明白，我现在是老师……

米纽庆：　不，如果你有不同的观点，不要让他继续。

> 治疗师支持女儿挑战作为父母盟友的哥哥。这和挑战父母的策略是同类型的。

黛博拉：　你现在是我的老师，但你能改变我的过去吗？

西蒙：　是的，我知道……

黛博拉：　我觉得你错了。如果那年夏天我待在家里，会做更糟的事。如果我去夏令营，然后哭着回家，你就可以责怪我了。你可以说我还没准备好去露营。但我没有哭着回家，我写了信，我不认为这是个错误。我很高兴我去了，如果再去，我还会去同样的地方。我认为你想去，我真的认为你也想去，但没有机会去。你想去吗？

> 在治疗师的支持下，女儿回答得更详细，逻辑更可靠，并且能够对抗哥哥。也许她需要先和哥哥练习如何表达不同意见，然后才能从父母中独立出来。但是，当女儿和哥哥间日益增加的分歧达到了可接受的冲突临界点时，她的最后一个问题化解了冲突。

西蒙：　我不想去。因为……因为我知道我将会在那里，在以色列。（朝着母亲）你有纸巾吗？

> 哥哥接受妹妹的信号并请求照顾，这激活了整个家庭参与的回避冲突的循环。

父亲：　这里，西蒙，用我的手帕。在这里。这是块干净的手帕。把它打开，把它打开。

米纽庆：　他 17 岁了。

母亲：　给，把这个给他。（她递给父亲一张纸巾。）

父亲：　好的。

米纽庆：　我的天哪！看看这个家庭是怎么活跃起来的！你需要一块手帕，所以父亲动起来，并让黛博拉把手帕递给你，母亲把纸巾递给父亲……

> 治疗师利用这个机会，指出对女儿的缠结方式只是整个家庭模式的一个例子。这种治疗性操作使病人脱离了主要焦点，并将她置于家庭系统中。

母亲：　我们在一起。

米纽庆：　在一起，但是……

父亲：　我不知道。你必须让我看看是不是错了。

米纽庆：　你好像不知道一件事的结束是另一件事的开始。你想擦嘴，这就是你想要的吗？

西蒙：　是的。

米纽庆：　你激活了整个家庭。你多大了？

西蒙：　17 岁。

父亲：　我们尽量取悦彼此。

母亲：　是的，我们尽量取悦彼此。我真想告诉你，医生，你可能不相信，但黛博拉在家里一直有发言权，她不像你想的那么安静。她就是那个想做不同事情的人。她引起了我们的注意，并以自己的方式坚持去做。她在家里一直有发言权。

> 母亲回应治疗师的挑战，给了"良好的养育"的例子。在下面的序列中，"不做决定"的模式与前一次会谈中观察到的饮食模式相似。

黛博拉： 是我坚持要上模特学校的，还是我问过你的？

母亲： 是的，你问过，亲爱的。你拼命地要去。

黛博拉： 是的，但我没有坚持要求。

母亲： 嗯，你非常想去。

黛博拉： 我很想去，但是我没有坚持。我从没那么做过。我没说"非去不可"。

母亲： 不，你必须得到许可。在你这个年纪，不能坚持什么。

黛博拉： 嗯，是的。我正是那么做的，而且，你说我问过的……

母亲： 但你让我打电话给不同的地方安排面试。

黛博拉： 但我没有坚持。

母亲： 那其实就是坚持。

黛博拉： 但它并不是坚持。

米纽庆： 坎迪，你不同意黛博拉去，是吗？

> 在训练家庭成员协商分歧和处理冲突的过程中，治疗师将冲突框在小范围内。

母亲： 关于去模特学校这件事，我是不同意的。

米纽庆： 黛博拉，你知道她不同意什么吗？

黛博拉： 我就知道你不想让我去。你是为了让我开心，才同意的。你想让我玩得开心。

> 女儿亮起了可能发生冲突的"黄灯"，然后又退回去了。

母亲：　是的，我希望你夏天过得开心。但是，我不想让你去的原因有两个。

> 母亲同意她的意见，试图保持与女儿的联盟。然后又试图保持与治疗师的联盟，不顾女儿的信号，继续前进。

黛博拉：　为什么不呢？

母亲：　一是经济原因，二是我觉得这不适合你。我并不反对你以后当模特，但我觉得在 14 岁的时候，我就是看不出来。

米纽庆：　那么，你不同意。

> 治疗师维持冲突。

母亲：　我不同意。

米纽庆：　黛博拉有一个想法，坎迪不同意。黛博拉，你说你没有坚持。尽管如此，你还是去了。坎迪，黛博拉不知道你其实不想让她去。

母亲：　好吧，那时候她其实知道，因为我告诉过她。

米纽庆：　当你不同意时，你的声音有多强？

母亲：　嗯，就像我以前说的，不太强，因为我总让孩子去问父亲。如果父亲与我意见不同——给出了不同的答案，孩子知道我会同意父亲的意见。他们总是可以去找他。

> 再一次，母亲通过激活第三个成员来制定平息冲突的模式。现在母亲 / 女儿的冲突转变为父母与三角化的女儿的冲突。

米纽庆：　即使你不同意吗？

母亲：　是的，即便我不同意。

米纽庆：　这让你很无力。

母亲： 但我不反对。我可以接受。

米纽庆： 不，不。你用非常微妙的方式来反对。你不公开反对，但这些事情会影响你，在某种程度上。

> 治疗师关注到母亲的无助感，试图激活配偶间的冲突。

母亲： 我不介意。也许个性更强的人会感觉到，但它并没有……它困扰我，但我把它藏在心里，直到它磨平，然后假装它从未发生过。但即使我在有四个孩子的家庭长大，我总觉得父亲是一家之主，如果母亲不同意，她会说："去找你父亲。"如果父亲同意，她也会同意。

> 母亲直接给女儿树立了来自犹太家庭的女性榜样。这种模式在她自己的家庭中被接受，而且父母双方似乎都支持；这给黛博拉和西蒙传达了对女性的错误看法，将使他们在家庭以外的世界功能受损。

米纽庆： 那会让你陷入奇怪的位置，坎迪。

母亲： 是的，但我总是认为家庭应该充满和谐。在气氛和谐的地方，孩子就会在和谐中成长，而不是整天彼此吼叫。

米纽庆： 你现在多大了？

母亲： 48 岁。

米纽庆： 你仍然对自己的无力感到舒服吗？

> 治疗师将注意力转移到消除隐藏的冲突上，让母亲对她在夫妻亚系统中的位置感到不舒服。

母亲： 那并不困扰我。我喜欢依靠我丈夫。

米纽庆： 你喜欢吗，阿贝？因为她说的是一切都落在你的肩上。

父亲：　我们已经结婚 27 年了，没有太多争吵，也没有太多的爱。我可以看出我对家中的所有问题负有责任。我知道责任在我身上，因为我对孩子太温柔了。我有些恐惧。刚坐在这里的时候，我就在想，当我们讨论这些事情……如果西蒙今天向我要求去波士顿，我说你不能去；如果黛博拉说想去模特学校，我说："黛博拉，我没有钱，不能送你去模特学校。"会发生什么事？他们会不会反抗，对我说："好吧，我要去自杀"或者"我要出去做这个"。这些都是因为我的拒绝吗？我觉得没有勇气对孩子说不。老实说，我确实没有。我不记得对他们说过不，我一直害怕我的孩子。我看得出来。

> 父亲从隐藏的夫妻冲突转变为关于养育子女的冲突。治疗师提到妻子要求丈夫成为决策者，这让父亲在家庭系统分配给他这个功能时，陷入了自己的冲突回避模式。

米纽庆：　那很有趣。因为坎迪觉得你充满力量，但你不能对孩子说不。

父亲：　我不能拒绝她。

母亲：　我对你没什么要求。

父亲：　她喜欢说她要求不多，但我从来没有对任何人说过不。我能说不吗？对任何事情？如果你半夜叫我出去走走，我会去找孩子和妻子吗？你记得我对你说过不吗？从你出生以来，西蒙？

> 父亲把夫妻间可能发生的冲突转化为一个三角关系，要求与儿子结盟。

西蒙：　你总是说"可以"。

父亲：　那是我的问题。

米纽庆： 你知道吗？在我看来，你一定觉得自己被剥削了。

父亲： 我觉得我要对一切负责。我想我一定是病了。从九月开始，我每周工作七天，夜以继日却毫无进展。我可以告诉你已经发生的一些事，我不能拒绝。这就是家庭的问题所在。因为我有个想法，总有一天我们会在一起，那就是我想要的生活。我应该更加严厉地对她说："黛博拉，今年夏天你不能去以色列。去找份工作吧。"也许她会成为一个更好的人。

> 治疗师对父亲的支持使他开始挑战自己在与孩子的关系中用以避免冲突的模式。

米纽庆： 但是，我们现在看到的是你不能……

父亲： 说不。

米纽庆： 在需要的时候说。在很多地方，你确实需要坎迪的帮助。坎迪坚持说你很强大，实际上，你说你需要帮助。

> 治疗师的焦点从个人转向构建配偶亚系统的互补。

采访者： 我很困惑。在上一次访谈中，你似乎遵循着清晰的线路图。现在，我看到你在跟随家庭，并接受他们在二联体和内容上的切换。这个策略的原理是什么？

米纽庆： 第一次会谈似乎更清楚，因为我为他们的互动设定了明确的目标：女孩应该开始吃饭。我的策略突出了家庭的某些模式，并以牺牲其他模式和其他内容为代价，获取某些信息。在实现治疗的第一个目标后，我可以自由地放松，分散病人的注意力，并开始了解这个家庭。尽管如此，当我鼓励不同年龄的家庭成员关注自己并讲述他们的故事时，我的干预仍继续关注功能失调的模式，特别是缠结、冲突回避和过度保护，挑战患者和其他家庭成员的三角化。这些家庭互动就是被确定为维持心身症状的因素。

现在，饮食问题已经不再突出，注意力可以被放在整个家庭上。治疗师很清楚自己的治疗目标，但他就像雕塑家，根据家人给他的材料去使用锤子、凿子、刮刀、砂纸等。由于家庭成员间相同的互动在不同的背景下，以及不同的家庭成员之间发生和重复，因此可以用不同的形式进行治疗干预。治疗师在治疗过程中选择最容易利用和最适合自己风格的治疗方法，以便推动家庭朝着治疗目标的方向前进。

———————————

母亲：   我试着接手一些工作，但他不允许。（治疗师指导她指向丈夫。）你不允许。好吧，首先，回到孩子的问题上，我对他们的要求比你严格。出于一些原因，我会拒绝一些事情，但你会过来说"没事"。我对孩子的要求比你严格，我总觉得孩子和我在一起的时间比和你在一起的时间多。我管着这个家，我真的应该对这些事说行或不行。但是你的善良本质出现了，把他们宠坏了或怎么的。

米纽庆： 你并不赞成他吗？

母亲：   我不同意的时候，他总是知道的。

米纽庆： 但你不能帮他改变他的观点。

母亲：   不，不。

米纽庆： 那你不是在帮他。他说他有时需要你帮忙划清边界。

母亲：   是的，但他有很强的个性，我……

母亲试图维持丈夫有力量的神话。

米纽庆： 但你没听见他说的。再说一遍你刚才说的话。对坎迪说，这样她就能听到你说的话。因为我觉得她听不到你的话。

父亲： 我不知道怎么说"不"。我想他们都是这样的。但在这方面我会有所改变。我要试着让你承担些责任。

米纽庆： 这里的问题是你的妻子如何帮助你划清界限。显然她可以，比你要强一点，但明显她觉得没有这个权利。

父亲： 你来找我，你说："阿贝，我不知道该怎么办。我不知道该拿孩子怎么办；不知道该拿某人怎么办；不知道该拿西蒙怎么办。"我总是担心，当我离家去工作时，孩子会围着你转。就钱而言，我一直对他们很宽容，并试着为他们做些什么，但就让他们在正确的道路上而言，我就不那么轻松了。换句话说，我们的孩子一直在正确的方向上。就西蒙而言，我认为他是最好的，而黛博拉在我看来一直是模范孩子，我们从来没有和她有过任何矛盾。她是我觉得最不可能像那样挨饿的人。我一直担心黛博拉是那种对事情太认真的孩子，医生。我担心孩子，但我确定我不会再这么做了。

> 妻子对丈夫的依赖使他需要保持坚强的外表。母亲认为丈夫应该掌控一切，这种价值观妨碍了她利用自己的能力来抚养孩子的可能性。父亲维持着母亲无能的神话，支撑着强大的父亲的神话。
> 夫妻冲突的循环以和谐的陈述和迈向理想的行动而结束。
> 父亲把夫妻间的冲突转移到了父亲对孩子的关心上。

米纽庆： 不，不。你会的。你会继续下去。你不能改变太多。看，在那件事上，你需要坎迪的极大帮助。但你已经制定了坎迪不能帮你的合约。

父亲：　哦，如果下定决心，我可以改变。我会改的。

米纽庆：　不，你不能，你不能单独改变。我很了解像你这样的人，你们这类人是不会单独改变的。坎迪，他需要你的帮助，但他还不能接受。当丈夫觉得你不能帮助他时，你能怎么帮他呢？他认为自己是个"巨无霸"，什么事都得自己做。他的脊椎疼痛是因为他把每个人都扛在肩上。现在，你什么时候会接管部分工作？

> 治疗师提出了一个悖论：丈夫不能独自改变，但妻子可以帮助他。但要妻子帮忙，她就需要改变，丈夫也需要改变以接受她的改变。

母亲：　好的，只要他……只要你能让我做一些决定，你的生活会更轻松。

米纽庆：　你将如何帮助你亲爱的丈夫？毕竟他不知道如何让别人帮他。你要怎么帮忙呢？

母亲：　好吧，你看，这是个很难回答的问题，因为……好吧，就像我说的，我们对一些大事有不同的意见。我并不聪明，不知道谁是对的。我是说，我的想法可能是错的。我也不想按我的决定来，因为我害怕我错了。我就是这么想的。而且由于阿贝的经验更丰富……他和开放的世界接触更多，我总是在我的小世界里。

> 妻子抵触治疗师促进改变的推动，重拾强势丈夫的神话。

米纽庆：　这里的这个人，你的丈夫，需要你的帮助。当别人的要求剥夺了他的需要时，他要能够说"不"。他不知道怎么做。

> 治疗师坚持向妻子挑战。

母亲： 嗯，我可以替他说。很多次我都会说"不"，我试着在某个特定的主题内注入我的想法。就像他……

米纽庆： 你能做到吗？能稍微扰动一下家庭的平静吗？

母亲： 嗯，我尽力了。就像她带他在深夜散步的那晚。我对阿贝说，我不想再提了……但他没办法在那个时候离开。他应该早点和她一起去，不要等到她准备好了。那时他已经筋疲力尽。我不停地告诉他"不要去了，不要去了"，但没有用。我试着让他明白。

> 母亲将配偶冲突转变为父母与三角化的孩子间的冲突。

米纽庆： 你需要变得更强大。因为你是对的。

> 治疗师鼓励夫妻间的冲突，这将使患者去三角化。

母亲： 嗯，我觉得我是对的。他穿衣服的时候我一直在告诉他不要去。

父亲： 我不同意你们的看法，医生，坎迪。在"比赛"的那个阶段，天知道，黛博拉几乎处于边缘险境上。我能和黛博拉谈话的唯一时间就是散步时。

> 父亲从与妻子的关系转移到与女儿结盟。

米纽庆： 那是什么时候？

父亲： 晚上十二点，或者一点。

母亲： 但我觉得，如果你早去两三个小时，效果也是一样的……

父亲： 你说得对，在那方面。

米纽庆：   但是，你看，她是对的。我认为在家庭中，坎迪习惯说："好吧，你的想法是正确的。"但事实是，很多时候坎迪才是对的。

父亲：   看，我们经历了黛博拉在台阶上走上走下的那段时期。黛博拉纠正我，成百上千次。她围着厨房的桌子走，以至在一旁的西蒙都不能做作业。她把垃圾带到楼上的房间里去。我走过去，到黛博拉身边。我阻止了这一切。我看到了一点点进展。我想扮演医生或精神科医生的角色，因为我们无处可逃，无路可去。

米纽庆（对妻子）：我仍觉得你需要帮助你的丈夫。对他说："没有你的帮助，西蒙会活下来；没有你的帮助，黛博拉会活下来。我需要你的帮助。"对他说"我需要你"，然后开始努力阻止他做那些疯狂、慷慨的事。他一个人做不到。我知道他会和你斗争。如果他和你斗争，你能守住防线吗？

> 治疗师利用保护的价值来挑战缠结和鼓励冲突：妻子需要保护丈夫，而不是他需要保护女儿。

母亲：   我会的。如果我喊得再大声一点就好了。他不喜欢任何人大喊大叫。

米纽庆：   但是，你能吗？

母亲：   好吧，只要我知道会有帮助，我会的。

米纽庆：   是的，会有帮助的，会有的，你需要帮助他。

母亲：   你也知道，医生，我也是同一类人。因为当他不在家，他们要求我为他们做点什么的时候，我也放下一切去做了。

> 治疗师推动妻子在冲突中采取行动，妻子朝着回避冲突的方向移动。

米纽庆：　你不能说"我很忙"？黛博拉，除了食物方面，你能向父母表达不同意见吗？你不同意他们的意见吗？

> 治疗师试图与女儿继续冲突的话题，但无意间在这一策略中使用了三角化女儿的家庭模式。

黛博拉：　是的。

米纽庆：　公开的吗？

黛博拉：　不是公开的。

米纽庆：　为什么不呢？

父亲：　　我不同意她的看法。我想我们有一个民主的家庭。我总是会问你："黛博拉，你同意这一点吗？你同意我的观点吗？"如果你不同意，我们会一直讨论的。我想，换句话说，当你说"不"的时候，能给我举个例子说明你的意思吗？还是你不明白医生的问题？医生说："你能公开地不同意你的父母吗？"你说"不能公开地不同意"。当你不同意的时候会怎么样？直接说吧。

> 治疗师的推动显然已经超出了家庭冲突的可接受阈值，并激活父亲去启动避免冲突的循环。

黛博拉：　能给我举个例子吗？因为我不记得了。

父亲：　　我想我们没有意见分歧的时候。

黛博拉：　是的，我想你是对的。

父亲：　　我真的不记得任何的分歧。

米纽庆：　所以我要教你如何不同意。我看到上周发生的事，当你需要协商一些事情。母亲对你吼，父亲对你吼，而你坚持不吃东西。最后，在这个分歧中，你们都不知道如何解决问题。当有分歧时，你不知道如何解决。

父亲：　医生，你真是一针见血。我很担心，虽然我知道要做什么才能改变，我想我的妻子也知道我要做什么才能改变，但我还是很担心让黛博拉回家的事情。我知道她最终会回家的。

米纽庆：如果她能涨到 88 磅，明天就可以了。

父亲：　我不希望她为了离开这里而吃东西，然后回家后继续做同样的事，六个月后再回到医院，或者去其他地方。我很担心接你回家这件事，因为我知道你是什么样的人，我也知道我是什么样的人。

米纽庆：那么坎迪呢？

父亲：　我也会担心母亲的风格和接下来要发生的事情。假设你不吃早餐、午餐或晚餐，或者你对我说："爸爸，我想在下午两点吃；我不想和家人坐在一起。"我说："黛博拉，你必须在五点钟和我一起坐下来吃晚饭。"现在，你打算怎么办？我想让你现在就告诉我。

黛博拉：我会吃的，但我不乐意你计划让我在晚饭前后和你待在一起。你看，你想让我一直待在家里。而我想出去。

女儿将冲突从吃饭转移到家人一起吃饭的自主性问题上。

父亲：　好吧。假设你想做什么事，我说不，你不能做。

父亲继续围绕分离和亲密来处理自主权和冲突的问题。

黛博拉：什么？

父亲：　假设我说你今晚不适合出去。因为某些原因，我不想让你今晚出去。

黛博拉：原因是什么？

父亲： 不管是什么。我不认为你因为某种原因应该在晚上出门。你想出去，我说不。现在，你的反应是什么？（治疗师鼓励地向黛博拉点头。）

黛博拉： 好吧，这取决于哪一种情况……如果你说我不想你出门，但其他人都出去约会了，我会质疑，会为此感到生气，因为除非你有充分的理由——因为我喜欢拥有自己的生活。如果我和你一起吃饭、聊天，那很好，但我还是想出去玩，我想玩得开心。

> 在治疗师的支持下，女儿开始在与饮食无关的领域中维护自己的自主权。

父亲： 假设，作为家长，我不认为让你出门是合适的。假设我要管教你。我看到你的体重……我想让你拿起秤称一下体重，我想控制你的体重……

> 父亲把顺从和忠诚的问题带到饮食的问题上。

米纽庆： 不，你不能这样做。

> 治疗师阻止进食成为父母/孩子互动的领域。

父亲： 我不能那么做吗？

米纽庆： 你不能控制她的身体。黛博拉，这是你我之间需要做的事情。你回家后，当你来做治疗时，我会在儿童医院给你称重。

（访谈继续进行了10分钟，讨论了黛博拉在不久的将来回家的可能性，以及就父母和孩子的权力进行协商的必要性。治疗师承诺会帮助他们。）

采访者：　孩子回家后，你总是控制体重的增加吗？这种策略难道不意味着要把你放在父母所在的位置，并赋予患者战胜你的治疗目标的能力吗？

米纽庆：　我在对神经性厌食症的工作中使用了各种不同的技术，不管是在家里还是在医院，但差别仅仅是表面的。所有这些策略的基本结构是相同的。他们代表了去三角化的不同变奏。我在这里的策略是基于促进卡普兰家在其他领域的互动，从而促进这些领域的治疗性转变。我想先把他们之间的冲突从黛博拉的饮食上移开。这个策略，从第一次访谈开始，关于黛博拉进食的冲突转化为关于餐桌纪律的冲突，将是未来几个月治疗的本质。在僵化的家庭中，许多互动模式的同质性支持了这种观念，即治疗性观察和改变的焦点可能是他们在各种安全领域的冲突。

黛博拉5天后出院了。在家里，她继续吃东西，体重也在增加。

卡普兰家庭的治疗又持续了6个月。尽管有些治疗是单独与父母或孩子进行的，但大多数治疗是与整个家庭完成的。治疗快结束时，治疗师将访谈分为两个阶段，首先与父母和黛博拉见面，然后与黛博拉单独面谈。当厌食症状消失时，黛博拉拒绝和父母一起吃饭；另一方面，她拒绝和他们谈话。黛博拉表现出来的行为有所增加，她对父母的要求也增加了；但同时，父母也有能力拒绝她的要求。黛博拉在学校的表现仍然很好。她扩展了社交活动，放学后找了一份工作，每天工作3个小时，周六则全天工作，把挣来的钱存起来以供上大学用。与父母的工作包括性治疗和鼓励他们集中精力处理与夫妻有关的问题，而不是不断关心自己作为父母的问题。治疗结束时，治疗师向家庭表示，如果以后出现任何问题，任何家庭成员都可以联系治疗师。

一年后，黛博拉打电话给米纽庆医生，要求个体治疗，用她自己攒的钱支付费用，并要求保持这种联系，与家人分开。这时，黛博拉对她与男孩的关系感到担忧。她单独做了 10 次治疗。两年后，应她的要求，做了 2 次访谈，讨论与大学生活有关的问题。神经性厌食症的问题没有在这些访谈中再次出现。

治疗结束后 4 年，黛博拉吞下过量的镇静剂尝试自杀。她住院一周。出院后她又恢复了治疗。自杀行为的起因是一段失意的恋情。在大学里，黛博拉的平均成绩是 B，社交非常活跃，交了很多好朋友。然而，她与男性的关系却呈现出一种破坏性的模式。黛博拉是个很有魅力的人，很容易和男孩子建立友谊，但当达到一定的亲密程度时，这种关系就变得矛盾了。在这一点上，她变得焦虑和害怕，害怕如果她的完全无能被发现，那么她就会被甩。之后，她开始强迫性进食，取消约会，两人的关系也随之结束。她的暴饮暴食断断续续，与外部压力有关。

黛博拉从大学过来做个体治疗 4 个月。有时她邀请一位密友和她一起参加治疗。她最亲密的两个朋友聪明、内向、有礼貌、忠诚。黛博拉在家庭接受的训练显然是她成年生活的一笔财富。个体治疗聚焦于她想要不费吹灰之力就能迅速成功的期望，以及利用逃避来避免压力的动力。治疗师鼓励黛博拉暂时性继续用暴食来解压，因为暴食能让她在压力环境中放松。他建议，当她改变回避模式时，暴食便会消失。六七次治疗后，暴食消失了。治疗再次结束，但随后的时间还太短，无法进行真正的随访。

这是一个复杂的案例。它提出关于人类持续发展过程中的治疗关系的问题。发展总是伴随着新的挑战、新的环境和不可避免的失调期，而个人和社会系统则会产生新的适应模式。对于所有的厌食症家庭，以及他们的每个个体成员来说，在正式终止治疗后，适应生活中新环境不断变化的要求是一项普遍的任务。和我们所有人一样，他们需要探索改变，去适应，去增加适应的机制——总之，去应对和改变。大多数人能做到这一点，是由于自身的能力、治疗的辅助，以及外部生活中支持这种转变的幸运环境的综合作用。然而，像黛博拉这样的人，在离开家庭进入新环境时，几乎可以预见地需要间歇性的帮助，至少在学会新环境中适应改变的可行机制之前是这样。

　　黛博拉离开了家庭，进入了要求和约束都不相同的大学环境，进入了复杂的男女关系中。这是年轻的成年人的特征。但她的应对方式过于频繁地依赖不恰当的模式，而这些模式在她的家庭中是可行的。早期的治疗无法预见这些问题，因为它聚焦于黛博拉作为家庭系统的个体成员的心理生存，这个家庭系统正在艰难地学习如何放开它的成员。黛博拉有必要搬出去，独自面对新的环境，而不要家人的保护。在她试图应对的过程中，她发展了新的技能，但她也依赖旧的功能失调的模式，这些模式现在被认为是属于她的。在这一点上，有必要让治疗师继续工作。这种持续治疗的模式类似于家庭医生的做法。当出现问题时，家庭医生可以提供服务。从长远来看，这似乎是一种经济的治疗方法。

第 9 章

吉尔伯特家庭

朱迪·吉尔伯特（Judy Gilbert）（第7章"治疗结局"相关表格的28号案例）14岁多1个月时，被南方医院转诊到费城儿童医院，在南方医院她已经因神经性厌食症住院3次。直到13岁前，她一直被认为是个活泼、正常的孩子，体重和食欲都正常。在13岁的那个夏天，她开始节食，变得喜怒无常、沉默寡言。她与同龄人的活动减少。没有发现特定的诱发事件。

在开始节食的4个月内，她的体重从93磅下降到56磅（1磅＝0.4535千克）。她住院4个月。全面的医学检查没有发现任何导致神经性厌食症的器质性原因。医院的精神科医生形容她是个性格刻板、饱受性冲突之苦的人。他报告说，她画的画是没有手的。从她极端的被动性来看，这被认为是有意义的。他还指出："在她住院之初，她会站着而不是坐着，会以非常幼稚的方式前后摇晃，而且永远不会停止走动。渐渐地，她尝试了各种药物，当她被予以处方药氯丙嗪时，这似乎有助于控制这种类似自闭症的摇摆行为。"

她被安排进行行为矫正治疗，但没有成功。当体重继续下降时，她开始通过鼻胃管进食。通过强制鼻饲，她的体重有可能增加到70磅。然而，出院后，她拒绝进食并过度运动，导致体重急剧下降，不得不去医院接受另一项强制鼻饲计划。她再次出院并再次入院，那时她被转诊到费城儿童医院。在父亲换了工作、卖掉房子后，全家搬家，穿越半个国家，只是为了和朱迪在一起。

朱迪来到医院的时候显得非常消瘦和孤僻，虽然她似乎并不痛苦。她的体重是56磅，身高4英尺9英寸（1英尺＝0.3048米，1英寸＝0.0254米），血压92/55毫米汞柱，脉搏56次/分。除严重的恶病质外，未发现明显的生理异常。

因为朱迪之前做了大量的检查，所以医生只安排了最低限度的筛查。所有的结果都是阴性的。她被安排进行为治疗的项目组。当护士向她解释治疗方案时，她注意到病人"似乎没有压力。她说，如果要求她卧床，她将拒绝使用便盆，而且可以憋尿三天。"

她没有做到。在这种情况下，行为治疗并不很有效。由于她肌酐高（数值为54）、血压低，她被静脉注射生理盐水以扩充血浆容量。尽管朱迪只能绝对卧床休息，但仍然坚持只吃最少量的食物。她的体重没有增加，但也没有减少过多。午餐会谈就在治疗的这个时期进行。

会谈的第一阶段一如既往是加入家庭和探索的时间。在进入危机诱导之前，治疗师与家庭建立起支持的关系是至关重要的。然而，在下面的对话中，这个持续了将近一个小时的第一个阶段已被大幅删减了。

米纽庆：　在开始吃午饭之前，我能稍微了解一下这个家庭是怎么运作的吗？

父亲：　　家庭的运作方式。你知道的，水手的家庭有其独特之处。

米纽庆：　我对朱迪说过："我不认识任何船长。你父亲是个非常有力、专制的人吗？"因为那是我的刻板印象。

父亲（笑）：我不是。我想我可能在很多方面都比较坚决。无论是在家里还是在工作中，我都试着去理解他人，"我的话就是法律"
也不一定是正确的。在工作上，我是老大。

米纽庆：　是吗？

父亲：　一艘船必须有船长。必须有人掌控一切。只有一个人才能做
出决定。但是当我不在的时候，事实上，我妻子经常扮演父
亲和母亲的双重角色，她必须又当爹又当妈。

米纽庆：　就像单亲家庭一样。

父亲：　是的，当我回家的时候，这就成了问题。你知道的，"我又回
来了"。

米纽庆：　我想我明白了。

父亲：　我离开一段时间了，你知道吗？这对她来说很难，因为她必
须扮演两个角色，然后再回到一个角色。

米纽庆：　嗯。

父亲：　也许她想再多说一点。她说那是个问题。

母亲：　不，我从不认为那是个困难。我们总是一起做决定。

父亲：　是的。

母亲：　我也很清楚格雷戈里（Gregory）在某些情况下想要去做些什么。

米纽庆：　我正在思考你丈夫所说的。这似乎是一种非常敏锐地看待家
庭的方式。这是个不断扩张和收缩的家庭。

> 治疗师加入父亲，确认他是个敏感、能言善辩的人。

母亲：　没错。

———————————

采访者：　这次你发起面谈的方式是加入系统的示例方式吗？

米纽庆：　是的。我在面谈一开始先支持这个在船上是权威，在家则处
于次要地位的父亲。我要求他描述家庭的功能，这让他成了

家里的权威。在这个策略中，我只与患者进行表面接触，并将访谈的焦点转移到一般的家庭问题。

_____

米纽庆： 当你丈夫在海上时，你们的生活如何？

母亲： 多样化。他一般会离开很长一段时间。朱迪 7～10 岁时，他离开 3 个月，然后回家 6 个月，然后再去 3 个多月。但在他离开的所有时间……格雷戈里一直都很认真地与家人保持良好的联系，经常写信，偶尔会打电话。我们从没有感觉到他离开了，你知道，类似长期没有互动的真正的离开。

> 在父亲的指示下，母亲继续讲述早期的家庭生活。

米纽庆： 生活是……？

> 治疗师将他的注意力引导到妻子身上，促进妻子的参与。

母亲： 孩子的日常生活，现在和过去，更多都是我在掌控，而不是格雷戈里。但我不认为他在家或是不在家会有什么大的变化。我认为孩子的日常生活更多是由母亲管理的。

米纽庆： 哦，如今有各种各样的模式。但是，把父母的责任都集中在你身上的倾向可能是你们家庭组织方式的一部分。

父亲： 我想是的。

母亲： 嗯。

米纽庆： 这就是你所说的"海员家庭"。

母亲： 嗯。

父亲： 是的。

米纽庆： 怎么样，朱迪？你记得以前的那些事吗？能描述一下父亲离开时发生了什么吗？他什么时候回家的？这种手风琴式的家庭……父亲回来或离开的影响是什么?

> 在接触了患者的父母并确认他们都是有能力的个体后,治疗师
> 决定与患者一起工作。

朱迪: 噢,他回来是个让人兴奋的时刻……我们看着那艘船。他在
船上的时候,我记得我走到码头去看他。然后走上船,开始
做些事情。你知道的,他会带东西回来。所以总会有人惊呼:
"噢,天啊!"(大家笑。)

米纽庆: 你会带什么东西回来,格雷戈里?

> 治疗师鼓励这种令人愉快的氛围。

父亲: 朱迪,这是一个阶段,你弟弟那时还是个婴儿,甚至更早以
前……

朱迪: 在他到来之前。

米纽庆: 他还没出生。所以,朱迪,你一个人和母亲待在一起。也
许你和唯一的女儿之间已经建立了非常密切的关系。是吗,
莫琳(Maureen)?

母亲: 我想是的。

米纽庆: 朱迪,你和母亲说话多吗?

朱迪(用尖锐的语气,表示挑战和拒绝):我不知道!

米纽庆: 我不是说现在。

朱迪(同样的语气):我不知道!

米纽庆: 你怎么想,莫琳?你记忆里是怎样的?你能提醒她吗?

采访者: 发生了什么?

米纽庆: 突然,我无能为力了。我试图把女孩拉进来,但被拒绝了。

我又试了一次，结果被更严厉地拒绝了。这个时候，访谈已
经进行了 5 分钟，我不能卷入和朱迪的权力斗争。所以我让
母亲参与到互动中。

采访者： 这听起来像家庭成员绕开冲突的方式。

米纽庆： 是的，这也预示着我在适应这个系统。现在，我无意中使用
了其他家庭成员绕过冲突的同样的策略。在重构系统方面，
治疗师可以控制谁参与。在某些情况下，他可能会发现保持
其他家庭成员不加入二元关系是有用的，这样就迫使两人的
互动时间比自然情况下的要长。但在其他时候，他可能会鼓
励第三个成员加入，比如在这里。这项技术既能解决冲突，
又能收集不同的信息。

————————

母亲： 好吧，我想，你得回想一下爸爸在船上的时候。你知道，朱
迪，我们会一起做事。爸爸不在的时候，我们有时会去格拉
姆（Gram）家……

朱迪： 我真的不记得了。

母亲： 你一点都不记得了？

朱迪： 不记得！

母亲： 我们有时会邀请堂兄弟姐妹来家里，和我们一起住上一两个
星期。我们在附近有很多亲戚。当格雷戈里离开的时候……

父亲： 那是我们在弗吉尼亚的时候。她在谈论我当船长时的事。

> 母亲 / 女儿二联体的运作和她们间压力的发展激活了家庭用来化
> 解冲突的机制之一：形成三联体，或二联体的转换。

母亲： 是的。这就是她提到的，她说要去看那艘船的时候。

米纽庆： 格雷戈里，我想你营救了你的妻子，因为当朱迪拒绝回忆时，

她感到不舒服。(大家都笑了。)

> 通过适应父亲的"海军"语言，治疗师构建了家庭模式下的
> 互动。

父亲：　嗯，可能我确实那么做了。但你说的是"不要派人来救援"。

米纽庆：　你需要它吗，莫琳？

> 治疗师挑战夫妻间不必要的保护。

母亲：　不，不需要。我想我不需要你的救援。

米纽庆：　这就是家庭成员之间相互激发的方式。当你看到夫妻是多么
同步的时候，你会觉得很有趣。

> 治疗师强调"家庭是一个功能系统"的观点，用支持性的措辞
> 表达他的观点（"觉得很有趣"）。

父亲（笑）：　你真正想说的是，我在某种程度上干扰了她们。

> 父亲适应治疗师的方法。

米纽庆：　莫琳，你觉不觉得你在向朱迪靠近，而她打断了你的靠近？

母亲：　是的。

米纽庆：　朱迪，你有没有注意到你甩开了母亲？你知道你刚刚斥责了
她吗？

> 治疗师在一个与食物无关的领域挑战朱迪，为进一步的干预做
> 准备，将不吃的问题转化为行为不当的问题。

朱迪：　我没有。

米纽庆：　你确实是那样做了。

母亲：　不是身体上的，他的意思是你所说的话。（停顿片刻。）

米纽庆（对父亲说）：莫琳似乎是个很敏感的人，很容易被伤害。

父亲：　啊，就是这样。坦白说，我觉得我们都是这样的。

米纽庆：　你还有个非常固执的小姑娘。有时她非常强势。

> 治疗师开始重塑女儿在家庭中的地位。

父亲：　是的，你知道，我想我们直到最近才意识到这点。也许我也很固执，但我不知道。我觉得我有了灵活性。与此同时，我知道我喜欢做一些事情，而其他人可能不喜欢……我妻子可能想详述一下。

母亲：　我笑是因为我们总是说我很坚定，而格雷戈里是个完美主义者，以至于朱迪成为一个坚定的完美主义者。

米纽庆：　你是如何对待女儿的"坚定的完美主义"的？我会用你的措辞。我觉得它们很适合你，朱迪，显然你已经把自己搞得一团糟。这种状况持续了多久？已经有 6 个月了吗？

> 治疗师使用家庭语言来重构家庭对女儿的看法。
> 治疗师与女儿联系。

父亲：　我们对此表示歉意，试图说"嘿，请这样做，因为我们希望你这样做"，但从来没有说过"去做吧，否则就见鬼去吧"。只是因为我从未经历过这样的拒绝。

米纽庆：　以前，朱迪是个很好的、有礼貌的姑娘吗？

父亲：　是的。朱迪一直是个很好的孩子。现在仍然是，是个超棒的孩子。我们在一起做了很多事，而且也非常享受。露营、徒步旅行，诸如此类。

> 父亲描述的是神经性厌食症儿童患病前的常见情况。

米纽庆： 朱迪现在是如此激烈地表达异议，那她之前是如何表达异议的？

> 治疗师继续以自愿表达异议的方式来构建神经性厌食症患者的行为。

母亲： 我想朱迪以前不表达。我认为这是问题的一部分。

米纽庆： 她从来没有表达过异议吗？

母亲： 不，不。她偶尔会瞪着我们。

父亲： 是的。

母亲： 我想，这是唯一的迹象，表明她对我们做的决定或已经做的事真的很不满意。

（午餐被送了进来。）

采访者： 第一阶段非常轻松。

米纽庆： 是的。我没有将焦点放在神经性厌食症上，只是在处理一般的家庭问题。我加入家庭成员，体验了他们的部分力量、封闭或开放的沟通途径、多种模式和冲突阈值，以及一些应对策略。同时，我了解了他们过去的生活和现在的环境。

在与家庭打交道的过程中，我通过一些简单的操作来加强自己的领导能力，比如引导沟通、索取信息、阻断家庭模式、支持家庭成员。当食物端上来的时候，家庭成员已经学会将治疗师作为治疗系统的领导者来依赖和信任。这是至关重要的，因为这次访谈的第二阶段将涉及家庭危机的活现。家庭

成员必须被激活，超越通常的冲突阈值，以便探索可替代的
行为方式。

———————————

（午餐准备好了。母亲、父亲和治疗师拿到了他们点的三
明治。朱迪拿到了她早些时候在病房点的餐盘。除了朱
迪，每个人都开始吃饭。治疗师示意朱迪她也应该开始吃
东西。）

朱迪：　　我现在不想吃，米纽庆医生。

米纽庆：　格雷戈里和莫琳，这是我们需要讨论的问题。

朱迪：　　我不会吃的。我现在不会吃。

> 女儿从推迟到拒绝再到推迟的转变，是所有家庭成员处理冲突
> 的回避方式的特征。

父亲：　　什么？

米纽庆：　朱迪，这件事情你不能和我谈。你要面对的是你的父母。我
们今天要解决非常重要的问题。让我直说了吧，我们都担心
朱迪会死。

父亲：　　是的。

母亲：　　没错。

米纽庆：　我认为上一家医院的治疗程序比疾病本身更糟。朱迪不仅不
吃东西，也不咀嚼，也不吞咽。在那里，她学会了通过胃管
进食；现在，她在这里通过静脉进食。她是你的女儿，她需
要开始吃饭。

朱迪：　　我在开始吃了。

米纽庆：　是吗？

朱迪：　　是的。

米纽庆：　那不是我要了解的信息。我想这应该是你和父母继续讨论的问题。现在，我要你们两个去处理她的问题。她得吃饭。

> 治疗师联结朱迪，挑战她，为避免权力斗争，把她放在无权的位置。他为父母做榜样，并要求他们负责。

朱迪：　我知道。

米纽庆：　我对和朱迪谈话不感兴趣，因为她很孩子气……

父亲：　是的。

米纽庆：　也很幼稚。当十四岁的孩子像三岁孩子那样面对我，我会厌倦，不会回应。你俩跟她一起生活了十四年，爱她、关心她，一定有什么办法能让她活下来。那就看你们能不能让她停止绝食了。所以我要走了，你们可以和她谈谈。想聊多久都行。你们可以命令，可以坚持，可以哭，可以请求，可以哄骗，可以引诱。随你们怎么做，但她得开始吃点东西。(他离开了房间。)

采访者：　为什么你认为能成功激活他们？毕竟他们以前试过，但失败了；他们把女儿送到医院，医院也失败了。

米纽庆：　我已经表示女儿有死亡的危险，他们可以救她。这些都是激活他们的非常强大的力量。危机诱导的舞台现在已经准备好了：朱迪被塑造成一个不负责任、无能为力的孩子，她的父母被派去负责挽救她的生命，而食物也被作为问题引入到这里。

采访者：　你总是在这个时候离开房间吗？

米纽庆：　不，这取决于家庭。这个家庭非常善于吸引治疗师来帮助维持他们回避冲突的模式。从单向镜后面，我可以很容易地回避系统的调节需求，只在我必须重新介入互动时进行干预。

采访者：　如果治疗师没有观察室怎么办？

米纽庆：　那他必须开发出隐身的技巧，比如研究地板或天花板、看着
自己的肚脐眼，只要适合自己的风格。

———————————

朱迪：　我告诉过你，我回去就吃。

> 女儿逃避挑战，这次是以推迟时间的方式。

父亲：　朱迪，你要现在吃。

朱迪：　不，我不会吃的。

> 女儿拒绝。

母亲：　为什么现在不吃呢？

> 母亲进来了，撤回要求，用说理的办法避免冲突。

朱迪：　因为我不想。

母亲：　有什么特别的原因吗？

朱迪：　是的。

母亲：　什么？

朱迪：　因为我不想。

父亲：　那是唯一的原因？

朱迪：　是的。

父亲：　就因为朱迪现在不想吃东西？

朱迪：　对。

母亲：　亲爱的，我们想让你现在吃东西。

朱迪（讨厌地说）：我不在乎，谢谢。

母亲：　　　亲爱的，你快饿死了。你得吃东西。拜托！

> 女儿与父亲的对抗使家庭的压力超越了阈值，激活了母亲／女儿
> 二联体。

朱迪：　　　我说过回去后会吃的！

> 女儿对母亲发出的避免冲突的信号做出反应，以避免冲突，转
> 而采取拖延策略。

父亲：　　　我们不会等的。

> 父亲以"我们"的名义发出了强有力的声明。

朱迪：　　　但我会。

> 女儿挑战父亲并引发冲突。

父亲：　　　朱迪，我们等了很久了。如果你说的是真的，现在就该吃了。

> 父亲避免冲突，然后转向家庭价值观，揭示了这个家庭不行动
> 的模式之一。

朱迪：　　　我不想吃。我不会吃的。

> 女儿拒绝父亲，放大冲突。

父亲：　　　但你并不真诚。你不真诚。你在骗我们。

> 父亲总是在价值观领域里行动，强调对家庭的忠诚（"你在骗
> 我们"）。

朱迪：　　　那又怎样？

父亲：   不是怎样的问题。你在骗人。

朱迪（嘲弄地）：骗人。

母亲（恳求）：这就是你想要的吗？我是说，你到底想要什么，朱迪？

> 冲突强度的增加导致母亲重新激活母亲／女儿二联体。

父亲：   你想要什么？想骗人吗？

母亲：   你想瘦并挨饿吗？你到底想要什么？这是我们不知道的。如果我们知道你想要什么，如果你愿意和我们谈谈的话，也许我们可以解决这个问题，我们不知道。

> 母亲恳求女儿回到和谐、无冲突的家庭中。

父亲：   你不和我们说。

母亲：   你不吃东西，但不说为什么。你就是不吃东西。亲爱的，我们不知道该怎么办。我们恳求你、向你承诺、祈求你、向你哭诉、向你发怒，你仍然没有吃饭。在你决定想吃之前，我们真的无能为力。所以，过来和我们坐在一起吃东西吧。把椅子拉过来些，吃点东西。

> 母亲安抚的语气是避免冲突的信号。母亲就像父亲一样，无法在要求改变的同时维持家庭和睦。

朱迪：   我不想。

> 女儿拒绝合作。

母亲：   吃点东西，亲爱的。

父亲：   苹果酱看起来不错，亲爱的。

朱迪：   你可以吃它。

父亲：　不，亲爱的。

朱迪：　我不吃。

父亲：　吃吧！

朱迪：　不！

父亲：　朱迪，这是很好的食物。

朱迪：　废话。

父亲：　这不是废话。

母亲：　朱迪，你知道食物没有问题。

> 当女儿将冲突升级时，父母轮流向女儿提要求，无法超越无效
> 的应对机制的范围。

朱迪：　我现在不吃。

母亲：　为什么不呢？

朱迪：　因为我不想。

母亲：　你没有给我们一个理由。

———————————————

采访者：　在访谈开始的时候，家庭成员似乎更加灵活。现在，他们的
　　　　互动显得极端僵化。这是任务的效果，还是他们之前掩盖了
　　　　自己的真实模式？

米纽庆：　这个家庭并不是完全的功能失调。在某些互动领域，他们就
　　　　像正常家庭的成员一样，享有其他选择，而系统的内稳态能
　　　　够忍受与系统规则的大范围偏离。然而，当这些家庭成员在
　　　　功能失调的领域进行互动时，可接受的偏离正常模式的范围
　　　　就大大缩小了。在午餐时间，我在功能失调的领域创造了一
　　　　项任务，这需要转变家庭模式才能成功执行。为了执行任务，
　　　　他们不得不面对冲突，家庭成员以通常的回避冲突模式给出

反应，不断地退回到狭窄的、以情感为中心的互动中。

朱迪：　　那又怎样？

母亲：　　只是不想是不够的。我想要更多理由。亲爱的，我们关心你。
　　　　　我们关心的是你能否活下来，也许你不在乎，但是我们在乎。
　　　　　（母亲哭泣。）

父亲：　　朱迪，你想要什么？为了某种对你来说如此重要以至于你
　　　　　都不会吃饭的东西，你想让你的母亲伤心欲绝地等着你吃
　　　　　饭吗？

> 父母试图通过引起内疚来动员女儿。实际上，他们是在使用一
> 些年龄小得多的孩子的父母所使用的技巧，他们要求孩子为了
> 妈妈吃一勺、为了爸爸吃一勺，等等——"为我们吃，因为如
> 果你不吃，我们会痛苦。"

朱迪：　　我现在不想吃。

> 女儿对回避冲突的旧信号的反应不是拒绝而是推迟。

父亲：　　为什么，亲爱的？

> 父亲温和地坚持。

朱迪（爆发）：我已经说过我现在不想吃东西了！我太难了！

> 女儿拒绝了父亲，并引发了冲突。

父亲：　　"太难了，我现在不想吃"？

朱迪：　　对。

父亲：　　你不爱你的母亲？不爱你的兄弟？不爱你的父亲？不爱我

们？是这样吗？

母亲：　更糟的是……更糟的是，她不在乎她自己。

父亲：　你根本不在乎，朱迪。根本不在乎你的家人。不在乎，你根本不在乎。

> 父亲提出忠诚来避免冲突。当女儿给出肯定的声明（"我现在不想吃"）时，父母双方都要求女儿的爱和对家庭的忠诚。

朱迪：　你以前就这么说，"你不在乎。你不在乎"。

父亲：　你在乎吗？

朱迪：　闭嘴，爸爸。

父亲：　好吧，当你停止挨饿的时候，我会闭嘴的。

母亲：　你这样跟爸爸说话，感觉好吗？

> 母亲替父亲辩护。女儿饥饿的问题迷失在试图重新获得家庭和谐的迷宫中。

朱迪：　不好。

————————————

采访者：　最后一次的互动是狭窄模式的一个例子吗？

米纽庆：　是的。父母和女儿间的斗争与接受或拒绝输入（进食、接受规则、接受命令）有关。当女儿感到难以接受时，会通过挑战父母来增加压力。然后，家庭成员转向情感导向的互动，压力就会减少。

————————————

母亲：　你喜欢说，"食物太糟糕了"和"叫他闭嘴"之类的话？

朱迪：　不是那样的。

母亲：　这让你觉得自己很强大、重要吗？

朱迪：   没有。

父亲：   然而，说出来比吃更重要。

朱迪：   是的。

父亲：   你是说你宁愿待在医院也不愿回家。这就是你对我们说的吗？

> 父母继续强调对家庭的忠诚。

朱迪：   不是！

母亲：   你不吃东西就是在告诉我们这些。

父亲：   是的，那正是你要告诉我们的。确实是这样的。

朱迪：   我现在不想吃东西。

> 女儿恢复了推迟而不是拒绝。

母亲：   你知道，不吃东西，你就是在说："我不想回家。我还没准备
          好回家面对你。我不想成为家庭的一员。"

> 父母的作用是一致的，强调爱和和谐作为改变的动力。

朱迪：   对不起，我现在不能吃。

> 女儿先是坚持挑战，然后犹豫和推迟。女儿的转换和推迟是互
> 动范围缩小的表现。推迟是对父母命令"现在就吃"的一种虚
> 假的接受。

米纽庆（重新进入）：我认为像你们这样做是不会有效果的。

父亲：   是的。

朱迪：   医生，你不会有结果的。

米纽庆： 刚刚发生的事情是你让14岁的女儿对你极不尊重，给你和你
          的食物扣上"废话"的帽子。你接受了。她的想法很荒谬，

她可以对你做任何她想做的事：践踏你的尊严，践踏你，让你感到无能为力、无助……

> 治疗师使父母因无助而感到羞愧。他认为，在这个家庭中，尊严和骄傲的语言将成为一种杠杆，使父母远离避免冲突的位置。

父亲：　看来是这样。

母亲：　确实是。

米纽庆：　我参与进来是因为以现在的方式进行下去，你女儿是不会吃东西的。因为她觉得自己比父亲更强大，当然，她也觉得比母亲更强大。当你试图对她说她应该吃东西的时候，你会有点担心你的力量。她践踏了你们的尊严。是你们两个人的！

父亲：　是的。

米纽庆：　有些事情很不对劲。所以我要你尝试不同的方法。（对母亲说）你能换座位吗？

母亲：　嗯。

米纽庆（对父亲说）：我要你坐在她旁边。我要你让她吃东西。

> 治疗师尝试让父亲和女儿单独工作的策略。和卡普兰家庭一样，这个阶段的策略有三个步骤：首先，要求父母双方一起帮助女孩吃饭；然后，每个人都会被要求分别尝试；最后，父母双方都会被要求加入反对女儿。

父亲：　我觉得我的……我……我的身体力量太强了，不适合去做我想做的事情。

米纽庆（起身）：你跟你的妻子讨论吧。

父亲：　朱迪，你准备好了吗？

朱迪： 没有。

父亲： 这听起来不像你，朱迪。

朱迪： 我不想对你无礼。

母亲： 我知道你不喜欢。那你为什么要那样做？

父亲： 亲爱的，我知道你不想那样。

母亲： 你为什么对我们这么粗鲁？为什么不吃？为什么不坐下来吃饭呢？

朱迪： 因为我不饿。

母亲： 有时候，你不饿的时候，也得吃饭，对吧？

父亲（给了朱迪一块面包，她把它扔到了地板上）：朱迪，该死。把面包还给我。现在把它放进嘴里吃掉。（他从地板上拿起面包，递给朱迪。）

> 当父亲与治疗师的"幽灵"联盟，超越了他通常的反应范围时，房间里的活动水平会发生变化。

朱迪： 不。

父亲： 你准备好了吗？（他又拿了一片面包，塞进了她的嘴里。）

朱迪（吐出来）：不要！

父亲： 你真恶心。你真是一团糟。我对你真的很失望。我该怎么办？你想要什么？像婴儿一样，让我们把食物硬塞进你嘴里吗？这就是我们对婴儿做的。抓住你，打开你的嘴，把食物塞进去。就像三岁小孩。这就是我们所做的。三岁的朱迪，就在这里。

> 但面对女儿的对抗，父亲又回到了推理和恳求。

朱迪（模仿婴儿的声音）: 妈妈。

父亲：　是的，好吧，"妈妈"。

朱迪（婴儿的声音）: 爸爸。

父亲：　给，张开嘴。（他给了她更多的面包。）

朱迪（婴儿的声音）: 不，爸爸。

父亲：　张开你的嘴。

朱迪：　不，爸爸。（父亲给朱迪喂了一勺苹果酱，朱迪吐了出来。父亲把它推了回去，然后朱迪咬了他的手指。）

父亲：　哎哟!

母亲：　朱迪，我要狠狠地打你一巴掌。少来这一套。

> 母亲支持父亲，但妨碍了父亲和女儿间亲密关系的发展。

朱迪：　我不吃苹果酱。真恶心。

> 女儿的反应是选择性的，而不是完全拒绝。

父亲：　别把它洒得到处都是。我是认真的。下午离开这里之前，你要吃点东西。

> 父亲的威胁让人想起卡普兰先生的拖延技巧。

朱迪：　我不会吃的。

父亲：　不，你会吃的。

朱迪：　不，我不会吃的。

父亲：　你会吃的。那里有你喜欢的鸡肉、喜欢的面包，还有你喜欢的苹果酱。

朱迪：　不，不是的。

父亲：　是的，我知道是的。

朱迪：　我不会吃的。

父亲：　不，你会吃的。

朱迪：　你是头猪！

父亲：　哦，我是头猪！好吧，你今天的词汇可真华丽啊，不是吗？

> 女儿反抗后，父亲在回避冲突。

朱迪：　是的。

父亲：　还有吗？

朱迪：　是的。

父亲：　让我们听听。

朱迪：　猪、猪、猪！

> 父女之间势均力敌的互动升级为女儿最后的挑衅。

父亲：　那让我很难过。你以前从来没有这样过，我真的很不高兴。

> 父亲将冲突转化为个人陈述，发出警告信号。

朱迪：　我也是。

> 女儿对明确的警示进行回应。

父亲：　好吧，朱迪，如果你不高兴，为什么不停止呢？亲爱的，做出改变，朱迪！变回吉尔伯特家族里重要一员的那个朱迪。有那么难吗？朱迪，我爱你。你不认为我爱你，是吗？

> 父亲回到要求家庭忠诚和家庭和谐的主题。

母亲：　回答他，朱迪。

> 母亲介入以保护父亲。

朱迪：　我不愿意。

母亲：　不回答是不礼貌的。

父亲：　是的，嗯，你刚才就是这么对我说的。你不爱我。现在，我
　　　　对这件事感到困惑。

> 父亲转向了人际接纳和伤害的问题。

朱迪：　我没那么说。

> 女儿以字面的方式回应，既避免冲突又不屈服，正如黛博
> 拉·卡普兰之前所做的。

父亲：　不，亲爱的，你确实说了。

朱迪：　不，我没有。

父亲：　你说过"哼"。

母亲：　问题是，你问她是否认为你爱她，而不是她是否爱你。

> 母亲介入以缓和冲突。妻子频繁地加入丈夫的行为也有不认可
> 丈夫资格的元素。

朱迪：　嗯哼。

父亲：　我爱你，朱迪。

朱迪（用嘲弄的语气）：谢谢你！我也爱你。

母亲：　你关心爸爸吗？

> 母亲行动起来以保护父亲，让彼此的关心和关怀再次成为
> 焦点。

朱迪： 是的。

母亲： 真的吗？

朱迪： 真的。

母亲： 那你为什么不让他知道你关心他呢。你为什么不坐起来吃呢？来，吃点鸡肉。

> 母亲对改变的推动符合家庭和谐、爱的价值观。

朱迪： 不，你为什么不吃呢？我不要吃。

> 女儿提出让妈妈吃东西的要求，这一点与黛博拉·卡普兰相似。

母亲： 朱迪，你为什么不坐起来吃点东西，向他表明你在乎他呢？

> 母亲以父亲的名义接手，避免了他的失败。像以前一样，她要求女儿为父亲吃东西。

朱迪： 我什么都不想吃。

母亲： 好吧，这是你不想做却必须做的事情之一。坐起来吃饭。

朱迪： 我不想现在坐在这里和你一起吃饭。

> 对于母亲的合理做法，女儿的回答不是拒绝，而是两次推迟（不是"和你"，不是"现在"）。

母亲： 但我们是在说不管你愿不愿意，都必须坐起来和我们一起吃饭。亲爱的，我们不是在让你选择。

> 现在，母亲提出了要求。

朱迪： 我不想。

> 女儿拒绝了。

母亲： 我们告诉你，你必须这么做。现在你是想自己动手，还是想让爸爸把它扔得满屋都是？

> 母亲采取强硬的"我们"姿态来提出要求，然后让父亲接手，作为纪律执行者。

朱迪： 他可以把它扔得满屋都是。

母亲： 嗯，他会瞄准你，所以你知道，如果你不想合作，那就是要发生的事。他会强迫你。现在，你愿意坐起来试试吗？这样就不会发生这种情况了。因为爸爸要喂你吃。

> 尽管父亲的要求缺乏力量，母亲仍然维持着男性力量的神话。这一陈述也带有取消父亲资格的意味。

朱迪： 我要餐巾，谢谢。

母亲： 我马上就来打你一巴掌。

父亲： 你真粗鲁。

母亲： 如果你是个小女孩，我会把你放在膝盖上打屁股。

父亲： 没错。

> 当母亲提出暂时性的挑战时，父亲会支持她。

母亲： 这就是你现在想要的。

父亲： 转过身去。我现在都不想看你。转过去好好想想吧。（他把朱迪的椅子从桌子旁移开。）这就是我们对小孩子做的事，把他们转过去，放在角落里，对吗？

> 但是当母亲采取行动时，父亲就会以羞耻、父母的爱和拒绝等
> 问题来避免对抗。

朱迪：　嗯哼。

父亲：　你就永远坐在那里。

朱迪：　是的。

> 女儿将互动转变为一场权力斗争，而父亲被击败了。

父亲：　真不敢相信。

母亲：　朱迪，那只不过是在逃避直面问题。

> 母亲为父亲辩护，这种模式不断重复。

父亲：　没错。你在逃避。转过来，来这里。（他把朱迪的椅子转回
　　　　餐桌。）

> 父亲附和母亲的支持，看起来好像他在支持她。

母亲：　你转回来的时候，食物还是在那里。问题仍然存在，直到你
　　　　学会面对它。它是不会消失的。

朱迪：　我不吃。（父亲开始切鸡肉，朱迪抓住他的胳膊阻止他。）

父亲：　朱迪，放开我，放开我。

朱迪：　我不会吃的。

父亲：　放开我。

朱迪：　我不吃鸡肉。

父亲：　别碰我。

朱迪：　我不会碰你的。我要去碰那只鸡。

父亲：　也不要碰鸡。如果你把事情搞砸了，我会很烦躁。

> 父亲的反应可能表明了他自己的心身症状："烦躁"可能是身体上的，也许是恶心。

朱迪：　你碰了以后我才不会吃呢。

> 女儿把避免吃东西变成了一种假装接受的互动。

父亲：　我是毒药吗，还是什么？

朱迪：　是的。

父亲：　我有毒。我有什么问题？

> 父亲通过激活以情感为中心的互动来接受这种迂回。

朱迪：　这就是有肉汁的毒药。

父亲：　好吧，那我们就把肉汁去掉。（他拿了一张纸巾，将鸡块弄干。）

朱迪：　我不吃。

母亲：　肉汁怎么了，朱迪？

> 当父亲的干预无效时，母亲介入。她接受了女儿的字面意思，并一起进入了假性行动。

朱迪：　我不喜欢肉汁。

母亲：　你喜欢肉汁。

朱迪：　不，我不喜欢。

母亲：　你喜欢，但你怕吃肉汁会发胖。（女儿用模仿的姿势把脸颊往上鼓，让自己的脸看起来很胖。在这样瘦弱的人身上，这种姿势既幼稚又夸张。）

父亲：　没错。你害怕会变胖，是吗？嗯？

> 父母联合起来，循环往复。

朱迪：　我不吃那个面包。我不会吃的。

> 女儿拒绝了这种假装的接受。

母亲：　你害怕会像其他女孩一样。（父亲把朱迪的头发塞在她耳朵后面。）

朱迪：　别扯我的头发。

父亲：　你害怕长大。我不是在拉你的头发。我想把它从你脸上弄下来。来吧。（他整理朱迪的头发，试图把食物塞进嘴里。）

> 在这个互动中，父亲对女儿重复了他通常的模式：以有力的陈述开始，以一击结束。

朱迪：　不要。

母亲：　来吧，朱迪，现在把它放进嘴里吃。（爸爸把一块鸡放进朱迪的嘴里，她嚼了，又吐出来。）

朱迪：　不要。

母亲：　不然，爸爸会强行把它放进去，然后你吐出来，他再放进去，你再吐出来。这个游戏我们可以玩很久，你知道，直到你决定吃它。

> 母亲再次介入以保护父亲，使他处于攻击者的位置。

采访者：你为什么不干预？

米纽庆：我一直在从单向镜观察无休止的无效模式的重复。家庭成员陷入了僵化、狭隘的互动中。两个成员间的冲突通过创建三联体或转向以情感为中心的互动而平息。他们被困在没有出口的情境下。迫使他们推动系统改变的唯一办法是延长他们参与通常互动的时间。这将导致他们之间的情感强度增加，并可能迫使他们寻找出口。

———————————

米纽庆（再次进入）：莫琳，我想知道你是否觉得你能比丈夫做得更好？

> 治疗师的策略转向第三步：母亲/女儿围绕食物变为二联体。

母亲：　不，我想我不能。

米纽庆：你坐在这里，站在你丈夫的立场上试试看。你对付孩子的经验更丰富。（父亲和母亲现在分坐在朱迪的两边。）

父亲：朱迪，你要吃那个吗？这就是你挑选它的原因吗？

朱迪：是的。

父亲：嗯，很好。很好，亲爱的。

朱迪：别管它。别管我的鸡。

> 治疗师的新指导似乎鼓励了女儿更合作的情绪。也许在经历了前一种情境的张力之后，所有的家庭成员都准备好了改变。

父亲：很好，是你的。

朱迪：我要把它扔掉。

父亲：别扔了。

朱迪：我想扔就扔。（妈妈在吃东西，朱迪吃了盘子里的一点鸡肉。）

母亲：我知道你不愿承认，但它可能一点都不难吃。为了一小块鸡肉就这么小题大做，不是吗？你还记得小时候我们常玩的小游戏吗？你知道的，让她绕着桌子飞？

> 母亲的心情似乎很轻松，因为女儿已经开始小口吃盘子里的食物了。

父亲（笑）：是的。

朱迪：　我不要我的鸡。今天早上我吃了丰盛的早餐。

母亲：　是吗？你早餐吃了什么？

朱迪：　别管。

父亲：　亲爱的，你对妈妈太无礼了。

> 父亲介入母女间的冲突，再次提出和谐的价值。

母亲：　没必要这么粗鲁，因为这不会改变我的感受。如果我把鸡切开，你会不会觉得容易些？

> 但母亲仍坚持自己的立场，接受冲突，鼓励合作。

朱迪：　不，我不吃上面的皮。

母亲：　把皮留下，吃鸡肉。

朱迪：　我也不会把这些鸡肉都吃了。

母亲：　要我帮你打开牛奶吗？

> 女儿和母亲更合作了。她拒绝吃饭是环境决定的。

朱迪：　不，我不喝牛奶。这牛奶很恶心。

母亲：　怎么了？

朱迪：　我不喜欢全脂牛奶。（朱迪从盘子里拿起一块色拉。）这是什么？

> 女儿用具体化的方式来回避冲突。

父亲：　很好。朱迪，我想这是牛皮菜，吃起来像萝卜、青菜之类的。

（朱迪小口咬着沙拉。）

父亲（笑）：这让我想起野餐，你知道吗？

母亲：　朱迪，我能想到很多更好的野餐地，你呢？

朱迪：　我宁愿在树林里，一条潺潺的小溪边野餐。

父亲：　我们的新房子就在公园对面。

母亲：　朱迪，我们后院就有一条潺潺的小溪。

> 会谈的气氛轻松起来。尽管朱迪只吃了两口鸡肉和一点果汁，但家人一致宣布这是一场胜利，就到此为止。

父亲：　有点苦？尝尝面条。

朱迪：　不，我不要面条。它让我恶心。

母亲：　好吧，她可以吃鸡肉了。那里有很多面包和牛奶。我相信如果你吃得够多，朱迪，用不了多久你就可以把牙套摘下来。

朱迪：　我不在乎。

母亲：　那你就不用一直担心了。你拒绝喝的牛奶对牙齿有益。

朱迪：　我不要牛奶。（她开始推盘子里的食物。）

母亲：　我知道，你告诉我你不想要。

朱迪：　我不喝。你没必要一直提起这件事。

母亲：　我提起这件事会让你烦吗？

朱迪：　好吧，你还是继续说吧。我了解你。"喝你的牛奶，朱迪。喝你的牛奶。"

母亲：　当我提起它的时候，你很烦吗？

朱迪：　你可以提，我不在乎。我不会喝的。

母亲：　因为你觉得你不需要它？

朱迪：　我不需要。

母亲：　我知道你不想要它，但你觉得你也不需要它？

朱迪：　　我不要。我不会喝的。

母亲：　　我没问你要不要喝。

朱迪：　　我不在乎我是否需要它。

母亲：　　你真的不在乎吗？

朱迪：　　不，我不喝牛奶。

> 在提供和拒绝牛奶的过程中，总共发生了19次互动。正是通过围绕这些小事件的互动，家庭成员上演了相互调节的戏剧，个人的认同感和归属感被具体化了。

父亲：　　你知道我不喜欢看你玩食物，朱迪。你知道这让我很困扰。你要吃那颗樱桃吗？

> 女儿的拒绝达到了压力水平，激活了父女二联体。父亲介入，提及自己的感受，避免了冲突，并要求对方合作——"如果你希望我快乐，就改变。"

朱迪：　　不。

父亲：　　你不喜欢吃樱桃，我想起来了。

朱迪：　　我不喜欢樱桃。

母亲：　　不过，你喜欢苹果酱。

> 母亲坚持这个任务。总的来说，她似乎比父亲更有能力处理冲突，在执行功能上也更一致。

父亲：　　苹果酱看起来也不错，朱迪。

朱迪：　　我不想要。

米纽庆（再次进入）：我想你女儿会做任何你告诉她不要做的事。

父亲：　　我知道。

采访者： 你为什么进来？

米纽庆： 这家人又一次设法转移了矛盾，气氛轻松、和谐。当朱迪咀嚼并吞下一片鸡肉时，大家都放松了。她病情的严重性和改变的必要性在家庭和睦、温暖的氛围中被遗忘了。治疗师可能欺骗自己，就像这个家庭所做的那样。接受朱迪表面的进食，仿佛这是真正的变化。但吞下一小口并不是改变，只是另一种形式的推迟。家庭系统也没有改变。因此，我必须再次继续危机诱导的过程，以创造条件来促进改变。

米纽庆： 我对这个小女孩对于你的粗鲁很感兴趣。

父亲： 是的，她是很无礼。

米纽庆： 她对待你就好像你是……

父亲： 同龄人？

米纽庆： 不，不。她不敢像对待你那样对待同龄人。她对同龄人比对你更尊重。她是个不为别人着想的、被宠坏的孩子。

父亲： 坦白讲，在这一点上，我不知道该怎么回答。

米纽庆： 对一个不为别人着想的、被宠坏的孩子吗？

父亲： 是的，我不知道。坦率地说，我不知如何回应。

米纽庆： 你可能很少受到如此恶劣的对待。

父亲： 嗯。

米纽庆： 如果一个不是婴儿的人这样对待你，你会如何回应？你想要如何回应？

父亲： 嗯，我不确定。我可能会打人。我不确定是否有过这样的经历。坦白说，我不知道会怎么反应。

> 治疗师开始了策略的第四步：目标是让父母双方合作来对付女儿。由于父母双方使用的微妙的避免冲突的机制，这实施起来极其困难。因此，治疗师会无情地挑战家庭成员的行为，从而导致系统失衡。在这里，他与父亲联合起来反对女儿。父亲被三角化：为了获得治疗师的支持，他必须改变并接受冲突。

米纽庆：　你是不是从来没有被这样对待过？

父亲：　　是的。不，我不记得有人这样对待过我。

米纽庆：　她攻击了你的男子气概。她在对你整个人进行攻击。

父亲：　　但是，你知道，这是第一次发生。

> 父亲被采取行动的要求吓坏了，转向讨论过去。

米纽庆：　不管是不是第一次发生。它是……

父亲：　　我想我可以拒绝她，但我不想那样做。（与此同时，朱迪的头靠在母亲的肩膀上，母亲轻抚着她。）

米纽庆：　你知道，吉尔伯特太太，我觉得你不应该把这个被宠坏的小孩当大人看待。有时候你在安慰她，但我觉得如果是我，我可能会非常气愤。

> 治疗师挑战母亲。因为他想让冲突升级，他阻止了她的抚慰。

父亲：　　嗯。

米纽庆：　我会对一个完全不体谅别人的人感到非常、非常气愤。我说的是她作为一个人，对你做了什么，她对待你的方式。你能坐在你丈夫旁边吗？我想知道她是否觉得你在支持她。因为我不知道她怎么会有胆量那样对待他。（母亲换了椅子，坐在丈夫旁边。）

母亲：	不，我不支持她那样对待他。事实上，当我听到她那样对他说话时，我很生气，我想对他说："做点什么。"但我不能替他做。
米纽庆：	你想打她一巴掌吗？
母亲：	哦，我想的。
父亲：	是的，我也是。
母亲：	如果她对我说那些话，我会的。她知道我以前打过她。在一个罕见的场合。我是说，我本来不太赞成打孩子的。
父亲：	你知道，我不是个暴力的人。只是我不知道还能做什么。她说那样的话，让我怒不可遏，深深地伤害了我。我感到就像被利箭刺入身体。但与此同时，我不想破坏源头。我不想。我知道我可以破坏。（他把手放在头的两侧。）我觉得我没有准备好以想要的方式来回应。
米纽庆：	但是，你对她的回应就好像她值得你回应一样。即使她不尊重你，你还是尊重她。
父亲：	也许我没有认真听我所听到的。也许我不想听。
米纽庆：	噢，我觉得这个女孩把你当地毯一样对待。
父亲：	好的，那很好。好吧，她就是。
米纽庆：	不，不，不！这不好！
父亲：	不，不。我的意思是……我不是说没事。但我该怎么办呢？完全和她脱离关系？
米纽庆：	你不能，因为她是你女儿。但你不应该接受她的行为。
母亲：	我不能接受。真的。
米纽庆：	但是你接受了。你知道吗，这是个刻薄的小女孩。我很少见过对父母这么不尊重的。
父亲：	那么，这么做的目的是什么？我们将何去何从？今天我们在

何地？这令我困扰。

米纽庆：　不，你看，不要问自己为什么。只是回应事实即可。

父亲：　　是啊，但我肯定是我让它发生的。

母亲：　　我肯定我们都有。

米纽庆：　对你们两个，她都有极其荒谬的力量。你说她是个好女孩，我只是觉得我听错了，她就像个刻薄的小泼妇。

父亲：　　是的，她是。

米纽庆：　当你用爱来回应时，这很奇怪。这非常非常奇怪。

父亲：　　嗯，我喜欢她这个人，但是我不能忍受她的行为，这就是我要说的。

米纽庆：　她对你俩最大的攻击就是她会死。她咬了一小口，然后吐了出来，你接受了，就好像那是在吃东西。她摄入了大约 40 卡（1 卡 = 4.1868 焦耳）的热量，而她需要 4 000 卡。如果她赢了，她会死的。

母亲：　　我们知道。我们知道这一点。

米纽庆：　好吧，我不认同她已经长大了，因为她还没有长大。她需要吃饭，也需要尊重你。（他离开了房间。）

> 治疗师的干预可能会让一些读者感到震惊，但这么做的目的是让女儿在治疗过程中吃东西。治疗师故意忽略了整个家庭互动的复杂性，只说他自己是在引导父母把患者当作替罪羊。这种做法对治疗师来说是很不愉快的。他们宁愿帮助孩子发展能力和自尊，而不是攻击他们，但这个家庭的僵化需要非同寻常的措施。虽然父母和孩子都知道女儿挨饿可能会导致她死亡，但仍然坚持陈旧的、功能失调的互动模式。至关重要的是要制造一场危机，使改变成为可能。

朱迪：	顺便说一下，今天早上我吃了些麦片，一些鸡蛋和面包卷。
母亲：	你把整个鸡蛋都吃了吗？
朱迪：	是炒鸡蛋。太恶心了。
母亲：	但是，亲爱的，你不能只吃一顿饭。（她移动了一下，父母坐在朱迪的两边。）
朱迪：	我不想再吃了。
母亲：	你不能告诉我们你再也不吃东西了。现在，你想自己把它放进嘴里还是让我放进去？
朱迪：	都不想。
母亲：	好吧，你只能选择一个或另一个，亲爱的。
父亲：	你想让我帮你吗？
朱迪：	不需要。
母亲：	我不在乎我俩谁喂你，朱迪，但你要吃。
朱迪：	不，我不吃！
母亲：	会的，你会吃的，你不能再那样跟我说话了。坐起来！把食物吃了！
朱迪：	我不想再吃鸡了。
母亲：	我不管你要不要。你必须吃东西。
朱迪：	不要。
母亲：	吃。（她扇了朱迪一巴掌。）现在，坐起来吃吧。你听到我讲的了吧。坐起来吃。
朱迪：	我不想再吃了。
母亲：	我没问你这个。
朱迪：	我不吃了。
母亲：	你必须吃这些食物。明白吗？
朱迪：	嗯。

母亲：　那就别告诉我不行。

朱迪：　呃。（母亲扇了朱迪一巴掌。）我没说不。

母亲：　吃吧！（她舀了一勺苹果酱。）

朱迪：　我不吃苹果酱。我不吃苹果酱。（父亲和母亲一起抱着朱迪的头，母亲试着让她吃饭。）

母亲：　快点。否则我会再扇你一巴掌。朱迪，你要自己吃吗？

朱迪：　不，我不吃苹果酱。

母亲：　那你打算吃什么？

朱迪：　我什么都不要吃。

母亲：　我知道你不想，但你得吃。（母亲又给了她一块鸡肉。）

朱迪：　我不会吃那块的。

母亲：　那块怎么了？和其他的没什么不同。（爸爸牵着朱迪的手，妈妈喂她。）

朱迪：　不，有不同。

父亲：　不，没有不同。（母亲又给了她另一块鸡肉。）

朱迪：　也不要吃这块。

父亲：　哦，闭嘴，吃吧。（朱迪吃了。）

> 父亲和母亲合作让女儿吃饭。她吃了一些食物，又吐了一些。她拒绝一些食物，接受另一些。她坚持不吃东西，但父母都坚持要完成任务。

母亲：　就像喂婴儿一样。这就是我得到这把椅子的原因。那是妈妈喂宝宝的地方，对吧？（朱迪吐出一块鸡肉。）停下来！别把它从你嘴里吐出来。听到了吗？不要把食物从嘴里吐出来，把它吃进去。

父亲：　张开嘴。

母亲： 我可以放开你的手。现在，好好咀嚼。你知道，这是一场漫长的考验，朱迪。盘子里有很多食物。

朱迪： 我不要吃那一口。

父亲： 盘子里有很多食物，你要吃了。

母亲： 别向她屈服，格雷戈里。让她吃掉那一口。

朱迪（哭）：不，我不要。

父亲： 你要把这些食物全吃干净。（朱迪正在嚼鸡肉。）清空嘴巴，把它嚼碎了咽下去。

母亲： 你已经忘了怎么咀嚼了。已经很久没嚼东西了吧。

朱迪： 我不喝牛奶。

父亲： 不管你不要做什么，也别告诉我你不吃什么。

朱迪： 你闭嘴。

父亲： 哦，你自己闭嘴吧。孩子，我马上就把你打倒。（他打了朱迪。）

朱迪（嘲讽地）：打我。（她用手捂住嘴。）

父亲： 等我准备好了我就会做的，别跟我说这种话。

母亲： 朱迪，把手放下来，保持住。好吧，你已经把食物嚼烂了。准备好再吃一口了吗？反正你还是要吃的，所以最好快点咽下去。一口吞下去。

朱迪： 我不能。

母亲： 好吧，再放一口在这儿，格雷戈里。

朱迪： 我不会吃这口的。

母亲： 是的。你不会每吃一口都玩游戏的。

父亲（抚摸着女儿的头发，然后托着她的下巴强迫她张开嘴）：朱迪，张嘴。张开你的嘴。朱迪，现在就张开。

母亲： 打开它。

父亲（拍打她）：想要我再打你一次吗？

朱迪：　　不。

父亲（抚摸着她的头发）：现在我不会的。

母亲：　　好吧，朱迪，张开嘴吃。（她开始喂朱迪。）你要自己吃饭吗？

朱迪：　　我不要，妈妈。

母亲：　　我不管你要不要。你要吃。

朱迪：　　你真是讨厌透顶！

母亲：　　继续啊，别叫我的名字，因为这不会让我改变主意的。现在，
　　　　　继续吃。

朱迪（抽泣）：我不想吃！

母亲：　　好好咀嚼。嗯，嗯，嗯……你竟敢吐出来。别吐出来！（米
　　　　　纽庆医生重新进入房间，然后坐下。）别把它吐出来。不！嚼
　　　　　烂并咽下去。（父亲和母亲都抱着她的头。）

母亲：　　好吧，你最好喝点牛奶，把它冲下去。

朱迪：　　不，我不要喝牛奶。

父亲：　　那就喝果汁吧。

七月：　　不，我不喜欢那果汁。

父亲：　　两种里选一种。

朱迪：　　不要。

母亲：　　把她的手按住，格雷戈里。来吧，按住她的手。来吧，喝这
　　　　　杯或那杯。

朱迪：　　不，我不喝牛奶。

母亲：　　握住她的手，格雷戈里。别让她把它推开。牛奶或果汁，你
　　　　　选择哪个？来吧。

朱迪：　　果汁。

母亲：　　好吧，果汁。（朱迪吞咽后吐了出来。）我要扇你耳光了。

朱迪：　　我不想要。

母亲：　好的，喝掉它。（朱迪喝了些果汁）。再喝点，还不够（朱迪吐了出来）。别这样。（她扇了朱迪一巴掌。）你知道，你会把每件事和每个人都搞得一团糟。（爸爸正在打扫卫生。）就像个婴儿，来吧。对不起，我弄伤了你的胳膊，但这是你的错。如果你不吐出来，就不会伤到了。

朱迪（抽泣）：我不想再吃了。

父亲：　停下，该死的。（他做拍打动作，但没有打她。）停下来，明白吗？

朱迪：　我不喜欢那种果汁。

母亲：　那么，你可以喝牛奶。

朱迪：　我也不喜欢那种牛奶。

母亲：　朱迪，你什么都不喜欢。这不是问题所在。问题是你，不是食物。来吧。

米纽庆：　等一会儿。我只是想问你点事。你觉得她需要吃多少食物？也许你可以和她讨论一下她要吃什么。一旦决定了，她就会把所有的都吃了。

———————

采访者：　在这之前，你一直强调父母应该让女孩吃东西；而现在，你似乎在支持她不吃东西。你不是妨碍了你的治疗目标吗？

米纽庆：　我进来是为了促进谈判的发展。虽然我之前的努力是为了引起冲突，但我认为现在家庭功能发生了转变。父母正在以有效的方式合作；他们正在接受为达到目标而经受冲突的必要性；他们在父母亚系统和孩子亚系统之间建立了清晰的界限；女儿则在吃东西。她可能正在经历被父母打败的感觉。如果互动没有改变以让她体验成功谈判，在会谈结束后她有可能恢复不吃东西的状态。我制造了无路可退的局面，现在该由我来提供出路了。

_____

父亲：   我们看看能不能做到。

米纽庆： 还有，吉尔伯特太太，你做得很好。你像她两岁时那样喂她。
         你在回应她的哭声，但你还在回应更重要的事情，那就是她
         生存的需要。

朱迪：   母亲，我想和你坐在一起。（她把椅子推到母亲的旁边，靠在
         母亲的肩膀上。）

父亲：   你想和她坐在一起吗？

朱迪：   我想和她坐在一起。（当妈妈拥抱和爱抚她时，她哭泣着。）

父亲：   亲爱的，我有手帕。

母亲：   我口袋里有一块。

朱迪：   我不想再吃了。

母亲：   你必须吃，亲爱的。你必须这么做。

米纽庆： 你的目标是让她吃东西。我想要的是你应该……

父亲：   决定分量？

米纽庆： 和你妻子还有朱迪一起决定她需要吃什么。（他离开了。）

父亲：   这里面有多少？……

朱迪：   我不吃苹果酱。

父亲：   大约两勺苹果酱？

母亲：   两口苹果酱。

父亲：   一半的面包。（他把鸡切碎。）

朱迪：   不，不要再吃鸡肉了。

母亲：   你一定要吃鸡肉，亲爱的。

朱迪：   那么，我不要吃皮。

> 这是朱迪第一次选择她想要的东西，然后在没有帮助的情况下吃东西。

母亲：　好的，不吃皮，只吃鸡肉。

朱迪：　我来拿。

母亲：　给，你可以喝牛奶。那会有助于把它咽下去，不会那么干了。

父亲：　倒一些在杯子里。（朱迪吐出面包。）

母亲：　怪不得你咽不下去，太干了。你要把所有的都吞下去。

父亲：　把它放回嘴里。把它放回嘴里。

母亲：　朱迪，喝点牛奶吧。牛奶会把它冲下去的。

朱迪：　我不要牛奶。

母亲：　那你得喝果汁了。

朱迪：　不要。

母亲：　你必须喝其中的一种，果汁或牛奶。哪一种？

朱迪：　果汁。我不想要喝果汁。我两个都不喜欢。

父亲：　你要喝果汁。

　　　　（在接下来的五分钟里，父母和女儿围绕"吃"进行争吵和谈判，女儿拒绝，父母坚持。有时父母会把食物塞进她的嘴里。朱迪时而吃，时而吐。偶尔，她会在没有提示的情况下吃一块食物。）

米纽庆（再次进入）：我来告诉你现在开始会发生什么。我知道将要发生的事对你们来说很难。但我们将在明天、后天、周六和周日重复这样的会谈。你们每天都要来医院。我们 12 点开始，2 点结束。

朱迪：　我什么都不吃。

米纽庆：　因为我们必须让她活下来。这是父母的职责。这不是医生的工作，而是父母的。

朱迪：　　我想一个人吃。

米纽庆：　我不相信朱迪一个人时会吃。

朱迪：　　我会的。

米纽庆：　我不相信她。

朱迪：　　你别管我。

米纽庆：　我不相信她。吉尔伯特先生和夫人，我在和你们说话。

父亲：　　我们会来这里的。

米纽庆：　你们明天 12 点来。我们会经历同样的事情。

父亲：　　好的。

米纽庆：　我知道这对你来说有多难，但你做得很好。她七天来第
　　　　　一次获得了生存所需的一些蛋白质。这都是因为你所做
　　　　　的事。

父亲：　　对。

米纽庆：　她完全愚弄了我们，我们没能成功。但你做到了，我们需要
　　　　　你的帮助。你会救你的女儿。所以，我们明天再见面。

父亲：　　很好。

朱迪：　　谁说我不会一个人吃？

父亲：　　好的，我们明天就到。好的，谢谢你，先生。

朱迪：　　我再也不跟你说话了。

父亲：　　朱迪，我们每天中午都来，我们要喂你。

朱迪：　　我什么都不会吃的。

父亲：　　不，你会吃的。

母亲：　　这是你的选择。

朱迪：　　除非你喂我。

母亲：　　那么你得自己吃。

会谈结束后，朱迪开始吃东西，与营养师和护士紧张地谈判，但体重增加了。她出院时体重70磅。

吉尔伯特全家搬进了新家，朱迪上了八年级。家庭治疗每周进行一次。朱迪的体重只和治疗师一起处理，他们在每周的治疗过程中一起离开父母并进行常规称重。治疗师的大部分工作是将朱迪从父母的三角关系中分离出来，慢慢地把她从父母的小女孩的位置转移到青春期和家庭之外。为了做到这点，治疗师与父亲结成了强大而相互尊重的联盟。联合母亲的主要方式是支持她对丈夫在现实生活中和在情感上缺位的不满。父亲在帮助下，对妻子和女儿变得更加自信。治疗的主导隐喻是通过父亲与孩子和妻子间的活动和努力，让缺席的"父亲"和"丈夫"重新回到家庭生活中。随着时间的推移，朱迪在学业和社交两方面都有了进步，婚姻问题则变得更加突出。我们每周对夫妻两人、朱迪单独进行治疗，也会与整个家庭进行治疗。

朱迪出院三个月后，病情大为好转，夫妻俩在医生的帮助下，决定单独度过这个夏天。朱迪去露营了。他们希望她的体重维持在60磅以上，因为营地不愿意接受这么瘦的人。所以他们同意，如果她的体重降至59磅以下，她就回家。不幸的是，她的体重降到了58.5磅，尽管她在社交和身体方面都做得很好。治疗师和朱迪讨论了她的感觉，如果在进入高中时特别瘦，她在社交上将处于劣势。朱迪对此表示同意。在征得她的同意后，她住院了，重新开始了行为治疗项目。五周后，她出院了，体重75磅，她渴望上高中。

治疗师继续与朱迪和她的家人会面，有时也包括她的弟弟妹妹。当朱迪的高中生涯在学术和社交方面都很顺利时，治疗师开始将治疗周期调整到每两周一次，然后是每三周一次。朱迪在整个治疗过程中都有他的家庭电话，需要时可以给他打电话。正式治疗持续了一年。

　　在六个月的随访中，朱迪的体重是94磅。在两年的随访中，她和家人在各方面都表现良好。治疗结束三年之后，朱迪已经是一名成功的高三学生了，她期待去上大学，并获得幼儿教育的学位。在她大三那年的夏天，她在资源保护团体里全职工作。她很受欢迎，有男朋友，还是教会青年团体的主席。她买了一辆二手车。现在的她身高5英尺2英寸，体重105磅，是个迷人的女孩。她的父母对她非常满意。她的父亲越来越多地参与到家庭中，他说他在为孩子制定规矩方面变得更加坚定了。

第 10 章

普里斯特曼家庭[①]

米里亚姆·普里斯特曼（Miriam Priestman）（第7章"治疗结局"相关表格的2号案例）是个来自中产阶级上层家庭的十四岁犹太女孩。在她六岁时，母亲因癌症去世。据父亲回忆，孩子的厌食和消瘦症状与母亲去世无关。母亲去世后，米里亚姆和父亲在爷爷奶奶家生活了两年左右，直到父亲再婚。继母有两个女儿，丽贝卡和萨莉。因此，米里亚姆的家庭由父亲、继母、两位姐妹和她组成。因为工作，父亲每周有两三晚不在家，由母亲负责处理家里的大小事务，但父亲认为她不够称职且缺乏条理。

在米里亚姆患厌食症的前一年，由于她出现了容易情绪化、言语和社交能力欠缺、缺乏自信等问题，家庭儿科医生建议由儿童精神科医生进行评估。她接受了十个月的个体心理治疗，并有了一些改善。有时她的父母也会被单独邀请进行个体咨询。治疗结束四个月后，米里亚姆开始节食，因为她认为自己的臀部和大腿太胖了，虽然她并没有超重。四个月内，她的体重从112磅跌到了85磅（1磅 = 0.4535千克）。这时，父母打电话给儿童精神科医生，医生安排了住院治疗来评估孩子的健康状况，并试图让她脱离现有的家庭环

---

① 本章作者为罗纳德·利布曼。

境，以使增重治疗更有效。住院期间，医生没有发现神经性厌食症的医学病因，但所有增加体重方面的尝试都以失败告终。米里亚姆出院一个月后，她的体重降到了72磅。因此，她再次被送到医院进行治疗。

米里亚姆看着就像集中营的难民。她形容枯槁，令人不适。当治疗师第一次见到她时，她躺在床上，一边哀叫，一边不断用纸巾擦嘴，以避免吞咽唾液，因为她担心过多的液体会使体重增加。

在这次住院期间，治疗师会定期和米里亚姆一起吃午饭。在一起吃饭的时候，治疗师告诉米里亚姆，当他饿的时候，会肚子疼，并且感到头晕。他说，吃东西的感觉很好，很令人满足。他并不会强迫米里亚姆吃东西，有时甚至会在征得她的同意后，分享一些她的食物，比如胡萝卜或者芹菜。他也会提出与她分享自己的午餐。治疗师制造了与她分享食物的机会，同时避免了在进食的行为上发生对立。在会面中，治疗师旁敲侧击地获得了家庭、她与同龄人和在学校里的关系，以及既往史和精神状态的相关信息。

住院第二天，儿科医生向米里亚姆解释了从第三天开始实施的行为矫正计划。该计划将由儿科医生及护理人员在精神科医生的督导下实行。米里亚姆可以与儿科医生、护士和营养师讨论菜单细节。只要她每餐保持营养均衡，就可以选择增加或减少某些食物。她可以选择吃三顿正餐或者五六顿较少的餐食。该治疗计划的目的是增加她的自主感，并增强她对自己身体状况的责任感。

在住院行为矫正计划开始后的头三天，米里亚姆的体重保持在72磅。第四天早上，体重首次增加了1磅；九天后，她的体重达到79磅。随后，她患上了病毒性肠胃炎，恶心、呕吐，症状持续了三天。第十六天上午，她的体重达到76磅，净增了4磅。那天下午，治疗师进行了第一次家庭午餐会谈。

　　家庭午餐会谈的成员包括米里亚姆、她的父亲所罗门·普里斯特曼（Solomon Priestman）、母亲露丝·普里斯特曼（Ruth Priestman）、儿科医生贝克和精神科医生利布曼。她的姐妹也被邀请，但因学校考试而无法参加。这次会谈标志着住院治疗到门诊治疗的过渡阶段的开始。这也展示了精神科医生和儿科医生可以以帮助患者及其家庭为目标而相互支持，通力合作。到目前为止，患者已经半年没有和父母一起吃过一顿饭了。

> （利布曼医生、贝克医生和普里斯特曼先生在等待尚未到达的普里斯特曼夫人和米里亚姆。）

父亲：　　我们是要开个午餐会吗？

利布曼：　是的，我们要一起吃午饭。

贝克：　　时间有点紧，我想我们要边吃饭边聊天。

父亲：　　我从事的行业正陷入全面变革的困境。说实话，我真希望自己能年轻个二十岁。

利布曼：　是因为技术的革新吗？

> 治疗师加入父亲的话题，缓解他对治疗的焦虑。

父亲：　　这是一部分原因，也不全是。如果我告诉你持续学习要花多少钱，你可能要吓死。

利布曼：　你花了多少钱呢？或者说你是怎么做的？

父亲：　　对我来说，我的个性比较要强。

利布曼：　你从来没有在这方面花过钱？

父亲：　　是的。你猜怎么着，在过去的十八年里，我只花了不到 300 美元。这就是我的个性。

利布曼：　十八年来，你在这方面只花了 300 美元？

父亲：　　　对，97.9% 的人都这么干。我也没有问题。(普里斯特曼夫人和米里亚姆进入房间。)

母亲：　　　请问我们要坐在特定的地方吗，利布曼医生？

利布曼：　　是的，普里斯特曼夫人。你坐在你丈夫旁边，米里亚姆坐在蓝色的椅子上。(米里亚姆摇了摇头，继续背对父母站着。)

父亲：　　　好吧，你想坐哪里？

米里亚姆：　我不知道。

母亲：　　　她根本不想坐过来。

利布曼：　　你们是她的父母，你们做决定。我们做不了主，你们是她的父亲和母亲。

> 治疗师试图建立代际界限，将女儿与父母区分开。

父亲：　　　你为什么不加入我们呢？从上周日开始我就没见过你了。

母亲：　　　我希望你能坐过来，米里，我们希望你能坐过来。我们已经很久没有聚在一起了。(米里亚姆没有回应。)

利布曼：　　好吧，你们两个要为女儿做个决定。

母亲：　　　起初我觉得很轻松，以为我不用再做各种决定了。我以为你和贝克医生会告诉我们该怎么做。米里说你会让她吃东西，这让我很高兴。那么接下来，我们是吃东西，还是要讨论？

> 母亲对女儿的固执束手无策，将父母对女儿行为的适当控制权交给了治疗师。父母必须意识到自己有潜力帮助女儿，并重获在家中实施行为的控制权。

利布曼：	边吃边聊。
父亲：	好的。那坐下吧，米里。
母亲：	所以我觉得你在这里比较好，因为如果米里不吃的话……
父亲：	米里，坐下！
母亲：	我们不该逃避问题。爸爸请假了，我也请假了，我们来到这里。你为什么不愿意配合呢？如果有问题，你不是应该试着去解决问题吗？如果我们说"好吧，你想走就走吧"，那就是在逃避问题，或许这会让生活更轻松、愉快。

> 母亲恳求女儿加入父母。

米里亚姆：	不要！

> 女儿以消极、对抗的方式来回应。

母亲：	可是……（米里亚姆开始向门口走去。）
父亲：	不准走。
米里亚姆：	我不要。
母亲：	你要留下来。
米里亚姆：	不，我不想。
父亲：	你这么做有什么意义？
母亲：	那……
父亲：	米里，这就像在音乐课上一样。如果你……
米里亚姆：	我不想。
父亲：	我只是打个比方。
母亲：	那你就做点什么呀。
米里亚姆：	我不想。
母亲：	要讲礼貌。爸爸和我今天都请假了。好吧，就当我们今天

休假，然后我们一起出去吃顿午餐。好吗？

米里亚姆：　不，我不想。

父亲：　如果你不和我们一起，我们过来又讨论什么呢？

母亲：　米里，我问你个问题。为什么你不愿意呢？是怕我们坐在这里盯着你吃饭吗？你是害怕这个吗？

米里亚姆：　我不知道。

母亲：　那为什么不愿意呢？

米里亚姆：　我不知道。

母亲：　你是不是怕我看着你吃饭？

米里亚姆：　我不想。

母亲：　但为什么呢？

米里亚姆：　因为……

母亲：　米里，这一定是有原因的。是什么原因呢？

米里亚姆：　唔……

母亲：　为什么呢？是因为你不喜欢我吗？

米里亚姆：　唔……

母亲：　如果我们不吃饭的话，你愿意坐过来吗？

米里亚姆：　我不知道。

母亲：　问题在于吃饭，对不对？你并不想吃。我不会看着你吃饭的，不会。问题在于吃东西，对不对？

米里亚姆：　是的。

母亲：　所以不是坐座位的问题。

父亲：　那吃饭呢？

米里亚姆：　你知道的。

父亲：　你知道吗？我不知道。

母亲：　我或许知道。我可以说吗，米里亚姆？她在外面的时候说，不希望每个人都看着她。我们总是把注意力放在她吃饭上，之前吃饭的时候我总是看着她。

> 母亲展示了症状的力量：组织和控制整个家庭行为。

利布曼：　　你们吃饭时都会发生什么呢？

母亲：　　每次吃饭总会出现问题。要么是礼仪问题，你懂的，要么是"不要直接用手吃饭"，或者类似的。有时候米里的餐桌礼仪非常差，全世界找不到第二个。

利布曼：　　哦，那我们真是太像了！

母亲：　　什么意思？

利布曼：　　我不敢点夹了生菜和西红柿的大份三明治，因为我一定会狼吞虎咽，非常狼狈。（米里亚姆坐到了她指定的座位上。）

> 治疗师通过表明与患者有同样的问题来与患者达到共情。这种技巧降低了女儿在家庭里注意中心的地位。

母亲：　　是的。问题的关键是，我的状态怎么样。如果我这一天过得顺利，很轻松，或许这些并不会惹我心烦。但如果我很累，或者有什么事情让我很烦，我就会说："天哪，你都这么大的人了，一定要用手吃饭吗？"但实际上，当时我并不真的在乎她是用手吃饭还是用脚吃饭。因为，这其实不值得我发脾气。

利布曼：　　你看，米里在努力和你沟通。我们注意到她和家人在一起时的行为和你们不在时的行为有明显的不同。她在医院的时候，是个相对成熟，非常开心的女孩。但当她心情不好，和你们说话的时候，她很难向你们清楚地表达观点。我不知道是她说得不够大声，还是什么原因。但你们两人之间是存在问题的，比如你们两个在沟通上可能存在问题，具体我也不知道。你们需要真正地交谈、倾听对方的声音。米里，妈妈以后会耐心听你说的，你只要去告诉她就好了。

> 治疗师重新定义问题，不把它看成厌食症，而是当作父母和青少年女儿间的沟通问题。

米里亚姆：　我不想。

母亲：　为什么？

米里亚姆：　就是不想。

母亲：　为什么？

米里亚姆：　因为……

母亲：　因为我会看着你？

米里亚姆：　是的。

母亲：　但为什么不愿意让我看着呢？

米里亚姆：　因为我就是不想让你看着我。

母亲：　我知道你不想我看着你，但有什么原因吗？

米里亚姆：　这就是原因。我就是不想。

母亲：　你是不是怕自己吃不下饭？怕自己不能恢复体重？

米里亚姆：　是的，我也不想和你坐在一起。

利布曼：　打扰一下，你们能听到米里亚姆说话吗？我听不太清。

母亲：　我听清了，她说她不想和我坐在一起。

利布曼：　所罗门，也许你可以试试。你就像是家里的心脏，某种程度上你其实和我一样。你为什么不试试帮助你的妻子呢？

> 此时，母女间的关系明显存在功能失调，女儿在表达自己的时候非常困难。父亲的功能是疏离的旁观者。现在，治疗师尝试

> 让父亲直接参与，以弱化他站在外围的姿态，增强他对母亲的支持以便和女儿有效地沟通，并进一步将女儿与父母区分开来。

父亲： 哦，我可以吗？

利布曼： 当然，但不要掺和到他们两个人中去。你只要在妻子耳边说出你的建议，帮她出个主意，然后坐下来，看看效果怎么样，好吗？

> 治疗师试图通过用目标导向的、具体的方法来调整家庭成员的结盟，以改变家庭的沟通系统。

父亲： 好的，好的。

利布曼： 如果你觉得需要帮助，我随时都在这里。普里斯特曼夫人，或许你可以谈一些吃饭以外的事情，任何事都可以，只是聊聊天，但你要仔细听她讲话。米里亚姆，你说话要大点声，这样妈妈就能听到你说的了。

米里亚姆： 我宁愿自己吃。

母亲： 但是在医院，到吃饭的时候，你是不是和大家一起吃？你更喜欢那样吗？

米里亚姆： 我不知道。

母亲： 你再也不和我一起吃饭了吗？永远不会了？

米里亚姆： 我不知道。

母亲： 我希望能和你一起吃饭，米里。如果我不在这里呢，你会和爸爸一起吃饭吗？

米里亚姆： 是的。

母亲： 你愿意和爸爸一起吃饭，但不愿意和我一起。为什么？

米里亚姆：   因为……

母亲：   米里，我们必须……我们之间出现了问题，可不可以试着
解决？嗯？（她叹了口气。利布曼医生对父亲低声说："告
诉你的妻子，问问米里为什么不愿意和她一起吃饭。"父亲
向前倾身，在妻子耳边轻轻告诉她。）

母亲：   米里！米里，为什么你愿意和爸爸一起吃饭，却不愿意和
我一起吃？

米里亚姆：   我不知道。

母亲：   假设我们只是坐在一起聊天。（米里亚姆耸耸肩。）是不是
就可以了？是食物的问题吗？是吃饭的问题吗？

米里亚姆：   是的。

母亲：   是吃饭的问题。那你，你愿意和爸爸一起吃饭，但不愿意
和我一起。你能想到有什么原因吗？到底是为什么呢？

米里亚姆：   因为……

母亲：   一定是有原因的。

米里亚姆：   它让我很困扰。

母亲：   好的，它在困扰着你。所以当你吃饭的时候，如果我在这
里，就会困扰你。你能想出一个原因吗？告诉我。

> 在持续恳求女儿解释她的进食问题时，母亲表现出了角色的
> 反转：明明父母的责任是限制并引导女儿的行为，但母亲在
> 向有进食问题的女儿寻求帮助。

米里亚姆（耸耸肩）：我不知道。

母亲：   会不会只是我呢？米里亚姆，如果我不在这，贝克医生、
利布曼医生和爸爸在这，你会吃饭吗？

利布曼：　　我饿了。我的肚子在咕咕叫，头很痛。我要在三明治变凉之前把它吃掉。（在他开始吃东西之后，贝克医生和普里斯特曼先生也开始吃东西，母女俩继续谈论不吃东西的事情。）

> 治疗师试图通过宣布自己想吃东西来改变母女间功能失调的对话过程，希望其他人也能效仿他。

米里亚姆：　我愿意吃饭，只要……

母亲：　　如果爸爸和我在这里，贝克医生和利布曼医生不在，你会吃吗？

米里亚姆：　会的。

母亲：　　哎，这就变了。

米里亚姆：　我改变主意了。

母亲：　　为什么？是因为食物还是因为聊天？

米里亚姆（一边哭泣一边哀叫）：我不知道。

母亲：　　现在这就变了，米里。一方面，我现在感觉好些了，但另一方面，我比以前更困惑了。你说如果贝克医生和利布曼医生不在这里，而爸爸和我在这里，你会吃东西，是吗？医生，这样看她更伤害你的感情。

利布曼：　　是的，但她是个擅长伤害你们感情的艺术大师。你们两个都受到了伤害。看着米里亚姆哭泣、哀叫、拒绝进食，难道不会让你们伤心吗？

母亲：　　你说得对。

利布曼（看着父母）：所以，她在伤害谁的感情？是你们两个。

父亲：　　是的。

利布曼：　　在这件事方面，她是公主，是个艺术大师。米里亚姆，我能吃你的胡萝卜吗？你知道的，我是个胡萝卜热爱狂。谢谢你。（他伸手从米里亚姆的盘子里拿了一根胡萝卜并吃了起来。此后不久，米里亚姆开始吃胡萝卜，利布曼医生继续和家长讨论沟通的问题。）

> 治疗师以一种负面的方式将女儿与父母分开，以强调家庭成员间需要距离。然后，他与女儿分享食物，象征家庭内部需要建立一种治疗关系，以减轻患者症状和家庭功能失调的关系。

母亲： 这是我们目前在沟通上存在的问题。因为我话很多，说得很快，但这让她很难清楚地阐述事情。

利布曼： 是的，但你是个非常聪明的人，说的许多东西都很有意义。我不清楚你是否意识到了，但你确确实实是这样的。你看，问题出在沟通上。问题就是你们两个要有人能和米里沟通，而米里也要能够把你和你丈夫作为爸爸妈妈来沟通。另一个问题是，你们两个作为父母要能够管控米里。问题不在吃饭上，吃饭问题只是副产品。

> 治疗师再次重新定义问题，将问题从进食转移到沟通上来。

父亲： 我们一直有一种潜在的恐惧心理。恐惧。

利布曼： 潜在的什么？

父亲： 潜在的对沟通的恐惧。

利布曼： 请原谅，我真的很饿，我想吃午饭。（他继续吃东西。）

母亲： 我……我希望有人……我希望有人能给我办法。

利布曼（与父母交谈）：你们两个需要互相帮助，对不对？我的意思是，你是妈妈。虽然米里亚姆的亲妈在她六岁时就去世了，但你现在是她的妈妈……

父亲：　　是的。

利布曼：　　……而且你当妈妈已经好几年了。

母亲：　　我觉得米里亚姆一直都把我当作妈妈。也许在情感上，我并不总是表现得很好，但我不认为有什么矛盾的地方……

父亲：　　是的。

利布曼：　　你不是那种恶毒的后妈。

父亲：　　你说的对。

母亲：　　我想米里亚姆可能觉得从我这里得到的关心不够，但我并不这么认为。比如，昨晚医务人员对我说，从 5:30 开始，当她肚子疼的时候，就一直在叫我的名字，你知道吗？

利布曼：　　她很爱你，但你从来没有意识到。

父亲：　　所以整个问题开始出现时给我们带来了很大的打击。

母亲：　　但也许她觉得我不爱她。（米里亚姆自言自语，别人听不太清。）

贝克：　　好像米里亚姆想要说些什么。

利布曼：　　米里亚姆，如果你想说话，得大点声，这样我们才能听到你说什么。（米里亚姆继续喃喃自语，别人听不太清。）不要一直把精力放在吃饭上，你现在是个大姑娘了，可以做你想做的事。（父亲咳嗽一声，站起身来，走到米里亚姆身边，递给她一块手帕，然后回到座位上。利布曼医生把手放在父亲的肩膀上。）你让我想起了我的外婆，就是我妈妈的妈妈，她的老家在俄罗斯。她是个非常热心、细腻、关心——过度关心别人的人。如果我在地板上爬来爬去，她就会像是在用显微镜观察我一样。你知道吗，所罗门，你很像她。你是家里的核心，是个有心人。真是太好了。

> 在治疗师试图用言语将女儿与因进食而发生冲突的父母分开时，父亲却以一种戏剧性的非言语方式重新建立了联系。为了防止父亲与女儿建立密切关系，治疗师把他的行为比作焦虑的、过度保护的外婆的行为。

母　亲：　可能是我不够有爱心？

利布曼：　这个我不清楚。你认为你妻子不够有爱心吗？（当他与父母交谈时，米里亚姆开始吃她的午餐。）

父　亲：　不是的。

利布曼：　我也觉得。我认为她很有爱心。

母　亲：　是的，但我并不是个外向的人。当人们表达内心深处的情感时，我就会很烦恼。

利布曼：　你知道，人们内心的情感是很私人的。

父　亲：　要我说，我的妻子总是避免沟通。

利布曼：　其实，你妻子的眼神并不冷漠。你看，她有一双非常漂亮的眼睛，非常温暖、温柔的蓝色眼睛。有这样眼睛的人不可能是冷冰冰的。她可能会说自己很冷漠，但她实际上会对你很冷漠吗？

> 为了进一步推动解开缠结的过程，治疗师引导父亲将注意力集中在妻子而不是女儿身上。

父　亲：　并没有。

利布曼：　她作为妻子会对你很冷漠吗？

父　亲：　没有，作为女性，作为妻子，以及作为任何其他的身份……

利布曼：　作为女性、妻子、母亲，她都不冷漠。

父　亲：　是的，我们之间完全没有问题。

| 利布曼： | 那我就不清楚了，为什么在这个家庭里，大家都说母亲是个冷漠的人呢？这是个很大的问题。一个拥有这双眼睛的人，不可能是冷漠的。 |

> 治疗师修正了母亲在家庭中的形象，使女儿更积极地认同母亲；他还通过与丈夫"争夺"妻子的注意力，拉近了丈夫与妻子的距离；最后，他通过占据父母的注意，让女儿处于相对免于冲突的位置，这样她可以自发地进食，因为不会出现因进食而产生的权力斗争。

母亲：	但是……
利布曼：	普里斯特曼夫人，你为什么认为自己很冷漠？
母亲：	因为其他人会更容易流露感情，比如拥抱。你能明白我的意思吗？人们会通过肢体接触来表露感情，我却不会。
利布曼：	肢体接触。
父亲：	通过肢体来向外界表露内心的感情。
利布曼：	嗯，这就有点私人了。你是什么意思呢？你会和小一点的孩子这样吗，还是和青少年？
父亲：	和我妻子比起来，我和孩子的肢体接触会更多一点。
利布曼：	这是什么意思呢？我不明白。
父亲：	来表露内心的感情。
利布曼：	哦，你是说早晨或晚上在家的时候。
母亲：	没错。我喜欢在晚上睡觉前亲吻每个人并道晚安，我也喜欢早上在他们走的时候和每个人吻别，我确实很喜欢这样做。
利布曼：	如果我不这样做，我的妻子会送我下地狱。
母亲：	但是……

利布曼：　但是什么呢？你睡前会给他晚安吻。这样做是因为你的丈夫让你做，还是因为你自己想做？

母亲：　不是的，这样做我会很开心。

利布曼：　你想要这样做吗？

母亲：　想的。

利布曼：　如果你想做的话，那就做吧。

母亲：　嗯。

利布曼：　所以，这就是一种内心情感的表露啊。那为什么你还认为自己是个冷漠的人呢？

母亲：　因为我一直觉得米里需要非常多的关爱。她喜欢被抱着。而且我觉得所罗门情感丰富，米里也是。

利布曼（把手放在父亲的肩膀上）：我们已经确定了一个事实，那就是你的丈夫是整个家庭的核心。这是毫无疑问的。你知道，米里知道，丽贝卡和萨莉知道，你丈夫也知道，他是家庭的核心，对不对？为什么他不能和你分享呢？为什么他要这么自私呢？像你丈夫和我这种敏感的人有时会变得自私。我们霸占了一切，所有的关注、所有的感情。我们给出很多的感情，并且想要同样多的感情回报。

母亲：　你说得对。

利布曼：　所以这就把其他人排除在外。我和我的孩子相处时会很投入——尤其在周末的时候，我不用为了工作东奔西跑。我们会在家点燃篝火，一起看电视，或者打开立体音响，孩子们跑来跑去，狗汪汪叫着。我对孩子太投入了，以至于几乎排除了我妻子与他们的任何互动。我不是故意这样做，只是因为太投入了。（在谈话过程中，米里亚姆一直在自发地吃着午餐，没有和父母或治疗师进行交流。）

> 在注意到只要抓住父母的注意力，女儿就会吃东西时，治疗师继续与父母对话，并在父母提供的内容基础上深入。家长能够代替女儿与治疗师进行三角对话，让女儿自由进食。因此，在治疗过程中，治疗师会利用话题内容来维持这个过程。

母亲：　我不觉得我很冷漠，我觉得自己好像是很严格的。

利布曼：　这是可以理解的。

母亲：　我感觉我的特质就是……我会强迫性地整理东西，所以米里说在家时感觉很拘谨。从生理上说，如果客厅里的文件都好好地叠起来，地上没有任何文件，衣服也整齐地放在抽屉里，我就会感觉好一些。我知道，这有点神经质了。

父亲：　但这又是给谁看呢？

母亲：　给我自己看。这也是为什么我会在周六的早晨，还没有人起床的时候，在去买咖啡之前就化好妆了。我知道这也有点神经质。

父亲：　你有些洁癖，就这样。

利布曼：　那就有点神经质了？我不同意。

母亲：　嗯，大家都是这么说的。

利布曼：　谁说的？

母亲：　我是说，"想让一切东西都保持整洁"有点神经质了。

利布曼：　但是你可以教会米里、丽贝卡还有萨莉如何穿戴整齐，如何保持家里或者公寓整洁。这是你的巨大优势。我不知道你为什么把它看成是负面的，这明明可以是正面的特质。

> 治疗师拒绝认可母亲把她的特质定义为病态性的神经质，因为这会让丈夫批评她，也会让女儿难以认同，两者都会使夫妻关系分裂。

母亲： 米里，你是不是跟我学的？比如说你的抽屉总是很整齐，我不知道这是好是坏，是跟我学的吗？（米里亚姆点头。）她的抽屉很整洁，这是她从我身上学到的，其他的孩子还没有学到这点。

利布曼： 所以你已经在这方面帮助了米里亚姆，而你甚至都不知道。或许你和所罗门也可以在其他方面帮助她？

> 治疗师让父亲参与进来，以稳定夫妻关系，并通过使父母与子女分离来修复代际界限。他还将谈话从父母教育无效的例子转移到父母帮助女儿的更积极、更有建设性的方法上。

母亲： 是的，或许我们可以，但我也不知道。嗯，因为当米里说在家很拘谨，我想这是米里的意思。我也不知道。

父亲： 我也不知道。我很困惑。

母亲： 今天早上之后，我感觉不太舒服，我觉得自己不够好。

利布曼： 你觉得自己不够好？你觉得自己怎么就不够好呢？

母亲： 我做了些错的事。

利布曼： 你做错了什么？

母亲： 我不知道。

利布曼： 你是说你是米里亚姆问题的根源？

母亲： 是的，没错。

利布曼（转向父亲）：你同意吗？

父亲： 我不同意。

利布曼： 我不明白，这怎么可能呢。一个人怎么可能是别人问题的唯一原因？尤其是在同一个家庭里。

母亲： 我可能不是唯一的原因，但起码没有起到帮助。

利布曼： 没有起到什么帮助？

母亲：　我的性格对解决她的问题没有帮助。

利布曼：　你的性格对谁的问题、哪方面的问题没有起到帮助？这是个非常复杂的问题。你的性格——你是个很好的人。你说的是什么性格？你是说自己是个可怕的恶魔吗？

母亲：　等一下，我才没那么坏。

利布曼：　为什么你不像灰姑娘的继母一样，做个邪恶的女巫呢？（他转向父亲。）这就是你想让你妻子变成的吗？邪恶的女巫？

> 治疗师与母亲的消极自我形象直接对质，将她与对继母的刻板印象进行比较，使她有机会不那么苛刻地看待自己。他还拉来父亲一起赞同——妻子并不像她想象的那样不堪。

母亲：　对，但当我刚刚说我不……

利布曼：　稍等，我在问你丈夫问题，请放松。（他再次转向父亲。）你想让她成为邪恶的女巫吗？

父亲：　不是的。

利布曼：　那为什么她有这个愿望，想成为邪恶的女巫？

母亲：　我觉得我对别人的接受度不够。

利布曼：　你只是对自己的接受度不够。我是这么认为的。

母亲：　我可没这么说过。

利布曼：　我觉得你说过。

母亲：　没有。

利布曼：　那你是怎么说的？

母亲：　我一直认为我很接纳自己，但我在这个家里还不够接纳，或者是对别人做的事情不够接纳。米里亚姆，你能理解我说的是什么意思吗？

> 母亲坚持认为是自己存在问题，并要为女儿的问题负责，当
> 这一观点受到对质后，母亲试图通过寻求女儿认同自己做得
> 不够好来抵制做出改变。

米里亚姆：　什么？我刚刚没听清。

母　亲：　我说，我对别人做的事情还不够接纳。你知道我是什么意
思吗？

米里亚姆：　这样啊……

母　亲：　米里，你觉得我说的是什么意思呢？

米里亚姆：　我……

利布曼：　还有些牛奶。所罗门，你想喝点牛奶吗？

> 治疗师与父亲讲话，以阻断母女间的对话。

父　亲：　我喝牛奶会得胃炎，会拉肚子的。我会在地板上翻来覆去。

利布曼：　真的吗？你是对牛奶过敏吗？

父　亲：　我很喜欢牛奶，但我不能喝一整杯牛奶。

利布曼：　看来我们都有自己的问题。我想米里刚刚是要对你说些
什么。

父　亲：　我刚刚打断她了，我总是习惯这样做。

利布曼：　我和你丈夫就只坐这儿听着。

米里亚姆：　什么？我都不知道她在说什么？

母　亲：　不是，你知道的，接纳别人，保持接纳。

米里亚姆：　好吧，那我应该说什么？

母　亲：　你应该说什么？你想说什么就可以说什么。我只是问你，
你怎么看待一个愿意接纳别人的人。就是，这对你意味着
什么？

米里亚姆：	哦，你是说单独的事情？
母亲：	嗯。别人都在这样做。尽管这让你很困扰。（长长的停顿。）你知道我的意思吗？
米里亚姆：	不知道。
母亲：	你告诉爸爸如何做一个接纳的人吧。
利布曼（转向米里亚姆）：	打扰一下，米里，你还想喝牛奶吗？我可以喝吗？可以的话能帮我拿一下吗？所以，你很想和她沟通，但是有些东西——我不知道——在沟通方面阻碍了你。（米里亚姆把一杯牛奶递给他。）非常感谢。你不介意我喝完吧？有什么东西阻碍了你。所罗门，你觉得是什么？你知道是什么阻碍了米里和你妻子沟通吗？因为你妻子没什么问题。米里也没有什么问题。但是当她们想要一起说话的时候，问题就出现了。我不知道是什么导致的。真的很奇怪。

> 治疗师再次打断母女间的对话，防止女儿在父母间产生三角关系，并将对话的焦点从女儿身上转移开。

米里亚姆：	你能看出是哪里出了问题吗？是什么问题？
利布曼：	我想你比我更清楚，因为我才认识你们一家人。
父亲（转向母亲）：	我理解米里的个性，也很理解你的。你有非常明显的特点，就是会不断地重复说一件事，然后人们就会生你的气。
母亲：	我还从来没怎么想过这件事。
父亲：	相信我，这不是批评。主要是，我认为这是你的情绪构成方式。你是……
母亲：	我是一名教师。所以话很多。

父亲：　　 为什么话多并不重要。

母亲：　　 可能是因为米里说一句话要花很长时间？

父亲：　　 不，我觉得你对所有的孩子都这样。你对所有人都这样。

利布曼：　 她对你也那样吗？

父亲：　　 这是个很好的问题。我不知道。

利布曼：　 这让你很惊讶。

父亲：　　 我不知道。我是个婚姻美满幸福的人，所以很难去指责什么。我可以发表一两点我和露丝之间关系的见解。她对我也是反复唠叨的吗？

利布曼：　 对，这就是我刚刚的问题。

父亲：　　 是的，她确实也是这样。但这不是批评。请相信我，我是很客观的。在这点上她并没有困扰我。

利布曼：　 你知道，你和你的孩子存在的问题：丽贝卡和她朋友的问题；萨莉几周前晕倒了，不得不被送到医院……

父亲：　　 对。

利布曼：　 米里亚姆存在说话和表达自己的问题……所以我想知道，这些问题是否会影响到你们的婚姻。

> 通过指出三个孩子都存在问题，治疗师将患者回归到家庭的儿童亚系统中去。他还将焦点从孩子存在的问题上转移到这些问题对夫妻两人关系的影响上。

父亲：　　 是的，确实会影响，但这个问题从我和露丝结婚的第一天起就存在了。

利布曼：　 什么问题？

父亲：　　 我对妻子的一些感觉。

利布曼：　 什么感觉？

母亲：　我不认为他和丽贝卡还有萨莉有那么大的问题。

父亲：　我确实有种感觉，我是出于两方面才有的这种感觉——爱和感恩。

母亲：　什么样的感觉？

父亲：　我想这对你来说很难接受，我不知道该用哪个词来形容——不，我表达不出来。

母亲：　哦，你是不是想说因为我从来不承认自己做错了。

父亲：　对。我恰好对这方面很敏感。第二点是沟通，我常常不知道你是否在听孩子说话。

母亲：　我当然在听了。

父亲：　是啊，你在听，从理智上你是在听。但从情感上，我不知道你是否在用心感受。

母亲：　我没想到我们都存在这么大的问题……

父亲：　我没什么问题。

母亲：　……在与丽贝卡和萨莉相处时。

利布曼：　打扰一下，我注意到你们两位说话时都不看向对方。你低着头，露丝看着墙上的照片。你们怎么能够知道对方的情况呢？

> 治疗师再次将话题从母女转向夫妻。女儿一直吃着饭，现在已经吃完了她的午餐。

父亲：　很简单。我会用大脑思考。

利布曼：　确实，但你的眼神、面部表情……

父亲：　我会把个性带入对话中，通过……

利布曼：　你有很多的个性。

父亲：　是的。

利布曼：　你的个性溢于言表。

父亲：　　是的，是的。这就是我必须接受精神科治疗的原因。

利布曼：　这就是你要接受精神科治疗的原因？好吧，其实你可以成
　　　　　为妻子的优秀治疗师。如果你觉得她在这方面做得不够，
　　　　　而你恰好又有太多，可以把一些核心地位和个性分给她。

> 当父亲主动提供自己的精神状态信息时，治疗师利用这些信
> 息进一步探讨了婚姻关系，并鼓励夫妻双方相互交流。

母亲：　　我不明白你为什么说我不听你说话。我明明都听的。

父亲：　　是的，你都听的，是的。

母亲：　　我一直以来都听，一直。

父亲：　　又是这样，露丝，我能说什么呢？我从精神科治疗中学到
　　　　　的一件事就是要去相信直觉，那是我所学到的对人而言最
　　　　　难的事。

利布曼：　真的吗？你能相信自己的直觉吗？

父亲：　　是的，我相信。

母亲：　　我想说一件我们从没有讨论过的事情——所罗门是个不合
　　　　　群的人。你知道他作为人的直觉是什么吗？

利布曼：　直接告诉我们吧。我会仔细听你说的每一个字。

母亲：　　所罗门，我告诉你吧，你不喜欢任何人。

父亲：　　是的，我确实不喜欢。我极端不信任别人。当我尝试……

母亲：　　你不喜欢……你不信任……你不喜欢任何人。（米里亚姆盯
　　　　　着母亲。）

> 母亲以背离家庭常态的方式坚定地批评丈夫，这让女儿感到
> 意外，甚至可能有些害怕。

父亲：　　　没错，没错。

利布曼：　　你妻子是说你是个多疑的人吗？

父亲：　　　多疑？我觉得还不够恰当。

利布曼：　　愤世嫉俗？

母亲：　　　非常愤世嫉俗。

父亲：　　　愤世嫉俗，很恰当。

母亲：　　　非常、非常愤世嫉俗，而且极其悲观。我不愿意和你说起任何生病的人，因为你回答我的第一句话总是他很快就会死了。

父亲：　　　确实是这样。在我们结婚的时候，我曾经说过，我从来没有见过比你更会享受生活的人。你可以享受糟糕的牛肉三明治，也可以去饭店里享受晚餐。没有人比你更……

母亲：　　　我的问题是，我忍受不了自己不开心。

父亲：　　　没错。

母亲：　　　我喜欢把事情都安排好，这样我才会开心。

父亲：　　　而我恰恰相反。

母亲：　　　我忍受不了不开心，但你的状态常常却是悲观、消极的。

利布曼：　　你们说的都很有道理，但我不知道这和与米里的沟通有什么关系。

> 父母阐明彼此在态度上的差异后，治疗师可以帮助夫妇直接处理它。

母亲：　　　嗯，我也不知道。

利布曼：　　你能不能从这位家庭的核心身上找到他内心如此悲观、愤世嫉俗的原因……

母亲：　　　嗯……

父亲：　　为什么我会这样？

母亲：　　你可以告诉我。

父亲：　　我会说给你听的。

利布曼：　所罗门，我觉得你妻子不知道为什么。

父亲：　　有很多原因。

利布曼：　好的，你可以都告诉你的妻子。米里、我还有贝克医生，
　　　　　我们都会一起听你说的。

> 治疗师利用谈话内容建立患者和父母间的界限，鼓励父母互
> 相交谈，而不让女儿参与对话。

父亲：　　我可以把它们一一列出来吗？

利布曼：　当然。

父亲：　　第一，我的原生家庭给我带来很多痛苦，比如我和母亲之
　　　　　间存在的问题，以及它对我的身体造成了影响，我还不得
　　　　　不接受大量精神科的治疗。第二，我的前妻死于这种来自
　　　　　所谓专家的不必要的、悲惨、糟糕的医疗，这让我非常非
　　　　　常痛苦。她被误诊为癌症，她的死亡是可以避免的、可怕、
　　　　　悲惨。我没有妥善处理好我和我原生家庭间的不良关系，
　　　　　这不是你的错，我至今没能从这个影响中走出来。

利布曼：　那是多久以前的事了？

父亲：　　我现在五十一岁。在我从军队出来的时候，二十六七岁。
　　　　　从那开始它就一直影响着我，影响着我生命中的每一天。
　　　　　我无法控制自己，无法控制这些想法。当我吃东西的时候，
　　　　　它就会困扰着我。

母亲：　　我认为那都是过去的事情了。如果现在一切都好转了，为
　　　　　什么还想着这些过去的事情，为什么不去享受当下呢？为

什么还要让这一切影响你的感受？

父亲：　有一个原因是，我们的思考方式是存在差异的——你会用大脑思考，而我的生活很容易受情绪影响。这些感受的浪潮会将我淹没，我没仔细算过，但一周总会有许多次。

母亲：　你知道的，当我和你结婚的时候，我觉得过去一直很糟糕，而现在会慢慢好起来的。但我发现……

利布曼：　并没有好起来，是吗？

母亲：　是的，我有时会感到很压抑。我一直在努力让事情变得更好，但时不时地，我就会觉得"好吧，我做不到"。因为无论我做什么，无论事情怎么样，你都开心不起来，因为你总是很悲观。

利布曼：　你觉得你可以如何帮助你丈夫处理这些无法控制的情绪波动呢？

> 父亲自称是"病人"。治疗师指导妻子帮助丈夫，暗示她有必备的能力和优势。

母亲：　我从来没有认真想过这个问题，只是陪在他身边，让事情顺其自然地发生，或许再做出一些之前没有的改变。我想这就够了。也许这还不够，我也不知道。但有时候我也觉得自己本来没必要做更多。

利布曼：　对。有时你会怨恨他。

母亲：　是的，我的意思是，我觉得……

父亲：　这些我都知道。对此我已经表达了感激，也说出了我的感受。

利布曼：　好的，我们现在把事情梳理一下。二十六年前发生了一些事情，这让你变得愤世嫉俗、心烦意乱，并一直持续到现在。这大概占据了你半辈子的时间了。

父亲：   对。

利布曼：   所以，你现在五十一岁。

父亲：   是的。

利布曼：   那么我们在地球上至少还有二十五年的时间，就看你怎么
算了。在接下来的二十五年里，你还想和过去的二十五年
一样愤世嫉俗吗？

> 治疗师暗示，人们可以改变自己的行为。他正在让父母和女儿
> 尝试用其他的方式彼此沟通，而非总是围绕着这些症状交流。

父亲：   我不知道该怎么做。如果你想让我实话实说，我不怕向你
坦白，我知道怎样跟医生坦诚地交流。

利布曼：   二十五年来，你一直在和波涛汹涌的情绪做斗争是吗？

父亲：   对。

利布曼：   这对露丝来说也是个问题。你们结婚多久了？

母亲：   九年。

利布曼：   九年了。好的，我有个解决方案，需要你们两个合作。当
你有这些情绪波动的时候，通常是在家里吗？

父亲：   没有固定的模式。通常情况下，它会发生在我晚上睡觉
之前。

利布曼：   在家里吗？

父亲：   是的，当白天的各种问题消散之后，情绪就不断积累。

利布曼（把手搭在父亲的肩膀上）：或许那时正是你和妻子亲密无间、
相亲相爱的好时机，这可能会瞬间抚平你内心情绪和感觉
的波澜。

父亲：   没那么简单，你也知道没那么容易。但当然，我会试试看的。

> 父亲同意与妻子一起解决问题，为父母设立一个双方都能接
> 受的治疗目标，并与女儿的问题分开。

利布曼：　你说它通常发生在晚上睡觉前。这很有意思，你觉得呢，
　　　　　贝克医生？（贝克医生点头。）

父亲：　　是的。

利布曼：　不管怎样，这是很好的时间，而不是把注意力沉浸在这种
　　　　　情绪里。

父亲：　　在一半的时间里我都没有意识到这一点。

利布曼：　好了，现在我们只花了几分钟就已经解决了 50% 的问题，
　　　　　因为在一半的时间里你甚至都不知道它在发生。所以要想
　　　　　解决另外 50% 的问题，你们两个可以试着彼此亲近，然
　　　　　后……

母亲（看着两位医生）：我想和你们详细聊聊这个，这听起来很有趣。

> 母亲接受挑战，并认同夫妻之间的沟通方式可以发生改变。

利布曼：　我们备感荣幸，但不要和我们聊，去和所罗门聊聊吧。他
　　　　　是家里的核心。

母亲：　　你一直在抱怨。早上起来时你说很累，晚上睡觉时也说
　　　　　很累。

> 母亲也接受治疗师的信号，与丈夫交谈。

父亲：　　露丝，我厌恶我自己，你知道的。我是急性子，我习惯了
　　　　　赶时间。

母亲：　　对的。

利布曼（坚定地看着父亲，坐得离他更近了）：所罗门，你知道吗？你

の妻子正想努力帮你。她想到了一个方法，都没来得及说
出来，你却说你讨厌……

父亲：   我厌恶我自己。

利布曼： 你厌恶这，你厌恶那。这意味着你也厌恶你的家人、孩子、
妻子、工作。

父亲：   你猜怎么着？被你说对了。

母亲：   你确实如此。你厌恶我们所有人。

利布曼（看向母亲）：你准备怎么处理这种情况？他怨恨你。想象
一下。

父亲：   等等。对我来说，我脑海中的这些想法一点也不幽默。

利布曼： 你脑海里为什么会有这些想法？

父亲：   也许像我这样的人就不应该结婚，不应该承担所有的责任，
它让我患上了高血压。

> 婚姻问题自发暴露出来，为未来解决问题奠定了基础。这个系
> 统中存在改变的可能，因为它的成员富有感情、幽默、智慧和
> 自发性。他们是可爱的人，与他们合作看起来是有希望的。

母亲：   换句话说，你厌恶自己要承担很多责任。毕竟和我结婚之
后，又给你带来两个孩子，也就是家里有三个孩子。

父亲：   露丝，相信我，我的感觉是一样的。结婚之后，我有一个
孩子，我的妻子过世之后，我的母亲在带着她——这种感
觉始终如一。

利布曼： 一个孩子？你是指谁？

父亲：   米里。

母亲：   但我的意思是，一直以来总是这样。你讨厌你的工作，讨
厌你的职业，讨厌所有的人。

父亲：　　　不是这样的。

利布曼：　　你丈夫擅长自哀自怨。

母亲：　　　是的，就是自哀自怨，因为……

利布曼：　　你家里有抱枕吗？可以用来狠狠地揍他。

母亲：　　　之前有过一个。我想起来，拉比（犹太教经师）曾在布道
　　　　　　的时候说过"人生短暂，虚浮无定，所以每天都应寻找一
　　　　　　件生活中的好事"。或许这听起来有点傻，但我觉得说得
　　　　　　很对。

父亲：　　　听到我都要反胃了。

母亲：　　　是不是有点恶心？不过那天发生了一件那样的好事，所
　　　　　　以……

父亲：　　　这句话你已经对我说过几十次了。

母亲：　　　但你也总是絮叨每一天都是糟糕的一天。你知道吗，你起
　　　　　　床的时候很疲惫，上床睡觉的时候也很疲惫，我觉得我根
　　　　　　本帮不到你。

父亲：　　　不是的，你对我帮助很大。

母亲：　　　而且有很多时候你回家吃饭，每个人都……你知道孩子都
　　　　　　会怎么说吗？她们会问"爸爸回来吃饭吗"，因为当你……

　　　　母亲可能经常试图刺激孩子来支持她对丈夫的批评。

米里亚姆：　你说谎。明明是你有时候这样说！

　　　　在这里，女儿第一次提出了挑战母亲的主张。这种分歧代表
　　　　着她试图将自己与母亲区分开来，并让自己从婚姻中存在的
　　　　问题里脱身。

母亲：　　　是我吗？

利布曼：　　米里，是这样的，你可以对爸爸说一些批评性的话，他可
　　　　　　以承受住的，你要认清这一点。露丝，你也是，下周其他
　　　　　　孩子也要过来，这样他们也能认识到。（医生把手放在父亲
　　　　　　的肩膀上。）在过去的二十五六年里，所罗门一直心烦意
　　　　　　乱、痛苦不堪，他就像石头一样坚强。常年在这样的压力
　　　　　　下还能聪明强干、保持警觉，雄心勃勃地工作与生活，没
　　　　　　有人能做到你这样。你是一块磐石，大家对你的印象却是
　　　　　　泥粉。你不是泥粉，你是一块磐石。

母亲：　　　嗯，我对他的病很有信心。

> 治疗师将父亲的持续症状重新定义为有力量和有应付问题的
> 能力，目的是使父母的功能相比他们在治疗开始表现出的互
> 相效能不足的状态，达到更积极、更有能力的水平。

利布曼：　　对他的什么有信心？

母亲：　　　对他的病。不，等一下，所罗门。你每次一生病总是会说：
　　　　　　"我已经很久没有生病了。"（她笑起来。）在我看来，距离
　　　　　　你上次生病，似乎并没过去多久。

利布曼：　　你的丈夫是一块磐石，你不用总是宠着他，你才是那个需
　　　　　　要被宠爱的人。你要照顾三个孩子，还要管理家事，你的
　　　　　　工作也是全职的吗？

母亲：　　　是的，我是全职教师。但我们请了一位保姆，这也让我很
　　　　　　困扰。因为孩子们都认为我不会做饭，我就会说"我以前
　　　　　　做饭可是很拿手的"。然后所罗门就会很生气。因为你也知
　　　　　　道，我已经没有做饭的习惯了。

父亲：　　　没错，上一次你下厨做饭，结果怎么着？我吃到病了。

母亲：　　　我每天都要做许多的课前准备，结果就会造成很多冲突。有时候我要批卷子，这样一来我就没法陪着孩子一起玩了。我需要对工作尽职尽责，或许这只是个借口，或许我可以做得更周全。我也不知道。

利布曼：　　我还发现另外一个问题。当你跟丈夫说很多话的时候，他也会说很多，要么跟你说……

父亲：　　　是的。

利布曼：　　……要么跟我说。我想这就是为什么你会有强烈的需求，把你想说的一股脑全说出来，并且反反复复地说。因为他不肯给你一个放松和思考的机会，让你把想说的都说出来。这一点也反映在你和米里的沟通中。你会很努力地说些什么，就好像是，如果你不在两秒钟内把全部的事情说出来，就会有人跳出来阻止你把话说完。这就是你们两个人之间发生的事情。

> 治疗师认为，父亲倾向于打断和闯入别人的对话，这是导致母女之间沟通问题的一个原因。因此，父母和女儿又卷入了共同的问题，这是有关沟通的问题，而不是厌食症的问题。

母亲：　　　我也认为……

利布曼（看着贝克医生）：也许把事实说出来会让你不舒服，但只有这样，我们才能想出一些办法来帮助你们，对不对？（贝克医生点头。）

> 治疗师和儿科医生进一步商定，帮助家庭解决沟通方面的问题。

父亲：	我之前都没有意识到这一点。她想说话，我却不停地打断她说话。
利布曼：	你们在家里沟通时也是类似的情况吗？
母亲：	如果米里有话要说，她很难参与到讨论中来，因为米里的声音很轻，而且……
利布曼（向母亲靠拢）：	你能帮助米里解决她的发言问题吗？
母亲：	我们已经努力过了。
利布曼：	不是你们，是你，你一个人。不是医生，不是其他家庭成员，只有你能帮助米里，因为你说话没有问题。你谈论事情时简洁明了，很容易被人理解。我和你的丈夫太过纠结于感情和问题的深刻性，很容易偏离正题。所以，或许你可以帮助米里解决发言问题。在脑海里想一想你要说什么，组织好措辞，然后说出来，让人们能够听得到、听得懂。
母亲：	好的。
利布曼：	你是一名优秀的老师，在这方面你已经做得很好。所以，你要教会米里怎么能像你一样好。

> 治疗师希望把失功能的、令人沮丧的母女关系转变得更具建设性和功能性。这项任务需要母亲表现得称职和有效，为女儿提供能够自我认同的榜样。

母亲：	嗯，在教育孩子的过程中，可能会面临的一个问题是孩子的抵触情绪。当然，我们的教育方式也并不总是正确的。比如当米里想说些什么的时候，我们就会催促道："快说啊，你到底想说什么。"还有很多类似的事情。另一方面，还有部分问题出在学校。因为在上学时，我们常常会说："米里的参与度不够。"其实有的时候，即使她知道答案，

或者有话要说，她也会憋着不说出来，声音也很轻，表现也不够积极。她去的那所学校里有大班，还有……

米里亚姆： 法语。我的法语很好。

> 患者希望能以更积极、更有能力的方式看待自己。

母亲： 法语。对，你的法语很好。但在学校里，我们一直都有这样的想法："请帮米里说话。"

米里亚姆： 你说得对。

母亲： 你不是争强好胜的人，很容易放弃。有时候我们几个人在家里谈论一些大家都知道的事情，如果是你开启的话题，当其他人抢了你的话，你就会很生气。

米里亚姆： 对。

利布曼（看向父亲）：如果让你的妻子来帮助米里解决沟通上的问题，你可以接受吗？你也看得出来，这件事非常重要。

父亲： 一直以来，我的妻子帮了很大的忙。

利布曼： 是的，如果她继续以一种更好的方式帮助米里，你认为可以吗？

父亲： 当然可以。

利布曼： 你确定吗？不会让你为难吗？

父亲： 我向你保证，一定没问题。我绝对不会介入。一点问题都没有。

利布曼： 不，不。你要参与其中。你需要参与进来以允许改变发生。

> 治疗师强调父亲角色的重要性，防止他破坏母女关系。

父亲： 你说我需要参与是什么意思？我该做些什么或者说些什么吗？

利布曼：　　不用的，你只需要确保自己同意这件事，并且不会让你在
　　　　　　情感上不舒服。

父亲：　　　当然了，完全没有问题。

利布曼：　　好的。我们今天聊了很多，还剩下十分钟左右的时间，也
　　　　　　许我们的医学专家贝克医生可以告诉我们接下来的计划。

> 治疗师将重点转移到儿科医生身上，儿科医生将为患者出院
> 和过渡到门诊治疗做准备。

贝克：　　　我认为米里下周应该就能回家了。等她回家后，我们会为
　　　　　　她制定新的体重管理方案。正如我之前对米里说的那样，
　　　　　　吃饭是她自己的事情，而我们更关注的是她的"身体账
　　　　　　户"。这是类似银行账户的概念。我们平时不停地往银行
　　　　　　账户里存款和取款，那么在月末时账户就会有余额。体重
　　　　　　管理也是一样的道理，我们摄入了能量，经过身体的转换
　　　　　　后，又消耗了能量，而进食就是在往"身体账户"里存入
　　　　　　能量的过程。这个过程是每个人自己的事情，谁也干涉不
　　　　　　了。米里也一样，她应该通过均衡的膳食来获得足够的营
　　　　　　养。我们后续可以讨论和规划一下米里的菜单，也听听营
　　　　　　养师的建议。

利布曼：　　你有没有想说的？

米里亚姆：　我觉得步行去学校对我来说可能做不到。

母亲：　　　你担心这会耗费很多能量。

米里亚姆：　对啊，那可要走上足足 20 分钟呢。

> 在考虑重返校园时，患者表示希望拥有更正常的生活方式。

贝克：　　　好的，关于你可以消耗多少能量的问题，我们可以以后再

一起讨论。不过，我要重申一下，最关键的还是要保持"身体账户"的"收支平衡"。

父亲：　她还是需要接受诊疗和体检的吧？

贝克：　当然，整个治疗期间我们都会和利布曼医生保持密切的联系。

利布曼：　我会和贝克医生合作的。

> 治疗师和儿科医生强调了他们之间的合作，这为父母相互支持来对待女儿的行为起到了示范作用。

贝克：　我们也会和你们保持密切联系。如果她的体重达到一定的数值，那么她就能下床活动了。如果体重可以持续回升，那她还能出门，去零食店之类的。

米里亚姆：　今天的血液检查结果怎么样？我还需要再测么？

贝克：　结果不错，不需要再测了。所以你可以获得额外奖励，就是明天你不需要积攒那么多能量就能下床活动了。

利布曼：　她大概可以通过吃一些零食来补偿。

贝克：　是的，她可以这样做，我们也会针对吃零食制定一些相应的奖励。这不是什么大事。当她住在家里的时候，规则也是相同的。如果体重达到一定数值，她就可以从事一些日常活动；如果超过一定数值，那么她还能做一些体能消耗类的活动；但如果体重没有增加，那么她的活动会受到限制。不过我觉得这也不是什么大问题。

> 儿科医生为门诊的行为治疗打下基础，家长也需承担相应的职责。他们会理解，如果能够做到相互配合而不是分裂或征服家庭，那么女儿就能正常进食、增加体重。

母亲：　　　我觉得米里亚姆应该说点什么。米里亚姆，我不知道你怎么想。你之前告诉我和爸爸你喜欢这里，宁愿留在这里也不想和我们一起生活。

米里亚姆：　不是的，我之前是这么说的，但那已经是吃午饭之前的事情了。

母亲：　　　也许你现在想法不一样了。

米里亚姆：　那倒也没有。

母亲：　　　你听我说。

米里亚姆：　不，不用了。这也已经不重要了。真的。忘了我说过的话吧。

> 女儿对放弃厌食症状和离开医院表现出矛盾心理。

母亲：　　　米里亚姆，我现在提到这件事情，不是因为我真的纠结你到底说了什么，这不是重点，而是因为你住院之前的表现让我担心你回家后的情况。

> 女儿的矛盾心理与母亲的焦虑相吻合，她们觉得事情可能无法发生改变。

利布曼：　　嗯嗯，我们会和你们保持紧密联系，所以……

母亲（看着米里亚姆）：每个人都会遇到问题，所以你需要学会与问题共处。这是你的生活，你要尝试调整自己，解决问题，让生活变得更好。

利布曼：　　不知道你注意到了吗？你对待米里的方式和对待丈夫的很像，小心翼翼而又谨小慎微。你有没有觉得其实应该把米里当作一个已经 14 岁的青少年？

> 治疗师暗示父母，如果他们愿意以更适合她年龄的方式对待她，女儿就有可能改变，以此来减少女儿的矛盾心理和母亲的焦虑情绪。

母亲：　你说得对。

利布曼：　到底是谁在管理着整个家庭？是你还是米里？

母亲：　问题就出在这里。最近变成米里一直在支配整个家庭，我真的很反感。

米里亚姆：　没有，我现在不会再管它了，永远都不会再管它了。

> 患者表示愿意腾出她在家庭中的中心控制地位，这让她能够回到青少年的正常发展轨道。

利布曼（看着母亲，用幽默的语气说）：我觉得你就应该让米里管理整个家庭。你应该搬出卧室，搬离厨房，把支票簿、车子都给米里……

> 治疗师通过放大角色反转的问题，来强调家庭明确分工和做出改变的必要性。

米里亚姆：　不行，不能这样。

母亲：　你就在这样做。因为你生病住院，全家人的生活都发生了改变。我们都在勉强维持生活。我们必须来到这里，接受医生的建议，并做出一些改变。丽贝卡和萨莉都说："等米里回家了，我们还要像她住院之前那样和她相处吗？那个时候整个家里都是压抑的。"这让我心烦意乱。

利布曼：　看来全家人都很难过。

米里亚姆：　那都已经过去了。我感觉不好的时候才会那样。我现在感觉好多了。

利布曼：　你不再感到那么不舒服了，是吗？

米里亚姆：　是的。

利布曼：　我相信米里未来会成为一个健康、正常的人，家里的其他人也会如此。我相信丽贝卡和萨莉也能解决自己的问题。（他转向父亲和母亲。）但前提是，你们要重新收回对家庭的掌控感。我不知道你们到底想不想这样做。

母亲：　我觉得我应该多注意自己，并听听别人的意见。

利布曼：　没有人能够一直表现完美，我们只能在某些时候表现好一些。（笑。）

米里亚姆：　我不会避开的。（看着母亲。）我不会再麻烦你，你也不必为了我在家里蹑手蹑脚。

> 女儿想改变自己在家庭中的形象，不再是个病弱、脆弱、岌岌可危的人。

利布曼（用幽默和讽刺的语气说）：亲爱的，不行，这样你会崩溃的。如果妈妈用不对的方式对待你，你一定会崩溃的。上帝禁止妈妈对你说你必须吃饭、必须打扫房间或者必须帮助丽贝卡做事。你在家庭中的地位和其他人是不一样的。

> 女儿希望自己的家庭地位从"病人"回到"孩子"，与兄弟姐妹分担平等的责任，治疗师以自相矛盾的方式表达支持。

母亲：　但如果问题是由于人们的某种行为方式造成的，那我们是否必须做出改变呢？

利布曼：　是的，但我不关心过去，我关心的是现在和不久的将来。你也必须关心自己，关心婚姻，关心三个孩子，关心如何生活。

母亲：　　　对，是这样。如何生活。这是个好点子。

父亲：　　　是的。我们一起努力。

> 女儿和父母在更加积极、充满希望的气氛中结束这次会谈。

_____

采访者：　　在这段会谈里，你探讨了一些有关父母和他们的婚姻的问
　　　　　题。你并没有把重心放在神经性厌食症上，甚至有时候你
　　　　　似乎都不重视这个问题。然而在访谈结束后，患者不但吃
　　　　　完了午饭，而且相信自己能够战胜神经性厌食症。能说说
　　　　　这是为什么吗？

利布曼：　　在解决本例家庭问题的过程中，我遵循了一系列的步骤。
　　　　　每一步的目标都是为了分散对患者的关注，并重新定义问
　　　　　题。首先，在会谈开始，我把问题弱化。弱化是一项技巧，
　　　　　比如治疗师声称自己或者自己的家庭也有类似厌食家庭的
　　　　　问题。这种方法使患者和家属的行为模式看起来不那么离
　　　　　经叛道，从而降低了他们的防卫性和抵抗性，有利于他们
　　　　　接纳治疗师及相关的干预。在这个案例中，我与患者在餐
　　　　　桌礼仪方面结盟，以此来弱化这个问题，化解潜在的与食
　　　　　物和进食相关的爆发性和消极性。这样我就对于家庭中明
　　　　　显与症状相关的领域获得控制而又不必聚焦在它们上面。
　　　　　然后，我请求米里亚姆与我分享她的午餐，比如一块胡萝
　　　　　卜、一口牛奶，等等，从而进一步加强了与米里亚姆的治
　　　　　疗联盟。我在医院里也和她做过这样的事，通过吃东西和
　　　　　分享食物建立治疗关系。虽然这种请求总会吓她一跳，但
　　　　　她总会同意，这也是引导她跟着我吃东西的一个步骤。通

过分享米里亚姆的食物，我也迫使她与我争夺她的午餐。

在此次会谈中，我没有把米里亚姆看作是个有进食问题的人。我有意让她避开各种讨论话题，处在没有冲突的区域，受到个人界限的保护。这防止她与父母纠缠在一起，形成三角对立，也避免发生有关进食的权力斗争。因为进食不是问题，气氛也不紧张，所以米里能够自发进食，甚至可能没有留意到这件事。疗程结束时，她能够为自己在学校的能力辩护，并决心摆脱种种家庭问题的困扰，转变为更正常的青少年。

同时，我还与家长建立了牢固的关系。访谈初期，我自发地在情感和认知层面加入并吸引他们。我就像一块磁铁，把父母的注意力从对女儿饮食的关注吸引到我身上。事实上，我承担了她的角色，和家长形成三角对立，让她自由进食。这个过程的目标是让患者进食。这比我们实际谈了什么重要得多。换句话说，我利用自己作为组长的身份，暗中引导组内其他成员跟随我的步伐开始进食。

此外，我暴露一些个人和家庭的经历，以此获得家庭的信任，与患者和家属建立治疗关系，为家属带来关于进食的完全不同的体验。患者的表现和其他人一样，毫不费力就吃完了午餐。这与六个月前患者未接受治疗时在家里的表现大相径庭。因此，这个家庭看到这些改变，态度开始变得更加乐观、充满希望。这是一次让人心力交瘁的会谈，但也同样饶有趣味。

在第一次家庭治疗午餐会谈的早晨，米里亚姆的体重是76磅。

六天后，她的体重又增加了11.5磅，达到了出院指征，且没有贪食症状出现。在此期间，她可以在家人或护理人员的陪同下去医院食堂吃饭。她看起来更开心了，也愿意交流出院后回学校的事情。七天后，全家人参加第二次家庭治疗午餐会谈，我们宣布米里亚姆可以出院了。起初她以自己"还没准备好"来推脱，但当所有的家庭成员都表示希望她回归家庭时，她最终同意回家。她一共住院二十天，在没有使用任何药物的情况下，体重增加了15磅。

在门诊治疗阶段，家庭的精神科医生承担主要责任，儿科医生则以支持性提供咨询的方式发挥作用。这与住院阶段的治疗模式恰好相反。门诊治疗阶段共有四个目标。第一，消除对进食的恐惧，并刺激体重稳步增加，这有最高优先级。这样可以防止家庭成员为了避免或转移家庭冲突，而将注意力集中在米里亚姆身上。第二，明确家庭中强化病人症状的功能失调模式并做出改变。第三，在父母和子女之间建立符合孩子年龄的代际界限，以此改善父母的执行和婚姻功能。第四，加强同胞之间，以及患者与其他同龄人间的关系。

最初的体重增加和家庭治疗午餐会谈开始改变米里亚姆作为家庭替罪羊的角色。这个过程在门诊的行为矫治项目下持续发生。该项目为父母提供了一些具体的家庭活动，来减少他们在面对"生病"孩子时的焦虑和无助感。门诊项目被定义成改善人际交往的过程。医生告知家长，作为父母，他们有责任执行这个项目；如果他们以相互支持的方式合作，就会成功。医生告知米里亚姆，她也需要配合该项目，对自己和父母负责。医生告知家人，米里亚姆每周必须增重至少2磅，才被允许正常活动。如果她从本星期五到下星期五体重增加不足2磅，则不允许她周末出门，也不允许她的朋友到家里来玩，并且还需要一位家庭成员整个周末都在家里陪她。这个计划会给家庭系统带来巨大的压力，驱使家庭成员联合起来保证米里亚姆好好吃饭。如果她的体重在一周内增加了 2 ~ 2.5 磅，就允许她在周六或周日中的一天表现活跃、自由活动。她可以自由选择在哪一天进行活动和进行什么样的活动。如果她的体重在一周内上涨超过 2.5 磅，那么她可以在周五晚上、周六和周日自由活动。

在出院后的头两个星期，米里亚姆的体重增加均少于 2 磅，这对父母而言是一场考验。在治疗师的支持下，父母成功让她两个周末都待在家里。第三周，米里亚姆的体重上涨达到了 2 磅，此后也一直保持这个速度增长。医生告诉她，她的体重必须达到 112 磅，才能和她的姐妹一起去参加夏令营。六月中旬，米里亚姆的体重成功达到 112 磅。据此，出院三个月后，米里亚姆的体重共计增加 25 磅。

当米里亚姆的体重稳步增加后，家庭治疗的重心也转移到改变家庭的不同亚系统上来。治疗师的策略是给家庭成员分配不同的任务。这些任务旨在改变家庭的结构、组织和功能，以及家庭中人际关系的质量。

米里亚姆的症状既是由家庭系统中的不正常模式引起的，也是这种不正常模式的一种表现。父母是无效、无组织、僵化的，他们不能化解冲突、解决问题，也难以处理压力情境。米里亚姆与父亲的情感联系很紧密，而与母亲、姐妹和其他同龄人的情感联系较为疏远。父母的婚姻关系薄弱，不充分。这让米里亚姆不恰当地卷入父母的事情中。这个家庭运作模式的特点是：父母限制性地过度保护，个体成员缺乏隐私，否认米里亚姆症状以外的任何问题的存在，夫妻间的冲突没有解决，并且掩藏在父母对米里亚姆的过度担忧和关注之中。患者成为回避家庭矛盾的迂回小道，父母因共同关注生病的孩子而"团结"起来。

因此，门诊治疗的首要目标就是帮助米里亚姆摆脱这种处境。第一项干预措施是开展行为治疗项目。该项目由父母来执行，它把米里亚姆从父母亚系统及其冲突中分离出来，使她能重回子女亚系统中。因此，行为治疗项目有助于建立代际界限，改善父母的执行功能。

其次，夫妻关系也需要改善。父亲和母亲的任务是每天晚上要私下讨论与孩子或行为治疗项目有关的任何问题，直到商定出相应的解决方案才可以结束。母亲被赋予了直接与孩子打交道的责任，父亲则负责指导母亲，且不能以任何方式批评或贬低她。治疗师主要把精力放在父亲身上，在他协助妻子的过程中提供帮助。

门诊治疗两个月后，父母声称已经解决了孩子的进食问题。他们认为当下的主要问题是米里亚姆不善交际，表现为缺乏朋友和兴趣爱好。这种转变向治疗师表明，这个家庭已经为进一步改变做好了准备。

在征得姐姐丽贝卡的同意后，父母被指示让姐姐带着米里亚姆一起参加聚会和其他活动。米里亚姆被告知她必须去，尽管一开始她很不情愿，但最终也同意了。父母被告知当他们做了称职父母该做的事时，就要奖励自己，比如每周至少参加一次社交晚会，制造二人世界。当门诊治疗的第三个月结束时，这对父母自结婚以来第一次在外共度一个完整的周末。他们还计划在孩子参加夏令营的时候，给自己放为期两周的暑假。他们的夫妻关系变得更加亲密，也逐渐满足对方的需求。这也使孩子可以自由地发展孩子间的关系，以及与其他同龄人之间的关系。

孩子们参加了七月和八月的夏令营。米里亚姆度过了愉快的夏天，结交了许多朋友，并自愿参加宾夕法尼亚州的水灾救援工作。她发育了，出现明显的第二性征，身高增长了约五厘米，头发也更长了。在与姐妹聊天、开玩笑时，她表现得随性而又放松。总的来说，她变得自信、富有吸引力，而且她也对自己很满意。她热情地谈论着新学年，期待着能见到以前的同学，发展新的友谊。

　　暑假过后，治疗重新开始，因为父母表示需要做更多的"工作"。不过，形式发生了一些改变。孩子和家长在不同的日子来到诊室，以强调厘清界限的过程。我们定期举行家庭访谈，以评估父母和孩子之间的互动模式。在一次家庭访谈上，父母表示，他们现在更关心米里亚姆的姐姐。因为他们认为，米里亚姆变得更强壮，而且也比丽贝卡表现出了更好的判断力。显然，曾经的患者在家庭中的角色和地位已经发生了变化。

　　治疗恢复后不久，治疗师给家人播放了一盘早期治疗的录像带，清楚显示了母亲是如何把注意力全集中在患者或其姐姐的某些问题上，通过刺激丈夫对特定问题的关注，来降低丈夫的外围地位。为了指出相关的互动问题，治疗师与全家人一起详细回顾了这盘录像带，而它也成了转折点。为了进一步建立代际界限、加强厘清界限的过程，治疗又实施了三项任务：每周允许姐妹俩在没有陪护的情况下与朋友外出购物，并且需要自己乘坐公共交通出行，来与治疗师见面；允许米里亚姆在无人陪同的情况下为邻居做保姆，并与朋友一起去看电影；允许16岁的丽贝卡开始约会。

　　治疗师鼓励父母逐步给子女更多的责任和自由。治疗师向父母阐释的理由是，如果子女能够以更独立的方式生活，父母就能拥有更多的时间和精力来实现自我满足。这样一来，父母可以集中精力关爱彼此，而不只是关心孩子。剩余的治疗只涉及解决婚姻问题，子女不再参与。治疗总共持续了15个月。

　　在五年随访期内，米里亚姆没有出现任何疾病症状。她的饮食模式和体重都很正常，而且她很欣赏自己的身体魅力。她成绩优异，在一所远离家乡的城市上大学，也投入同龄群体活动和异性关系中。她的姐妹同样没有出现任何重大的问题，父母也能够不断改善婚姻关系和照料功能。

第 11 章

梅诺蒂家庭

洛蕾塔·梅诺蒂（Loretta Menotti）今年16岁，是一位来自下层阶级家庭的意大利裔美国女孩。她的父母结婚后从意大利南部村庄前往美国。父亲是普通公务员，母亲是家庭主妇。他们都没上过语法学校，但都是能干的聪明人。父母上一辈的两家人也都定居美国，住在梅诺蒂一家附近。母亲和婆婆一直争吵，但与娘家人多有来往。洛蕾塔喜欢奶奶，经常和母亲大吵一架后住到奶奶家。

14岁时，洛蕾塔·梅诺蒂因左下腹剧烈疼痛住进城里的大医院接受治疗。医生建议行剖腹手术，确定是否有卵巢囊肿蒂扭转，但家属没有同意。患者在医院住了两个月，由于腹部剧烈疼痛，常常吃不下饭。经过严格检查，诊断结果表明患者存在"心理问题"，但她拒绝看精神科医生。

一年后，洛蕾塔因吞咽和呛咳问题就诊精神科。她的体重不断下降，这个问题一直困扰着她。医生诊断她是"单纯型精神分裂症伴轻度抑郁"，并开了氯丙嗪。

三个月后，患者因神经性厌食症再次住院。入院时，她的体重约80磅（1磅 = 0.4535千克）。在医院里住了六个星期后，食欲有所改善，体重也增加了。医生建议在门诊继续治疗，但家人没有坚持下去。

四个月后，患者住进另一家医院的重症监护室，然后又被转诊回先前的医院，再次接受了两个月的治疗，几乎没有好转。患者家属拒绝听取医生的建议，签字办理了出院。当时她的体重仅75磅。

母亲联系了一家社区精神卫生中心的门诊，米纽庆医生和她进行了初次会谈。此时，患者16岁，体重80磅。患者有情绪低落、停经等症状，目前已经休学在家两三个月。

米纽庆： 首先，我想知道发生了什么。我了解到洛蕾塔在过去三年里体重一直在下降，对吗？

洛蕾塔： 对。

父亲： 是两年。

> 父亲和洛蕾塔一开始的互动就显示了患者在家庭中的低下地位。父亲暗示，关于洛蕾塔的经历，他的记忆比她本人的更清晰。

米纽庆： 什么时候开始的，洛蕾塔？

> 治疗师挑战秩序，开始传递分化和个体化的信息。

父亲： 两年前。

> 父亲坚持暗示自己知道得最清楚。

母亲： 当时是封斋节。我送她去圣弗朗西斯医院，因为洛蕾塔身体不太舒服，全身疼痛。医生想给洛蕾塔的肚子拍片检查，我说"不行，我要带我女儿回家"。

> 母亲宣示在家庭中作为好家长的地位，她会为了保护孩子挑战
> 外在世界。在这个过程中，父母双方都抢在洛蕾塔前发言。当
> 治疗师问女儿问题时，她只是点头。

米纽庆：　你还记得吗，洛蕾塔？（洛蕾塔点点头。）

采访者：　在会谈刚开始的交流中，家庭成员是否总是会先定义他们自
　　　　　己呢？

米纽庆：　不一定。家庭在与治疗师的第一次接触中，往往会展示其
　　　　　"公众形象"，因为治疗师在某种程度上代表了"公众"。治疗
　　　　　师将第一个"群像"保存起来，以便日后探究它是否和其他
　　　　　家庭场景相符。

母亲：　我不想让任何人碰我的女儿，所以把洛蕾塔带回家。第二天
　　　　　洛蕾塔就吐了，哭着喊疼。我连忙打电话叫车，带她去见史
　　　　　密斯医生。他和特纳夫莱医院打了招呼，然后我们直接转诊
　　　　　到特纳夫莱医院治疗。洛蕾塔在医院卧床两周。

> 母亲将自己表现为有能力的管理者和强悍的母亲。

米纽庆：　我想知道你的看法，洛蕾塔。你都经历了些什么？

> 治疗师感受到母亲的力量，但仍坚持传递出信息，即洛蕾塔有
> 她自己的体验。他也在治疗的一开始就发出信号，他会控制交
> 流的过程并制定规则。

洛蕾塔：　第一天晚上去圣弗朗西斯医院是因为我腹部和背部非常痛，
　　　　　医生发现我肾脏感染了。由于太疼，他们给我打了点滴。

米纽庆： 好的，所以你是因为非常、非常特殊的问题前去就诊。你去特纳夫莱医院的时候，这个问题一直持续存在吗？

洛蕾塔： 我不知道，我的意思是，他们并没有告诉我发生了什么。

米纽庆： 妈妈对家里的事情记得很清楚，所以她会说的。但你需要自己核实一下，因为她描述的是你的生活。好吗？

> 治疗师之前的干预都是针对洛蕾塔的，以多样的方式传递着同一个信息：她拥有自己的体验，且在这方面有权去挑战她的父母。

母亲： 我带她到特纳夫莱去看医生。他们对洛蕾塔进行两周的检查。她吃得很少。医生告诉我："带你女儿回家吧，去看精神科医生。"

米纽庆： 等一下，我想核实一些事情。洛蕾塔，你在医院的时候没有吃任何东西吗？

> 治疗师质疑母亲，传递着和之前同样的信息。

洛蕾塔： 有段时间医生在我床上挂了块牌子，上面写着我不能吃任何东西，因为他们不知道疼痛是什么原因引起的。接下来，我就没胃口了。所以我从住院到回家，一直都在静脉输液。

米纽庆： 好的。你知道很多人都会遇到这种情况吗？如果我们两三天不吃东西，就可能失去吃东西的胃口。所以你是从这个时候开始停止进食的。那是什么时候？两年前吗？

洛蕾塔： 对。

> 治疗师与洛蕾塔连接并做了正常化的表述。他也不那么刻意地照顾父母，接受他们的说法，认为问题是两年前开始出现的。

母亲：　　所以我在医院陪了洛蕾塔两周。

> 模式浮出水面：母亲宣示着她与患者接触的权利。她是家里的接线交换台。治疗师体验到，除非他能以某种方式建立对母亲的控制，否则治疗将会因母亲坚持控制女儿的人际交往而受阻。

米纽庆：　你一直在医院陪她？

父亲：　　是的，很多晚上她一直陪着她。

米纽庆：　但梅诺蒂先生，难道你不会想念她吗？

父亲：　　嗯，我确实很想她，但你知道的，生活总要继续下去……

米纽庆：　那小的呢？谁来照顾朱塞皮和恩里科？

索菲娅和玛丽亚（异口同声）：我俩。

米纽庆：　你俩？玛丽亚，我感觉你像是个小当家的。妈妈不在的时候谁负责？

> 治疗师接触另外两个青春期孩子。

玛丽亚：　我们共同负责。

米纽庆：　索菲娅有时会对你发号施令吗？

玛丽亚：　是的。

> 治疗师的问题蕴含这种信息：孩子在不同发育阶段会有不同层级和不同权力等级。该信息在整个会谈中将被多次详细阐述。

米纽庆：　我猜也是。她也想对我发号施令。她说："你应当坐那把椅子。"我觉得这样挺好，很棒。这意味着你是这样的人：很活泼，喜欢做事。

> 治疗师利用自己和家庭成员间的一件小事来引出其他的交流方式。治疗师以小事为框架来说明人际交往模式。这种策略既缩短时间，又有助于将治疗师定位为系统内的长期成员。

索菲娅： 是的。

父亲： 是的，她是这样的。

米纽庆： 那太棒了。好的，妈妈在医院待了两周，天啊，真是意大利好妈妈。

母亲： 有一天，我丈夫让我回家看看孩子："如果你明天还想回医院，我就送你过去。"我也想回家看看能帮上什么忙，然后我们就回家了。但当我回家时，我有种有趣的感觉，我感应到洛蕾塔不太好。于是我对丈夫说："你快带我回医院，我感应到洛蕾塔怪怪的。"他说："不行，你要待在家里。"我说："如果你不带我过去，我就自己去。"接着我丈夫又带我回到医院。当我回到医院，我发现洛蕾塔浑身青一块紫一块，痛苦尖叫着："我这儿疼，那儿也疼。"我说："我们去叫医生。"医生说洛蕾塔没问题，我问他："洛蕾塔没问题是什么意思？她遍体鳞伤。""没关系，不要紧张。"于是他们给她打了针，洛蕾塔睡了一整晚。

采访者： 这段关于母亲和孩子间存在感应的描述与希尔德·布吕克关于母亲和婴儿间存在感应的论述是否相似？

米纽庆： 当然。在非精神病患者中，能给出如此生动的母亲和青春期女儿之间融合的描述，是很不寻常的。我认为母亲在这个家庭中的地位是由意大利南部农民文化中母亲的角色所支撑的。尽量父母两人在美国生活了二十多年，但仍然保持这一古老国家的文化习俗。其结果是，青春期孩子夹在两种文化之间。而洛蕾塔则夹在父母对好女儿的看法和同龄人对她的期待之间。

――――――――

米纽庆：　你是说你有种感觉，觉得……

母亲：　　洛蕾塔会死。

米纽庆：　你对玛丽亚有同样的感觉吗？

母亲：　　是的，我对每个孩子都有。

米纽庆：　我不认为玛丽亚会让人有共鸣。我觉得她是非常独立的女孩子。如果玛丽亚疼的话，我打赌你不会发现。

> 治疗师追踪玛丽亚，以区分两个女儿。

母亲：　　我一亲她就知道。

米纽庆：　你觉得呢，玛丽亚？如果疼的话，你觉得妈妈会知道吗？

> 治疗师质疑母亲关于她能感受到孩子痛苦的说法。

玛丽亚：　会的。

> 但治疗师的质疑被淘汰下来。

米纽庆：　她会！那爸爸呢？这是特殊的魔力，爸爸有吗？

玛丽亚：　有的。

米纽庆：　真是这样吗，卡洛？你能像妻子一样感受到孩子的痛苦吗？

父亲：　　是的，我只要看一眼就知道了。如果他们看起来不太好，我会猜测哪里出了问题。

> 父亲暗示自己没有魔力，但他没有质疑母亲的魔力。

米纽庆： 当家庭很关心孩子的时候才会出现这种现象，说明你经常观察他们。

> 治疗师将魔力框定为正常互动。

父亲： 是的。

米纽庆： 但玛格丽塔说她能听到来自医院的心灵感应。

父亲： 那天我把她从医院带回来。我们一到家，她就说"我想回去"。当她回到医院，洛蕾塔的情况也变得很糟。

米纽庆： 当孩子还小的时候，这种感觉非常非常重要，至关重要。洛蕾塔，我来问你几个问题，你现在十六岁了？

> 治疗师追踪这种家人成员间的神奇感应，并通过接受这种感受来真实地加入他们，但同时他通过拒绝认可这种互动方式在当前案例中的有效性来质疑他们。

洛蕾塔： 是的。

米纽庆： 爸爸妈妈对你的这种敏锐感知是很有帮助的，因为当你出现问题或忧虑时，他们能够迅速回应。但当你长大些，就像现在你和索菲娅这样，妈妈还对你这么敏感，有时会让你烦恼吗？

> 治疗师继续根据发育阶段来区分儿童。

洛蕾塔： 有时会。

米纽庆： 你呢，玛丽亚？是不是有时觉得妈妈没意识到你已经十三岁了，以为你还是十一二岁呢？

玛丽亚（叹气）： 我不知道。不会吧。

米纽庆： 索菲娅，你觉得呢？有时妈妈会忘记你已经十五岁了，而把你当成小孩子吗?

索菲娅： 是的。

米纽庆： 这种事情经常发生。当你对年幼孩子的痛苦非常敏感时，就会在如何当好年长孩子的母亲方面出现问题。年幼孩子的好妈妈有时很难当好年长孩子的妈妈。所以对玛丽亚、朱塞皮和恩里科来说，你仍然是好妈妈，但对索菲娅和洛蕾塔而言则存在一些问题。我觉得你对她们管得太多了。

> 当好妈妈是母亲身份的重要组成部分。治疗师证实她具备这种能力，但质疑她对待青春期孩子的方式。

母亲： 没有啊。(父亲笑起来。)怎么了?

> 父亲加入治疗师挑战母亲的行列。虽然父亲的举动是尝试性的，但治疗师记下并保存这些信息，以便之后挑战母亲时使用。母亲的疑问承认了挑战的存在。

采访者： 如果你质疑母亲的话，丈夫站在你这边的可能性多大?

米纽庆： 我从"夫妻亚系统总是包含平衡不稳定的区域"这点入手。为了实现家庭转变，我通过探寻家庭成员间存在分歧的地方来打破家庭系统的平衡。我一直保持警惕，寻找让他们站在我这边、质疑日常交流方式的可能领域。实际上，我在他们中寻找共同治疗师。丈夫尝试性地站在我这边，这为将来改变妻子在家庭中的核心地位提供了一种可能途径。

洛蕾塔： 你总是跟我和索菲娅吵架，总是。

> 洛蕾塔也跟着治疗师挑战母亲，父亲刚刚也这么做了。

米纽庆： 卡洛，帮帮两个女孩子。因为妈妈太强大了，她们是"重点关注"对象。帮她们说说她们希望妈妈是什么样的。

> 治疗师将父亲争取过来做共同治疗师，激活父亲/女儿联盟来对抗母亲。

父亲： 对于医生的问题，你们为什么不自己表态呢？你们已经十五岁了，应该知道怎么说几句吧？

索菲娅： 我和妈妈不常吵架。

> 索菲娅摆脱联盟。

父亲： 我们说的是，从现在起你希望妈妈怎么对待你？毕竟你已经十五岁了。

索菲娅： 我不知道。她没有对我不好。

父亲： 你觉得如果妈妈改变一些，会让你感觉更好吗？

洛蕾塔： 我觉得这不是重点，爸爸。这不是改变的问题。

> 洛蕾塔缓和对母亲的质疑，转为挑战父亲。显然两个女儿都不相信父亲能成为可靠的盟友。

父亲： 那问题是什么？

洛蕾塔： 爸爸，人是不会变的。一旦你做了自己，就必须努力并稍稍做出妥协。

父亲： 但你希望妈妈能对你做出点改变。

洛蕾塔： 我不是说彻底改变，我希望让她少担心点。

米纽庆： 洛蕾塔，你的意思是不需要彻底改变，只需要妈妈少担心你和其他孩子就行。

洛蕾塔： 嗯。

> 治疗师注意到女儿的信号，尽量让她保留质疑母亲的这股冲劲，同时调整为更温和的方式。

米纽庆： 你是否会觉得妈妈太操心了，有时会有不必要的担心？

父亲： 是的，在我看来，妈妈替孩子做了许多她们可以自己做的事，这让她们太安逸了，现在让她们自己尝试和完成工作会有点困难。

> 父亲脱离两位女儿，孤军奋战，同时挑战女儿和母亲。

米纽庆： 这是非常有趣又敏锐的观点。你能再说一遍吗？我觉得玛格丽塔的这只耳朵不太好。

> 治疗师加入丈夫的行列，支持他，用幽默的方式增加敏感区域的强度。

父亲： 我相信玛格丽塔已经知道我在说什么。

米纽庆： 你知道他在说什么吗？你又怎么看呢？

> 治疗师直接发出挑战。

母亲： 我怎么看？我是一名母亲。孩子做不到的事情就由我去做。

> 但治疗师碰壁了。

米纽庆： 孩子让你做什么你就做什么。

母亲： 我能怎么办……让孩子失望吗？

米纽庆： 那卡洛说的呢，他说你做的已经超出她们的需要了？

治疗师用父亲的陈述来质疑母亲。

父亲： 你一直不停在做事情，甘愿为她们做任何事，对吧？

丈夫挑战妻子。此处暗示她牺牲了妻子的角色去履行母亲的职责。

母亲： 我是不介意。我一直在用各种方式帮助孩子。如果他们需要的话，我就会给他们帮助。这就是我一直以来为孩子所做的。

母亲听到质疑，明确了她将"作为母亲"放在优先的位置。

米纽庆： 我觉得你没有听清丈夫说了什么，洛蕾塔说了什么。洛蕾塔也说了一些你没听进去的话。再说一遍吧，洛蕾塔，让妈妈听到。

治疗师试图重建反抗母亲的父女联盟。

洛蕾塔： 你担心得太多了，应当少担心点。我已经十六岁了，她十五岁，她十三岁。而你担心得太多，就好像我们才十岁，而不是十五六岁。每当我们尝试做一些事，你就会说："不行，让我来，还是我来做比较好。"请让我们自己尝试着做一些事情。

洛蕾塔复述了治疗师先前提出的发育阶段的讯息来质疑母亲。洛蕾塔对治疗师的适应表明她具备通过探索以寻求改变的能力，提示良好的预后。

母亲： 等一下，洛蕾塔，我给了你们机会去做了……

洛蕾塔： 只是些很容易的事。在其他事情上，你绝不会给我们机会。

母　亲：　有些时候，不行就是不行。

洛蕾塔：　对你而言陌生的，你就会说不。而你熟悉的，一切都可以。但对于新鲜的事物，你总是说不，也不愿意听。

母　亲：　该说不的时候，必须说不。

洛蕾塔：　但你也不愿意听。你只是说"不"就完事了，你不想谈或什么都不想谈。你就只是说"不"，这事就算过去了。

> 洛蕾塔的质疑是有效且恰当的。治疗师对她的表现印象深刻，并疑惑为什么洛蕾塔会有厌食行为，因为她并不回避其他领域的人际冲突。

米纽庆：　洛蕾塔，我想祝贺你，你做得很好。索菲娅，有时候你会帮姐姐吗？

> 治疗师试图建立与母亲抗衡的姐妹联盟。

索菲娅：　哪方面？

米纽庆：　你会帮助洛蕾塔吗？因为她走在最前面，为你们三人辩护。你有时会加入她吗？

索菲娅：　不会。

米纽庆：　洛蕾塔，所以你只能孤军奋战了？

洛蕾塔：　是的。

米纽庆：　卡洛，你有个可爱的妻子，孩子有个可爱的妈妈，但我认为她可能会对孩子的成长带来一些问题。

父　亲：　是啊，我也这样想。有的时候她俩希望做些事情，但是其实她们还没准备好，因为……

米纽庆：　对，因为她们也确实缺乏经验。

> 治疗师接上父亲没说完的话，与父亲站在了同一立场。治疗师
> 被卷入家庭互动模式的这一迹象可能是危险的，因为治疗师可
> 能会失去行动自由。

洛蕾塔：　是的，但是有些事情我们迟早要开始。

> 洛蕾塔与父亲联盟，对抗母亲。

父亲：　这就会让我妻子更担心了，尤其是当她们想做一些我们认为
　　　　不同寻常的事的时候。

米纽庆：　举个例子，什么不同寻常的事情？我对你的观点很感兴趣。

父亲：　比如，索菲娅晚上想出去玩，我妻子就会考虑到底要不要放
　　　　她出去。

索菲娅（笑出声）：我觉得正好相反。

母亲：　我也这么觉得，抱歉，我不同意那个说法。

父亲：　你也觉得恰好相反？那谁最担心，我还是妈妈？

索菲娅：　她会担心，但会同意让我们出去，而你呢……你自己知道。

> 索菲娅通过为母亲辩护来稀释冲突。

母亲：　谢谢你，索菲娅，感谢上帝。

> 母亲感受到压力。

父亲：　我想说的是，她才是那个总爱担心的人，她担心得太多了。
　　　　晚上十点的时候，孩子如果还没回到家，她就会非常担心。
　　　　为了避免这种情况，她宁愿不让孩子出去。

米纽庆：　那洛蕾塔呢？她已经 16 岁了，你会同意她在晚上出门吗？

母亲：　我会同意的。如果她出去的话，十点之前必须要回到家。如

果她要晚点到家，就必须给我打电话。

父亲：　嗯，到目前为止，我们还没遇到过这种情况。只有她们中有
　　　　一个出去时，我们才需要处理这个问题，但这还没有发生过。

> 虽然理论上对大女儿的规则有了变化，但他们还没测试过新的
> 边界，这样就避免了冲突。

米纽庆：　洛蕾塔，你有男朋友吗？

洛蕾塔：　没有。

米纽庆：　索菲娅，你有男朋友吗？

索菲娅：　没有。

母亲：　不是这样的。索菲娅曾经问过我，"妈，有人约我出去，我该
　　　　怎么办呢？"我告诉她："那就去呀。"然后我丈夫就会说我
　　　　又担心了，但我明明让她去赴约。

父亲：　你还没明白，如果她们出去却没有按时回来，你会担心的。

母亲：　我不知道她会和什么样的男孩子约会，但如果是学校里的男
　　　　生，我觉得没什么。我也是母亲，对不对？所以我对她说：
　　　　"你要自己小心，而且十点之前必须回家。"这有什么问题？

米纽庆：　我也没发现有什么问题。

———————————

采访者：　此处发生什么了？

米纽庆：　我觉得有点找不着头绪了，因为我感觉之前对妈妈的评价仿
　　　　佛有失公允。我质疑自己是否有权力将我的价值观强加在他
　　　　们身上。

采访者：　当你有这种感觉的时候，难道不是表明你们走得太近了吗？
　　　　这个时候，如果让协同治疗师暂时接管会谈，让你置身事外，
　　　　重新获得"旁观者清"的视角，会不会更有帮助呢？

米纽庆： 对于你的第一个问题，我的答案是肯定的。很明显我被卷入了这个家庭模式的大网中。但这也可以成为优势，会让我和其他家庭成员感同身受。我能体会到其他家庭成员在挑战母亲的时候所感到的不够格和内疚的感觉。我相信，我从家庭互动陷阱中跳脱的能力也让我可以换一种思路来处理与母亲的关系，为治疗找到更多方向。对于你的第二个建议，我不认同。协同治疗师虽然有可能把我从陷阱中解救出来，但也阻断我设身处地寻找其他治疗方式的可能。作为治疗师，独立工作能够让我在工作中觉得舒适，在困境中找到出路，必要时运用适当的技巧使自己从陷阱中解脱出来并变得隐形。

父亲： 你知道的，有太多这方面的负面新闻了，比如毒品、性相关的新闻——我们不想冒风险。

米纽庆： 洛蕾塔，你可以反对妈妈吗？

> 治疗师通过与患者展开沟通，与母亲脱离开来，这可能是家庭里常见的互动模式。这个模式使洛蕾塔虚弱。

洛蕾塔： 我可以反对，但这样往往会导致争吵。有的时候我不想自讨苦吃，因为我知道一定又会变成争吵。

米纽庆： 那你可以反对爸爸吗？

洛蕾塔： 也不行，他俩谁也不好惹，如果我反对了他们中的一个，另一个就会加入进来，一起反对我。

米纽庆： 他们会联合反对你。

洛蕾塔： 没错，他们总能想到一块去。比如有时候妈妈不同意，但爸爸同意了，我会让妈妈去和爸爸谈一谈，但结果是他们都不同意。反过来也一样。所以他们两个人会一起反对，没有一个人会站在我这边帮助我。

米纽庆：　你能举一个反对他们的例子吗？

洛蕾塔：　我已经想不到了。

> 通过会谈，我们能看出洛蕾塔是具备能力的，能够成功地进入
> 人际冲突，但是她对自己的感知是认为自己不能解决问题并总
> 会失败。

米纽庆：　你呢，索菲娅？你可以反对妈妈吗？

索菲娅：　不行。

米纽庆：　那你可以反对爸爸吗？

索菲娅：　也不行。

洛蕾塔：　索菲娅，你偶尔会的。

米纽庆：　但你认为你不可以那样做。好的。你呢，玛丽亚，可以反对
妈妈吗？

玛丽亚：　不怎么行，每次都是她说了算。

米纽庆：　每次都是妈妈说了算，那爸爸呢？你可以反对爸爸吗？（玛
丽亚叹气。）索菲娅，假设你非常非常想做某件事，你能说服
妈妈吗？

> 治疗师通过探索家里三位青少年的经验将洛蕾塔从患者的位置
> 上去中心化，强调了她们作为同一亚系统成员的相似性。

索菲娅：　我做不到。

米纽庆：　看来会是一场硬仗。这样的话，你怎么能在这个家里成长，
并引进新事物呢？

洛蕾塔：　每次都会是一场艰难的战斗。每次我都无疾而终，得不到任
何结果。

米纽庆：　你觉得很挫败。卡洛、玛格丽塔，跟洛蕾塔聊一聊吧，这是件很重要的事，这关乎你们如何互帮互助。你们对待事物会有不同的想法，可能是因为你们来自意大利，而孩子在这里长大。我觉得她们不知道该怎样和你们沟通。

> 治疗师把冲突归因为个人独特性：文化差异导致了冲突。这样的解释避免了责备任何人。

母　亲：　她们知道该怎样和我沟通。我虽然来自意大利，但也是在这里长大的。

> 母亲不赞同治疗师的看法。

米纽庆：　孩子们觉得你对她们太强势了。

母　亲：　没有吧。

> 母亲否认。

米纽庆：　她们是这样说的。

> 治疗师重申观点。

母　亲：　我和索菲娅之间没有任何问题。她从来不会问我可不可以做什么事。我们和洛蕾塔之间有一点问题。

> 母亲否认，坚称自己是称职的。

米纽庆：　玛格丽塔，你没有认真听我说的话。

> 治疗师再次否认母亲的称职。此处在母亲和治疗师之间反映的家庭冲突模式是很典型的。冲突内容并不相关，因为这是家庭

中权力运作的唯一弹药。

洛蕾塔：　抱歉，我想打断一下。我父母的老家在意大利，而我们是在这里出生、长大、受教育的，这确实会是个大问题，囚为我们使用某些词汇时，他们却听不懂。

洛蕾塔打断，以缓和冲突。

母亲：　哦，洛蕾塔。

洛蕾塔：　就像现在，我这样说你又生气了，但事实确实如此。我们会用一些你不懂的词，你会自己解读，但是你的理解可能和我们真正想表达的有出入。然后当我们向你解释我们的本意时，你就会不想听，除非我们说的就是你想的。

洛蕾塔开始进入和母亲的冲突。

母亲：　好吧，这样……

洛蕾塔：　就算在这里也是一样。有时你不明白爸爸在说什么、医生在说什么，甚至我现在在说什么，你就对我发脾气了。

母亲：　不是的，我没有生你的气。如果我让你失望了，请让我知道。

母亲做出自我牺牲，并利用这点来缓和冲突。

洛蕾塔：　妈，你并没有让我失望，但你是时候放宽松点。

洛蕾塔受到安慰后变得温和起来。

母亲：　在家里，我一直都在输，你一直都在赢。不是你的姐姐，不是你的妹妹，不是你的弟弟，也不是你的爸爸，是你赢了，洛蕾塔。

> 仿佛是为了核实洛蕾塔说的话，母亲错把"放宽松（loose）"听成了"输（lose）"，并指控洛蕾塔不同于其他家庭成员，一直要赢。

洛蕾塔： 你知道为什么吗？是因为我是家里唯一一个会站出来反对的人，其他人都坐视不管，然后……

母　亲： 那你为什么要反对呢？为什么要反对，然后就不吃饭了呢？

> 母亲把洛蕾塔的敢作敢为和神经性厌食症等同起来。通过把厌食行为界定为自作主张，症状——作为患者追求独立的方式——被她维持了下来。

洛蕾塔： 这不是同一件事。你总是把吃饭拿出来说事，这让我更不舒服。

采访者： 在卡普兰和吉尔伯特的案例中，你曾说过，拒绝进食是一种反叛行为。这和洛蕾塔妈妈表达的观点很像。如果是这样的话，这种解释为什么不像前面两个案例一样修复症状，反而被认为是症状的维持机制呢？

米纽庆： 在前面案例里，将拒绝进食视为反叛是治疗师为了增加压力而采取的一种策略，它让女儿去三角化，并增加夫妻亚系统的凝聚力。这个策略也可以给女儿贴上叛逆期青少年的标签，并将进食问题去中心化。在本案例中，这个观点已经被体现出来，但没有给家庭系统带来任何转变。相反，母亲认为拒绝进食是青少年为了赢过家长而采取的合乎情理的策略，她利用这个观点回避问题，称"你怎么能这样对待我们？"因此，治疗师必须找到去三角化的其他策略，来让洛蕾塔通过更有用的互动方式实现她作为青少年的个体化。这个困境说明了动力学解释和结构性策略的区别。动力学解释（本案例中母亲的解释）带来了解，结构性策略带来家庭的转变。

————————————

母　亲：　这就是我们来这里的原因啊。我今天早上告诉你了……

洛蕾塔：　妈，我是被治疗的对象，所以我很害怕。

米纽庆：　洛蕾塔，你错了。被治疗的对象并不是你，而是整个家庭。

洛蕾塔：　对，但如果不是因为我，我们谁也不会在这里。

父　亲：　她认为她是整个事件的中心，所以……

米纽庆：　我感兴趣的是家庭。

洛蕾塔：　我发现了。

> 洛蕾塔加入了治疗师。

米纽庆：　对我来说，厘清现在发生的事情很重要。孩子们正在成长，却又不知道该如何成长。

父　亲：　对。

米纽庆：　卡洛，你认为玛格丽塔太容易忧虑，而这对女孩并没有帮助。你可以换个座位，坐到她身边吗？这样你就能用她可以听见的方式跟她说话了。我希望你能保护女孩们，她们现在十五六岁，而妈妈需要做出一点点改变。

> 治疗师继续支持父亲，从而对母亲去中心化。治疗师也想激活夫妻二联体，以探寻夫妻间其他可能的沟通模式。

母　亲：　你说说看，为什么我需要改变？

米纽庆：　卡洛会……

母　亲：　得了，你直接告诉我吧。

父亲：   好吧，说真的，我不知道她需要在哪里做出改变。

米纽庆： 你刚刚说到的，她很容易……

父亲：   你看，我也有个问题，在我和妻子还有洛蕾塔之间有个误会。

> 丈夫拒绝了治疗师关于夫妻二联体的策略，想聚焦于父女二联体或者反抗父亲的母女二联体。

米纽庆： 嗯。

父亲：   洛蕾塔认为我是个奇怪的父亲，总是说"不"的父亲。但如果我发现她想做某件事，我会同意的。我妻子却责怪我在甚至对情况一无所知时就说"不"。

米纽庆： 我来理解一下。你感觉有时候玛格丽塔和洛蕾塔在某件事情上达成了共识，你却成了那个坏人。

父亲：   在她们心里，无论她们想做什么，我都会阻拦。

米纽庆： 你能理解爸爸在说什么吗？

洛蕾塔： 我理解，但这又是另一个误会。

米纽庆： 玛格丽塔，你理解你丈夫在说什么事吗？

母亲：   卡洛，你是指哪方面的事？

父亲：   哪方面的事？所有的。比如，当她想出去玩，你就认定我不会同意，对不对？

> 父亲将夫妻间的冲突界定在照料孩子方面的问题上，使得洛蕾塔被三角化。

母亲：   等一下，当洛蕾塔对我说"妈，我想出去一下"，我会对她说"好的"。

父亲：   你会在告诉我之前对洛蕾塔说"好的"，然后呢？

母亲：   对，然后我会说："你出去吧，洛蕾塔，我来告诉爸爸。"当你回到家，问我：“洛蕾塔去哪了？”我说：“出去了。”“去哪了？”“和一个男生在一起。”然后你问：“哪个男生？”我就说：“我认识这个男生，认识他的妈妈，不要担心，她没事。”我允许洛蕾塔晚上十点前外出，因为她在医院住了一个月后，医生对我说：“你要给女儿一些自由空间。”我就按照医生说的做了。

> 母亲与他人对抗的能力不可小觑。她提出以下几点为自己佐证：
> ① 医生的权威性。

父亲：　这不是重点。

母亲：　这就是重点，洛蕾塔出去了。

> ② 事件的真实性。

父亲：　重点在于你们两个损坏了我的形象。

母亲：　抱歉，因为是你之前说的：“洛蕾塔还那么小，如果她跟男孩子一起出去了，我就要拧断她的脖子。”

> ③ 丈夫曾经在该问题上出现的“不良行为”。

父亲：　那都是什么时候的事了？那时她才十岁或十一岁。

母亲：　不，十三岁。洛蕾塔对我说：“我害怕告诉爸爸，因为我是和男孩子一起出去，爸爸不会同意的！”我就告诉她：“别多想了，不要担心。”洛蕾塔想和男孩子一起出去，我会同意。卡洛，我告诉过你，请不要再上夜班了。我希望你上白班，希望你和家人一起吃饭。因为我说过，我厌倦了照顾一家七口，采购、付账单。我真的很疲惫。

④ 父亲在其他领域的陪伴缺失。⑤ 引起对方内疚的自怜。

父亲：　我们先说说我的观点，可以吗？洛蕾塔说我总是拒绝她，以及所有你计划可以做的事。你总是假设我会拒绝让她做任何事情。我不明白你为什么这么想。

母亲：　洛蕾塔告诉我，你跟她说如果她出去了，就打断她的腿。

⑥ 对过去的进一步指控。

父亲：　如果洛蕾塔告诉我的话……

母亲：　不，卡洛，因为你是她爸爸。她要找的是妈妈。

⑦ 最后一点，文化成见。

父亲：　不，你的做法是不对的。你一直让她错怪我。

———————————

采访者：　你说患有神经性厌食症的家庭是回避矛盾的。在梅诺蒂的案例中，你如何理解这句话？

米纽庆：　这是个有趣的问题。尽管这段会谈展现了激烈的情感碰撞，但冲突仍然被回避了。我这么说是因为我体会到了。当我和妈妈有争执时，我感到沮丧和无助，但从没有气愤。当妻子挑战丈夫时，丈夫也回避了矛盾，尝试博得同情。同样的情况也发生在洛蕾塔挑战母亲时。最后，母亲引起其他人的内疚感。当一个家庭成员坚持公开反对时，其他成员就会成为回避者。当两位家庭成员间的冲突上升到不可接受的阈值时，洛蕾塔也会插进去，形成三元关系，以此来缓和冲突。

———————————

米纽庆：　洛蕾塔、索菲娅，我想和你们聊一聊，因为爸爸说你们并不懂他。爸爸说如果你们愿意和他交流，会发现他其实是个善解人意、愿意妥协的人。他还说，你们之所以不懂他是因为你们只和妈妈沟通，而不是直接对他说。

> 治疗师观察到母亲对女儿的控制力，在自己体验后，此时对被夺权的父亲产生强烈同情。虽然让父亲加入母女间的策略或许是正确的，但治疗师提议这么做是因为他也受到了母亲"油盐不进"的阻碍，发现难以支持母亲。因此他不知不觉地将夫妻矛盾转移到父女矛盾，接受了家庭的规则。

洛蕾塔： 我可以发言吗？

米纽庆： 当然。

洛蕾塔： 我曾经试着跟他谈过。这也是为什么我现在只会找妈妈。我之前尝试过。在我们更小的时候，家里的老规矩是十六岁之前不准外出，不然爸爸会把她的腿打断。他对此坚定不移。

米纽庆： 但是爸爸说他变了，而你不知道他变了。

> 治疗师帮助激活父女二联体。

洛蕾塔： 他们改变的唯一原因是为我住院感到难过，所以认为做出改变会起到帮助。这就是他们变化的唯一原因。如果我没生病，他们并不会这样。

父亲： 我什么时候说过如果你出去就打断你的腿？你还记得多大吗？

洛蕾塔： 从我们很小的时候起，你就说过不到十六岁谁也不准出门。我说："好吧，我快十六岁了，等我到了年纪会怎么样呢？"你就说："到时候再谈。"但我们从来没有讨论过这个问题。这个暑假，当我想外出时，只有妈妈在场。因为你还在外工作，所以我询问她的意见。她同意了。然后我说："好吧，那我们得问问爸爸。"妈妈说："不用担心，你出去玩就好了。"

> 女儿用具体和古老的词汇描述父亲的男性角色，就像妈妈描绘自己传统的女性角色那样。

父亲： 等一下。

洛蕾塔： 爸爸，等我说完。妈妈说："你先出去，我来告诉爸爸。"我觉得在你不知情的情况下出去玩，我感到很不舒服。在外期间我就一直不舒服。我脑子里一直在想，我没有告诉爸爸，如果回到家，他发现了该怎么办。我并不是说不想告诉你，但如果我先找到你，你一定会拒绝的，因为你之前在这件事情上已经坚定地表明了态度。你和妈妈对于此事改变立场的唯一原因就是我住进了医院。因为医生说："给她一些自由，让她出去玩玩。"妈妈认为这对我会有帮助，所以她对我说："洛蕾塔，出去玩玩吧。"

> 洛蕾塔引发冲突。

父亲： 好吧。

洛蕾塔： 这才是你愿意让我出去的唯一原因，根本不是你真正想的。

父亲： 洛蕾塔，如果你相信是那样的话，表明我有部分的错误。让你那样想是我的错。

> 通过采取低姿态，父亲亮了黄灯，提示危险的开始。

洛蕾塔： 不，我并不是为了任何事在责备任何人。我只是把事实说出来。

> 洛蕾塔看到了"警报灯"。

父亲：　洛蕾塔，你知道我是你的爸爸，但你凡事都要坚持完全按照自己的计划进行。或许我的英语不像你那么好，但是我有个好脑子，偶尔也会善解人意，也会解决问题。你可能没有发现这些。

> 父亲继续探讨父女冲突，而非夫妻冲突。

洛蕾塔：　你看，现在你又喊叫起来了。我只是希望我们能像成年人一样，坐下来好好谈谈，你却又开始大喊大叫。每次我和你友善交流，你一听到不赞同的地方，就会激动起来。你大喊大叫，然后妈妈也会跟着一起，而我只能一个人挺身而出。没有人站在我这边，没有人会让我坐下，倾听我的想法。她们两个也绝不会帮助我，如果我有机会表达观点，她们只会利用我。对她们来说，事情没那么困难，因为我已经出头把问题都解决了，而她们只用坐享其成。所以她们和你讨论的事情永远是正确的，而我却是坏孩子，因为是我站出来为每个人说话，这样她们就不用再和你们争论不休了。我已经替她们都做好了。

> 通过把自己当成姐妹的捍卫者，洛蕾塔缓和了和父亲的直接对峙：我一个人反抗父母两个人，因为他们不公平；我一个人捍卫所有的姐妹，她们却不懂感激。

父亲：　你为什么不让她们自己说呢?

> 父亲与洛蕾塔合作，将对峙转向姐妹亚系统。

洛蕾塔：　她们不会为自己发声，她们同意你是因为看到我和你争执起来后都经历了什么。

> 洛蕾塔替代母亲成为过度保护者。

父亲：　你怎么知道她们永远不会表达自己的想法呢？

洛蕾塔：　你看看现在她们都在说些什么吧。

父亲：　我是指如果想表达自己的想法，她们也可以告诉我，但你一直假定是你在替他们说话。

洛蕾塔：　没有，我没有这样假设。

父亲：　你阻止了她们表达自己的想法，我还是认为她们是想要说的。

洛蕾塔：　没有，在和你聊之前，我已经问过她们了："加入我，和我一起告诉爸爸你们是怎么想的吧。"她们会说："不要，你去说吧，我们不想掺和进去。"就在刚刚，她们被提问时都只会说"我不知道""我不想说"。这就是你要的例子。

米纽庆：　你们的争论很有意思，这很好。（对爸爸）洛蕾塔需要向你表达她的想法，你也需要告诉她你的想法。（对洛蕾塔）爸爸发表的关于索菲娅和玛丽亚的看法是正确的。他觉得你在用妈妈对待你的方式对待她们。爸爸有一双善于观察你们成长的眼睛。他清楚地知道人在逆境中披荆斩棘才能成长。所以他认为当你替玛丽亚而战，她就无法获得成长。

> 治疗师继续支持父亲。他的治疗策略需要动员处在外围的爸爸，才能动摇处在中央控制位置的妈妈。治疗师继续强调行为与年龄相符的重要性。他每次把概念说给父母和三位年长的女儿听时，他们就会对这个概念更加熟悉，直到它最终被他们完全接受。

洛蕾塔：　我知道，但我并不是为她而战，我是为了自己。

米纽庆：　洛蕾塔，你爸爸说，如果你可以对他讲"爸爸，我已经十六岁了，我有个约会，想出去玩"，他就会说"好的"。卡洛，和洛蕾塔聊聊吧。因为她需要了解你，需要了解她有多少权力。

> 治疗师利用女儿作为沟通的方式，旨在增加父亲的灵活性。

父亲：　你或许很难相信，当必须灵活变通时，我也不会墨守成规。如果事情没那么重要，我也不理解为什么妈妈要——

洛蕾塔：　这些事情对你可能不那么重要，但对我就是那么重要。那天晚上，一件小事，并不那么重要，电视上在放一部电影。你说："你不能看，绝对不行。"你不同意是要隐藏什么呢？我已经十六岁了。

父亲：　你知道的，当时除了你，家里还有两个小孩子想看电影。我想他们比你小，你已经是个"小大人"了，应该让着他们。如果我这样想是错的，那我无话可说。

> 先是父亲，然后是女儿，都适应了治疗师的观点。"行为与年龄相符"这一观点在此处被双方使用，为行为正名或者挑战其他行为。

洛蕾塔：　你不能总是纵容家里的小孩子。他们整天都在看电视，那已经是睡觉时间了。你没有让他们上床睡觉，你告诉他们"待在这吧"，我就不能看电影了，就因为我长大了。

父亲：　我应该剥夺两个小孩子自由看电视的权利而取悦你，让你看想看的电影吗？这样你就没意见了吗？

洛蕾塔：　妈妈已经上床睡觉了，他们也应该上床。但是你并没有告诉他们去睡觉，也没有这样做的意愿。你只是说"待在这儿"。

父亲：　如果他们不听话，我就要收拾他们，让他们到床上去，让你留下看电影。

洛蕾塔：我并不是说要教训他们，但你甚至都没有劝一句："孩子们，现在，睡觉时间到了。"你根本没有提，只是放任不管。

父亲：　但是你要明白，即使我这样说了，也根本不会有人理我，对吗？

> 在家庭中似乎处在权威位置的父亲却和他的实际功能形成鲜明对比。他的权威仅限于他制定的规则不被公开挑战。当需要行使自己的权威时，他又撤退并声称自己是个好爸爸或无助的爸爸。就像卡普兰和吉尔伯特先生一样，他只有大声呼喝才有效果。

洛蕾塔：好吧，你必须学着……

父亲：　在这种情况下，在九点、十点三十，我不得不把孩子弄哭，对吧？

洛蕾塔：不，你不用把他们弄哭，我并不是这个意思。

父亲：　要我强迫他们上床睡觉，让你看电视，对吗？

米纽庆：卡洛，我认为她说的是对的。她说的是她已经十六岁了，而十六岁的孩子和十二岁的孩子在家中却没有任何权力上的差别。我认为这就是你刚刚所说的。

洛蕾塔：谢谢你。

米纽庆：现在，说服你的父亲，你真正要说的是因为你是最年长的，你应该有不一样的权利。他能明白的。

> 治疗师已经和父亲形成紧密联系，并试图利用这种联系改变不

断争吵的家庭模式，拉近父女间的距离。在这个家庭模式下，
处在冲突中的二联体成员，不管是夫妻、父女还是母女，都呈
现出对称的位置。他们不寻找解决争议的方案，只是在维持权
力的均衡。

洛蕾塔：　他当然可以理解这些，但并不想做出任何改变。

米纽庆：　不，爸爸说他来这里就是希望情况能有所改变。（他看向自己
的手表。）现在是十二点十五分，我们可以稍作休息，吃点东
西，因为我认为洛蕾塔的问题和我们所讨论的内容有关。洛
蕾塔，我觉得你是优秀的战士，我对你印象深刻。

父亲：　是的，她的确是。

米纽庆：　我很关心她当前的感受。如果她觉得自己不能斗争并且取
得胜利的话，很可能会让自己饥饿。但是，索菲娅，她是
在为你而斗争；卡洛，她也在为你斗争；还有玛格丽塔，
也为了你。她在表达想要帮你成为青少年的妈妈，这对你
很有助益。如果你只需要照顾三个小孩子，事情会容易很
多。但如果你能让两个大孩子长大，那么另一个小的也会
长大。

母亲：　她已经足够大，可以做任何想做的事情了。索菲娅也是这样。
（食物被呈上来。）

————————

采访者：　为什么你选择在这个时候打断会谈，提议吃午餐？似乎没有
必要这样做，因为你已经在其他方面引发了冲突。

米纽庆：　我在这时候打断的原因是很实在的。我比较喜欢和患者在第
一次治疗中一起吃午餐，而且会利用治疗的起始部分融入家
庭并建立友好关系，以便接下来可以和他们在压力环境中共

处。我看到已经十二点了，我一直在等待合适的时机中断会谈。因此十五分钟后，我决定宣布午餐。至于冲突的核心，我认为围绕"食物"这一环节做工作很有必要。这部分是洛蕾塔幻想世界的中心，也是家庭成员间按照人际排序互动的关键。想要中止或替代厌食症状，就需要我们在这一环节投入极高的感情强度并展开工作。当厌食症状消失后，我们会继续围绕其他环节开展工作。

采访者： 在之前的两个案例中，提议进食就像是一个信号，你以此制造矛盾，引发危机。在本案例中你是怎么计划的？

米纽庆： 通过和洛蕾塔先前的接触，我发现她的自我体验很像黛博拉和朱迪。她认为自己孤立无依、无能为力、克制隐忍，我对此印象深刻。但是洛蕾塔又不同于她们，她还展现出要求和捍卫自己个人领地的能力，这显现了正常的青春期力量。因此，让父母管控她的饮食，即使只是一节治疗，似乎也不合适。这会加深她对父母愤怒的依赖，而不是鼓励她在更安全的范围内要求青少年的自主权。因此，我决定尽量不把进食作为信号，不关注她的进食，并继续以家庭发展作为主题。

（当食物被呈上，洛蕾塔起身跑出房间，哭喊道她绝不会进食。治疗师追上她，五分钟后他们一起回到房间。）

采访者： 在走廊里发生了什么？

米纽庆： 我和洛蕾塔谈了谈。在她跑出房间之前，我已经决定，接下来的策略不是强调进食，而是继续讨论自主权的必要性。洛蕾塔的离开是对我的考验，测试我有多么坚持这一承诺。一如继往，她在利用食物传达对独立性的需求。所以我跟着她跑出来。在走廊里我们达成一致，她需要回来，但不用吃东西。我们一致认为，她需要与父母进行谈判并赢得胜利。我说我会帮助她赢得胜利。她要回来，不是为了吃饭，而是为了和父母谈判，并在我的帮助下，赢得这场胜利。

米纽庆：　洛蕾塔，在妈妈眼里，你多大了？

洛蕾塔：　我不知道，但显然不是十六岁。

米纽庆：　我完全同意你的看法。如果你不到十六岁，就不会开始吃东西。洛蕾塔正在抱着必胜的决心打一场硬仗，她在"进食"上作斗争，在这方面她内心坚定：一定要赢。

母亲：　她一直要赢过我。比如，我说："洛蕾塔，我们要这样做。""哦不，妈妈，我们要那样做。"我说"不行"，然后洛蕾塔就不吃饭了，因为我们必须按照洛蕾塔的方式行事。如果不按照她说的做，我们只能乖乖束手就擒，停下所有手中的事。我要让索菲娅停下，要让我丈夫停下，要让手机铃声停下。我不能向任何人诉苦，因为这会让洛蕾塔紧张。她只要想做任何事，告诉我、我丈夫、她的弟弟妹妹，我们就会说："好的，洛蕾塔。"我们要满足她所有的事情，她才会善罢甘休。如果我们不愿意，不可能的，洛蕾塔会说"不行"。

> 在母亲的描述中，"生病的"洛蕾塔是专横的暴君，管控着家里的方方面面。这和先前互动中洛蕾塔所展现出的无助的、被管控的形象截然相反。两种互动的方式在不同的时刻被激活，并被家庭成员以不同的强度体验。

米纽庆： 洛蕾塔，你可以回应一下妈妈吗？卡洛，让妈妈坐到洛蕾塔身边。洛蕾塔，妈妈说你在掌控整个家，和妈妈谈一谈吧。

> 治疗师开始策略性地挑战患者的自我体验。

洛蕾塔： 妈妈，我没有在掌控任何人。

母亲： 你在掌控爸爸，掌控我，掌控索菲娅、恩里科、玛丽亚和朱塞皮。为什么要这样做？

洛蕾塔： 我没有掌控任何人，只是有些人必须要做一些事。

母亲： 不，你不用做。那是我和爸爸的工作。你只要做好自己的事，不要干涉索菲娅、玛丽亚……

> 母亲对洛蕾塔的挑战包含了治疗师先前的评论。

洛蕾塔： 我想为自己挺身而出，你却在阻拦我。

母亲： 不，洛蕾塔，妈妈从来没有阻拦你。

洛蕾塔： 妈妈，你就是在阻拦我。有时你可能意识不到，但确实在这样做。

母亲： 洛蕾塔，有时你让我们处于无所适从的境地，我们只能顺着你，满足你的想法。但有时我们又不能这样做。如果我们不顺着你，你就会大哭。

> 在会谈开始，母亲一直强调患者的疾病问题。随着母亲在照顾孩子方面不断被质疑能力不足，她转而声讨洛蕾塔无理取闹的行为。此举可能会强化母女间的边界。

洛蕾塔： 妈妈，我说的不是这件事。

母亲： 你会尖叫，拉椅子，任性地拉扯任何东西。

洛蕾塔： 妈妈，我没有。

米纽庆：　她会做这些事情吗？

母　亲：　对，我很抱歉不得不……

洛蕾塔：　我会拉椅子吗？

母　亲：　她太紧张，所以忘记了做过这些事情。她会拉椅子，扔鞋子、衣服、所有东西……

洛蕾塔：　这是什么时候的事？

米纽庆：　她容易像小孩子一样发脾气吗？

> 在此之前，治疗师一直肯定洛蕾塔的表现；自此，他开始挑战这种行为。他称洛蕾塔在人际沟通方面的一些表现像小孩子一样。

母　亲：　她容易发脾气，洛蕾塔，抱歉……

米纽庆：　像个小孩子一样，是吗？

父　亲：　当她冷静的时候，她很好。但是当她发起脾气……

米纽庆：　你认同妻子的看法吗，认为是洛蕾塔在掌控着整个家庭？

父　亲：　好吧，她也并不是……

洛蕾塔：　我并不会乱扔鞋子。你为什么要说我乱扔椅子？

母　亲：　你这样做过很多次……

洛蕾塔：　妈妈，我没有乱扔过任何东西。

母　亲：　洛蕾塔，我不会说谎。我只想说出事实，就像他……

洛蕾塔：　事实并非如此。你说得我像个坏人。

> 洛蕾塔反驳母亲对她行为的二次解读。因为在家庭里，生病是可接受的，能够引起家人的关心和保护欲，但做坏事就和家人的价值观背道而驰了。

母　亲：　不，你不是坏人，你是……

母亲接受了女儿的反驳。

洛蕾塔：　但你就是在这样说。

米纽庆：　妈妈说你脾气很大，说你太孩子气了。

洛蕾塔：　我没有孩子气。

米纽庆：　妈妈是这样说的。

洛蕾塔：　我可能会吵，可能会叫。但我不是孩子气，不会乱扔东西。

母　亲：　洛蕾塔，我并不是说……

洛蕾塔：　如果真有这回事，明明是你会朝我乱扔鞋子，却说得我像个
　　　　　坏人。

母女往常的沟通模式再度上演：女儿要求被家庭成员接纳。

母　亲：　不，洛蕾塔，你不是坏人。

母亲认可女儿。

洛蕾塔：　我在家里就是个坏人。只因为我会挺身而出，表达我的感受，
　　　　　就沦落成了家里的害群之马，其他孩子都是乖宝宝。他们只
　　　　　要缄口不言，就是你们的甜心宝贝。

洛蕾塔认为自己受到了像灰姑娘一样的不公正对待，把自己的
不良行为解释为改善家庭功能的正确行为。

母　亲：　不，洛蕾塔，不是甜心宝贝……

洛蕾塔：　无论你和爸爸说什么，他们都会赞同。在他们面前，你们永
　　　　　远是正确的。

母　亲：　如果你想要的东西我不给你买，你就会哭上三天。我必须得
　　　　　说出事实……

洛蕾塔：　但这是因为你和爸爸总拿这说事，你们说的总是钱钱钱……

　　　　洛蕾塔重新回到谴责父母模式。

母　亲：　我们家的经济并不宽裕。

洛蕾塔：　所以我就成了坏孩子，对不对？

母　亲：　不是的，洛蕾塔，我不给你买的原因是家里有七口人要养活……

洛蕾塔：　但你总会拿这个原因说事。对你来说，永远是钱的问题。对我来说，并不是这方面的问题。

母　亲：　因为，你看索菲娅，她就不会哭闹……

洛蕾塔：　当然，因为你们说的他们都同意。

母　亲：　索菲娅对我说："不要这样做，你在毁坏自己的身体。"洛蕾塔，你看看，有多少阿司匹林？你告诉我。因为你，我要吃这些药。你一紧张就会绝食，立刻绝食，卧床不起，不想见到任何人，不想和任何人说话。妈妈就会难过。

　　　　母亲希望通过把自己塑造成受伤的好妈妈来结束争执。

米纽庆：　洛蕾塔，妈妈的意思是你在要挟他们吗？绝食是你掌控他们的一种手段？

　　　　治疗师坚持引发争执。

洛蕾塔：　不是这样的……

米纽庆：　妈妈是这样说的。她说你会通过大发脾气和绝食来控制她。

　　　　治疗师继续增加母女间的压力。

洛蕾塔：　我不会大发脾气。

米纽庆：　妈妈是这样说的。

洛蕾塔：　她说错了，事实并非如此。

母　亲：　你在医院里也会这样。你要挟医生。为什么要这样做？你不
　　　　　想吃东西，不想把鼻饲管拔出来。医生告诉我："你的女儿说
　　　　　过她会吃的，但遗憾的是，梅诺蒂女士，你的女儿，她没有
　　　　　吃东西。"所以我必须告诉医生实情。

> 母亲再次使用治疗师的话挑战女儿。在这个系统中，父母和患
> 者认为自己都有等同的权力，当发生争执时，每一方都会需要
> 寻求同盟。治疗师目前也是处在系统中的一部分，也不例外地
> 被当子弹使。

洛蕾塔：　我没有要挟任何人。

母　亲：　他们就是这么告诉我的。你不肯吃东西。他们把食物送来，
　　　　　你就把它给别人。

洛蕾塔：　结果总是这样，我就是那个骗子。

母　亲：　你必须告诉米纽庆医生，你住院两个月，没有吃任何食物。
　　　　　你插着鼻饲管，他们没有给你东西吃，对不对？他们只通过
　　　　　管子给你喂食。你哭了。当他们把管子插到鼻子里的时候，
　　　　　妈妈在外面的走廊里哭了。妈妈哭了。

洛蕾塔：　妈妈，我并不会对你感到抱歉。因为你错了，我不是骗子。

> 患者再次反对被贴上有违家庭价值观的"坏孩子"标签。

母　亲：　我也不会对你感到抱歉，因为你那样做……

洛蕾塔：　我没有要挟任何人。

母　亲：　如果你这样做，我会失去我的女儿。

> 母亲开始重建"缠结"的母女关系。

洛蕾塔：　你也必须妥协。如果你正在失去我，也是因为你的错，并不是因为……

母　亲：　洛蕾塔，我不想失去你。我希望我的孩子都健健康康。

洛蕾塔：　那就做点有用的。不要一直……

母　亲：　你愿意做饭，但不愿吃饭。你会做些东西，然后又搁在一边。你会给我做蛋糕。如果我不想吃，你就会尖叫。为什么？我一直告诉你，我不需要蛋糕。然后你就让妹妹吃掉它。如果有人拒绝，你会立刻说："你不愿意吃是因为这是我做的。"砰的一声，东西就飞到空中了。

> 和其他神经性厌食症的案例相似，"家庭的新陈代谢"体现在"洛蕾塔养肥家庭系统的其他成员，但是使自己挨饿"。

洛蕾塔：　什么飞到空中了？妈妈，你不要说谎，我已经听腻了。

母　亲：　洛蕾塔，我就说到这里了，你的妹妹今天没有去上学，因为我们想帮助你。

洛蕾塔：　这句话已经被你重复了一百遍。"你妹妹没去上学，你爸爸没去工作，都是为了你，为了你，为了你。"如果你想帮我，就不会像现在那么固执。明明你在说谎，却把我说成是骗子。

> 母女两人已经在重复的"平衡的"冲突中找到了舒适的位置。她们重复自己的看法并试图改变对方的看法，且避免了增加压力，或者改变话题内容，并保持"低强度"的火力。

米纽庆：　你觉得你和洛蕾塔刚刚的争论与你们在家里的争论一样吗？

母　亲：　洛蕾塔会给所有人做饭，她喜欢做饭。但她不会碰它，而我们必须都吃完。我不会和洛蕾塔争论。我只是说："洛蕾塔，吃点东西吧，因为医生告诉我你可能有生命危险。"她却什么也不肯吃。今天早上，她起床后来这里，没有喝一杯水，也没有吃任何东西。我很担心她。

米纽庆： 我想，洛蕾塔感觉自己在家里是个失败者。你说她是获胜者，我认为她是失败者。

> 治疗师试图打破冲突的平衡。

母亲： 不，她是获胜者。

米纽庆： 从刚刚来看，她是失败者。

母亲： 因为她哭了吗？

米纽庆： 因为她感到孤立无依，难以自卫。我不清楚。你非常强大，你知道吗？

母亲： 可能是因为我的女儿在掉体重。每天我都会告诉她，她必须要吃点东西。

米纽庆： 问题不是出在吃饭上。只有她到了十六岁，并且你把她看作是十六岁来对待，她才会开始吃饭。

母亲： 你看，我对她无能为力。洛蕾塔说："如果你不这样做，就是不爱我。"我就必须按照洛蕾塔说的做。如果我不做，还能怎么办？洛蕾塔，你告诉我。

米纽庆： 我知道她感觉你很强大，我不认为你让她感觉到自己已经十六岁了。

> 治疗师始终坚称同样的内容：你没有让她感觉到自己已经十六岁。治疗师目前就像其他家庭成员一样，处在难以取胜的低强度的争执中。

母亲：　　不，她是获胜者。洛蕾塔，难道妈妈没有告诉你，你已经十六岁了吗？

> 母亲三角化女儿。

洛蕾塔：　是的，你告诉我了，但你没有让我感受到自己已经十六岁了。你不把我当作十六岁，而把我当作两岁的孩子。

> 洛蕾塔的回应让冲突模式再次出现。

母亲：　　洛蕾塔，不是的。

洛蕾塔：　妈妈，是的。

米纽庆：　玛格丽塔，你为女儿做了太多事了，以至于她成了极其孩子气、缺乏能力的人。

> 治疗师此处使用了从他的奶奶那里学到的"互补"技巧：他质疑孩子不恰当的行为，但是把孩子不恰当的行为归咎为母亲的责任。

父亲：　　对，我完全同意你的看法。

米纽庆：　从某种角度来说，你的女儿需要长大。但你的妻子需要先开始长大，这样你的女儿才能成长。她需要放手，让洛蕾塔主导自己的生活。洛蕾塔，我还在做你的工作。和你的妈妈对抗是非常困难的，因为她是非常可爱的人，也是非常可爱的妈妈。卡洛，你怎么帮助女儿成为十六岁呢？因为当她真正到了十六岁时就会开始吃饭，在此之前都不会。

> 治疗师提出"父母长大然后孩子才能长大"的要求，与互补的概念是一致的。可以通过要求孩子帮助父母成长来进一步应用这个概念。

父亲：　我希望她能和我说清楚她想怎么做。我希望她能通情达理，理解事情并不总是那么容易，或者不可能总按她的方式去做。你知道吗？

米纽庆：有时候洛蕾塔非常孩子气，她也需要长大。有时她的要求太幼稚了，因为到现在为止，还没有人帮助她长大。你有个非常缺乏能力的女儿——非常孩子气的人。但我认为这个家庭，尤其是你和玛格丽塔，都在助长她的孩子气。

> 治疗师重复这一信息：洛蕾塔很孩子气，母亲助长了她的孩子气。接着，在把支持女儿作为挑战家庭系统的方法后，治疗师将转而聚焦在洛蕾塔参与维持了厌食行为，并挑战她做出改变。

母亲：　怎么会呢？洛蕾塔，怎么会是我？

米纽庆：当你告诉她该如何移动椅子时，就是在把她当成六岁，就是在助长她的孩子气，这显而易见。当你说，她可以不询问父亲的意见就和男朋友一起出去，因为你会保护她免于受到父亲的责骂，你就是在助长她的孩子气。你一直把她当成小孩子。

母亲：　不是的，因为我……

米纽庆：你们就是这样助长她的孩子气的。因为，洛蕾塔，你需要自己跟爸爸说，而不是要妈妈保护你。妈妈在以这种方式把你当成小女孩，你也因此变成了缺乏能力的孩子。你会发脾气，会做各种事情。卡洛，你可以帮帮你的妻子吗？你需要帮助她。

> 治疗师再次尝试拉近父女间的距离，来将母亲与女儿分开。只有夫妻间的关系更加紧密，最终才能使女儿与母亲分开。

父亲：　当她们争吵的时候，我们很难理解洛蕾塔。很多时候，即便是一件小事，也会因为她发脾气而形成难以处理的局面。

米纽庆：　我认为你应该和妻子聊一聊把洛蕾塔当小孩这件事。

父亲：　我一直在大声指出她为孩子们做的太多，不让女孩们做能做的事情。甚至在她们更小的时候，我就这样做。但这好像无济于事，并没有什么改变。

米纽庆：　玛格丽塔听到你说的了吗？还是她听不见？

母亲：　不，我听到了我丈夫的话。但我想告诉你一些事。洛蕾塔很久之前就长大了。只要她想，就可以长成青少年。她很清楚。

> 母亲免除了女儿行为的责任，也不认为自己应对女儿的行为负责。

米纽庆：　不是的。洛蕾塔，我不认为你已经长大了。我认为你非常依赖妈妈，不能做决定，不积极主动。为了成长，你采取了最糟糕的方法"打仗"，你用杀死自己的方式向妈妈证明她错了。我认为你可以成为赢家，我还不知道你是否想赢。你如果变成十六岁，就会吃东西。但我不认为你像十六岁的人那样感受、行动或思考。我认为这是因为你的家人，特别是妈妈，一直为你做各种事。妈妈在控制你的双手。（治疗师牵起洛蕾塔的双手，在空中移动。）你没有自己掌控的事。所以，我认为你现在不应该吃饭，但你会在你到了十六岁的那一刻开始吃东西。

> 治疗师质疑患者。他将她的行为定义为非自主的、由母亲控制的，暗示她的叛逆是虚假的。

采访者：　你看起来喜欢具体的意象。早些时候，你对黛博拉·卡普兰说："他们取代了你的声音。"在本案例中，你移动洛蕾塔的双手，要求人们更换座位。难道你不依靠语言的力量吗？

米纽庆：　我感觉使用肢体运动起到了强调和强化的作用。比如，此处这个具体化的隐喻，不管家庭成员年纪多大，都能够看到并理解信息。虽然这对每个人来说意义都很清晰，但每个人体验到的情感强度有所差异。

————————————

母亲：　她之前就会和我吵架。洛蕾塔虽然是个好孩子，但很固执。

米纽庆：　在这方面，她并不是个好孩子。她是固执的人，你也是，你们两个都在吵架。

母亲：　对，我一直跟我的女儿吵架，因为……

米纽庆：　你说这些没有用！你在跟她争吵，但你没有在帮她，没有起到任何帮助。洛蕾塔，你和家人一起吃饭吗？

> 考虑到母女间围绕食物的互动中呈现的张力维持了症状，治疗师想出了一项任务，来让女儿在进食时与家人分开。但是当他问出第一个问题时，母女就又开始了冗余的、无意义的、不解决问题的争吵。

母亲：　洛蕾塔，她不……

洛蕾塔：　你是什么意思？我不吃东西吗？

母亲：　你想知道真相，我告诉你真相。

洛蕾塔：　就因为我不跟你一起吃饭，就意味着我不会吃东西了吗？不会的，不用担心，没有你在身边，我吃得更好。

母亲：　等一下。你告诉医生我们会一起吃午饭，现在又不这样了。

米纽庆：　我不想听你们争论。洛蕾塔，你每天都会和妈妈因为吃饭而争论不休吗？

洛蕾塔： 当然。只要她没看到我吃饭，就会说我没有吃。她不愿意相信我说的话。

母亲： 我不是那个意思。

洛蕾塔： 妈，如果你没看到我吃东西，你就会这样。昨天，我在外面吃饭，你没有看到，就说我没有吃饭。

米纽庆： 不不不，我希望你们为了任何别的事争论，但不要为食物。

洛蕾塔： 嗯，这就是我们家每天发生的事情。食物。如果有亲戚来做客，一定会说："洛蕾塔，你吃了吗？你吃了吗？"我每天都会听到这些话。

米纽庆： 洛蕾塔，你现在多重？请写在这张餐巾纸上，不会有任何人看到的。你来保守这个秘密。把身高也写下来。（治疗师递给患者一张纸巾，她在上面写下 82 磅。）好的，卡洛，我想你能帮助我。我不希望在家里有任何关于食物的争执了。最好该怎么做？你可以在一周内一个人吃饭吗？

> 治疗师强调患者的体重数字并不是家里的共享信息，而是患者和治疗师间的联结。通过这个秘密，他增加了患者对身体边界的力量。

洛蕾塔： 没问题。

米纽庆： 我希望你能做个决定。你想要和一些家庭成员一起吃饭，还是一个人吃饭，或者你想和他们坐在同一张桌子上但一个人吃？选一种。你更喜欢哪一种？哪种你会更舒服？

> 治疗师提出可供选择的方案来挑战患者被控制和无依无靠的体验。

洛蕾塔： 真的没关系。只要没有人再烦扰我吃什么东西、该吃多少东西，就可以了。

米纽庆： 洛蕾塔，你也要理解他们的观点。如果你和他们一起吃饭，他们就会观察你吃了什么、没有吃什么，你会把他们的氛围变得不自然。只要一周，我想要你在自己的房间里吃饭。能做到吗？因为我不想让你的家人知道你吃了什么。

母亲： 我能插句话吗？早晨我会送孩子去上学，洛蕾塔就会一个人在家。她可以随心所欲地吃东西。如果她想一个人吃饭，在房间里吃饭，在厨房里吃饭，任何地方……

米纽庆： 太好了。可以。那么接下来的一周内，你一个人吃饭，好吗？

洛蕾塔： 周日我想和他们一起吃饭。

> 患者行使自己自由选择方案的权力。

米纽庆： 好的，周日你想和他们一起吃饭。那么在接下来的一周，在家里禁止和洛蕾塔因为吃饭而争吵。卡洛，你来当领头人。因为你的妻子非常忧虑，她是爱操心的人，所以她不能保持客观。你认为你能够胜任吗？

父亲： 可以。

洛蕾塔： 我不想称体重。如果我不知道的话会更好。

米纽庆： 洛蕾塔，我会给你称体重，因为我需要知道你能否维持体重，但这是我们两个人之间的秘密。

> 称体重成为患者和治疗师间的某种仪式，就像之前讨论过的，在这个过程中可以探讨自主性、归属感等问题。

洛蕾塔： 好的。

米纽庆：	你看，有可以协商的事情，也有不可以协商的事情。为了和你合作，我们有必要知道你不会有生命危险。
洛蕾塔：	好的，我可以称体重，但不想知道数字。我不想听到它，不想知道我的体重。
米纽庆：	如果你想的话，没问题。但是如果你的体重减轻了，我会告诉你。
洛蕾塔：	好的。
米纽庆：	未来我们还有其他事情要做，但我想要你试着学习怎样成长，怎样通过其他方式和妈妈斗争。我希望你能变得聪明能干。我认为你是非常缺乏能力的人。你明白我说的话吗？
洛蕾塔：	我明白，但是不接受。
米纽庆：	好的，接下来你、卡洛还有玛格丽塔，可以放松点了。我们会测量她的体重。同时，她要学习如何对待你们，你们也要学习如何对待她。当她发脾气时，你会怎么做？

> 治疗师已经完成"将洛蕾塔从家庭里脱离"的事务，现在想要通过支持父母的权力使父母摆脱洛蕾塔的控制，增加父母间的亲密关系。

母亲：	哦，我会阻止她。我必须这么做，洛蕾塔会发很大的脾气。

> 但是夫妻进入另一段争执。

父亲：	你之前就应该阻止她……
母亲：	每次都是我阻止她，每次都是。那天洛蕾塔对你发火，冲你大吼"你为什么还不走开"时，你为什么不阻止她？
父亲：	不，因为我对她说："不要一直待在家里，你为什么不能出去找份工作？做一些事……"

洛蕾塔： 你不是这样说的。

> 夫妻间的争执又被熟悉的父女间的争执所替代。

父亲： 不是吗？我是怎么说的？

洛蕾塔： 你说："如果你不喜欢这里，那就走。滚出去，我不想再忍受你了。"

父亲： 我不是这样说的。

洛蕾塔： 你就是这样说的。不要再装无辜了。

父亲： 我还说了其他事情。

洛蕾塔： 说了其他事情？你说的第一句话就是这个。

父亲： 好吧，我已经忘记我们当时为何争论了。我能回想起来说过什么，但我想不到争吵的原因了。好吧，我们停止了争吵。我不知道。

> 先是父亲，然后是女儿，表达了对这种将他们困在争吵中的模式的无望，这就像西西弗斯的工作那样，永无解决的可能。

洛蕾塔： 我愤怒、大喊大叫的唯一原因就是我不知道该说些什么了。我受够了。从这件事开始，这么多年来一直如此，我再也受不了了。我很累。我对活着和这整件事都感到太累了。所以当我说话的时候，都不知道我在说什么，当我回头想想，我又很抱歉说过这些话。

米纽庆： 洛蕾塔，这是非常棒的辩论，明白吗？现在，我想让你告诉爸爸，你一直在找工作，但是不能听起来像是在争吵。这次我希望你能赢。

> 治疗师意识到已经临近会谈尾声，他尝试打破旧的沟通模式，用合作的基调完成互动。

洛蕾塔：　他已经知道了，我再说一遍没有意义。

米纽庆：　我想让你听听，如果不用争论的方式告诉他，他会怎样回应。

洛蕾塔：　我一直都在找工作，但还没有找到。

父亲：　　这才像话。

米纽庆：　卡洛，回应的内容要让她听到，而且要让她知道，你听到了她说的话。

父亲：　　所以，你为什么想找份工作呢？

洛蕾塔：　因为我不想成天待在家里，什么也不做，只和你们争吵。就是因为这个。

米纽庆：　洛蕾塔，好好说话。你说的是正确的，但是表达的方式会让爸爸生气。卡洛，你也是，要用友善的方式回复她。

父亲：　　你刚刚说什么？我没有听清。

洛蕾塔：　我说，我不想成天待在家里，一直争吵了。所以我要找份工作。

父亲：　　你都在争吵些什么呢？

> 父女间熟悉的家庭模式再次出现。

洛蕾塔：　爸，家里一天到晚都会因为食物争吵。我受够了。

父亲：　　和谁吵呢？

洛蕾塔：　和你们所有人。

米纽庆：　卡洛，洛蕾塔说得很好。她说她在找工作，她在找工作是因为她想离开这个家。这对年轻人很重要，你也是这样想的。为什么要把这段对话变成争论？请你用不会引发争吵的方式回应她。

> 治疗师控场。

父亲：　　如果可能的话，你能告诉我你在找什么样的工作吗？

洛蕾塔：　任何我能做的工作。

父亲：　　任何工作，比如呢？

洛蕾塔：　办公室文员或在办公室打杂。整理文件什么的。这没什么难
　　　　　的，我能做得到。

父亲：　　如果你找到这样的工作，会开心吗？

洛蕾塔：　会的。

米纽庆：　你能帮助她吗？能在这方面给她帮助吗？

父亲：　　她之前从来没有问过我。如果可以的话，当然能。

米纽庆：　能和她聊一聊你能在哪些方面帮助她吗？

父亲：　　嗯，如果她确切地告诉我为什么……

米纽庆：　她现在就在告诉你。不要为此再争论了。

父亲：　　你想让我帮你找份工作吗？

洛蕾塔：　是的，我想。

米纽庆：　好的。这是可能的，但很难。洛蕾塔，你卷入了很多次争吵，
　　　　　我也认为你需要和人争论，只是要用适合青少年的方法。我
　　　　　认为你在十六岁之前都可以不和家人一起吃饭。你现在多
　　　　　大了？

洛蕾塔：　十六岁。

米纽庆：　你什么时候过的生日？

洛蕾塔：　上周。

米纽庆：　上周。但是为了避免再次因为食物发生争吵，我想你还是回
　　　　　到十六岁之前。由于洛蕾塔要到十六岁才开始吃饭，所以我
　　　　　想让她一个人进食。当她开始吃饭的时候，她将正好十六岁。
　　　　　然后，她会和你们一起吃饭，因为那时你们就不会因为食物
　　　　　发生争吵了。洛蕾塔，我认为，你不用增加太多体重，因为

你脸的长度看起来相当好。你可能需要增加 10 磅。但是，这要由你来决定。因为到了十六岁，你就需要靠自己了。卡洛，我希望你回到家和妻子谈一谈，十六岁的孩子有什么权利和义务，然后和洛蕾塔谈一谈。你能帮助你的妻子想一想吗？十六岁的孩子有哪些义务？

父亲：　我会试试。

米纽庆：　她听到了吗？

父亲：　玛格丽塔，你听到我说的了吗？

母亲：　我听得很清楚。

父亲：　你觉得需要医生和你说说吗？

母亲：　是的。

米纽庆：　好了。卡洛，你需要和玛格丽塔聊一聊。你知道的，她已经独自经营这个家庭很长时间了。洛蕾塔，你需要和爸爸聊聊工作的事情，或许他能在这方面还有其他事情上帮助你。卡洛，你能让洛蕾塔知道……

父亲：　抱歉，打断一下。我对洛蕾塔的期望就是她能够换种方式看待我，不要再把我当成需要逾越的障碍。

洛蕾塔：　爸，我没法不那么看你，除非你表现得不一样。

父亲：　所以我必须要好好表现，你才肯相信我，是吧？

洛蕾塔：　到目前为止，你还没向我证明你有什么不同。你在这里做了承诺，但走出这里后，一切又是老样子。

米纽庆：　洛蕾塔，在一周后，我们下次见面之前，我想要你和爸爸聊两次天，聊上半小时。卡洛，你负责挑选在哪两个晚上和女儿聊天。今天是周几？周五？洛蕾塔，请你这周末和爸爸聊一次，下周和爸爸再聊一次。卡洛，如果她没有这样做的话，你来挑选一个时间，告诉她"我想要你了解我"。你们聊天的时间不能超过半小时。

父亲： 好的。

米纽庆： 洛蕾塔，我想要你和爸爸聊天，这周聊两次，一次不超过半小时。或许在第一次聊天中，你可以跟他聊聊自己的事情，好吗？这样爸爸才能了解你。卡洛，在第二次聊天中，我想要你和洛蕾塔聊聊你自己。我认为她也需要了解你，这同样会有帮助。玛格丽塔，卡洛会负责更多帮助洛蕾塔的工作，这会不会有助于减轻你的负担？洛蕾塔，当父母发生争吵时，你不要掺和进去，好吗？玛格丽塔，当她真正到了十六岁时，她会开始吃饭，也不会因此面临生命危险。如果她的体重减轻了，我们会换种方法。如果她保持现在的体重，目前是安全的，所以你不用担心。

在这次咨询会谈之后，梅诺蒂一家继续接受了四个月的治疗。洛蕾塔在前三个月里增重了21磅，此后她的体重稳定在105磅左右。

治疗聚焦于个体化和适龄的自主性议题。在首次会谈后的一年半随访中，洛蕾塔在做服务员。这份工作她已经做了6个月了。她已经重新入学并计划完成高中学业。她有很多朋友，并与她的母亲保持着不断发生冲突的关系。

第 12 章

对一颗小行星的心理治疗

　　神经性厌食症是一种具有巨大而又极富戏剧性吸引力的疾病，其影响力可以追溯到很久以前，让人想起苦行僧和殉道者的形象。它让人想到了集中营的受害者，以及动摇政府的"消极"反对者——妇女参政权论者、甘地。今天，它是在被消瘦所诱惑的社会背景下上演的。与罗马人教导的**健全的精神寓于健全的体魄**相反，我们已经把对鲁宾斯（Rubens）和"裸体的玛哈"（西班牙语，*Maja Desnuda*）的曲线的热情，转变为对莫迪利亚尼（Modigliani）和贾科梅蒂的骨感的钦佩。我们把电视广告中只喝无糖苏打水的女人理想化，认为她们可以毫不费力地拥有美感。

　　具有讽刺意味的是，在新型女性意识有望改变两性关系的社会里，我们却看到越来越多的神经性厌食症患者[1]。年轻女性故意剥夺身体发育所必需的能量。奇怪的是，神经性厌食症仍然代表着意志战胜了身体需求，让人回想起几个世纪以来关于身体和灵魂二分法的学术争论。在不断变化的社会中，它仍然是男权社会里女性被动顺从的表现。

　　神经性厌食症在心理健康方面有很大的影响。纵观历史，可怜的绝食者吸引了治疗者的注意。今天，我们在中西部复兴主义者的帐篷里，在曼哈顿上东区分析师的沙发上，在家庭治疗诊所的单向镜子前，治疗他们。治疗师都雄辩自己对人与人的需求的看法是正确的。

在对家庭系统中神经性厌食症患者和其他心身疾病患者的研究里，我们得出的结论是，我们似乎低估了重新评估心理治疗服务范围的必要性，并应将重点从功能失调的人扩大到功能失调的环境下的人。但当我们开始向心理健康领域展示这些结果时，人们的反应是：如果你的结果这么好，那你不可能是在治疗真正的神经性厌食症；或者，如果这些患者是真正的神经性厌食症患者，那他们一定非常年轻；又或者，如果他们是真正的神经性厌食症患者，而且不很年轻，你一定是在他们发病后的很早期就看到了他们。

对线性模型的挑战仍然被许多治疗师认为是神经性厌食症的正统科学的异常情况。治疗师和其他人一样，是社会的产物。正如库恩所说，他们是协会的成员，接受同样的训练，读同样的书，传播相似的思想。神经性厌食症已经被线性范式训练的研究者描述和治疗了三百年。患者受到病态认知的影响这一观点在现代治疗师中仍然占有一席之地。基于此，他们可以为自己的干预进行雄辩。在帮助别人的领域，信念比结果更清晰、更尖锐。神经性厌食症的悲剧性后果可以从埃伦·韦斯特（Ellen West）的案例中看到，她在二十世纪的前25年接受了治疗。

二十世纪初，人们相信新技术将帮助创造更美好的世界，相信人类可以从地球上掠夺改善生活所必需的无穷无尽的产品。在机器无限生产资源的新世界里，无论环境如何，人类都可以将其征服。在这样的环境下，人作为英雄的观念仍然盛行。那段时间，埃伦·韦斯特在瑞士长大，并"痴迷于保持苗条"。她的案例意义重大，因为她对痛苦的表达，以及治疗她的医生选择和组织"相关数据"的方式，纳入了自我与存在的背景相分离的关于人的概念化。

案件的开头是这样的："埃伦·韦斯特，非瑞士人，父亲是犹太人。她是家中唯一的女孩，她对父亲的爱和尊敬是无限的。她有一个比她大四岁的黑头发的哥哥。她长得像父亲。她还有个金发的弟弟。哥哥'神经大条'，适应能力强，性格开朗；而弟弟'神经过敏'，是个温柔且柔弱的唯美主义者。从外表上看，父亲是非常自制的人……实干家，然而内在是非常柔软的……母亲……同样是犹太后裔，据说她是个非常温柔、善良、易受暗示、神经紧张的女人，在订婚期间患了三年抑郁症。"卢德维格·宾斯万格（Ludwig Binswanger）在描述这个女性的病史时这样写道：这个女性从 20 岁开始接受精神科的治疗和医疗护理，直到 33 岁自杀[2]。虽然埃伦·韦斯特的病史非常详细，但对她的家庭着墨不多。她在二十八岁的时候嫁给了她的表兄弟，但这也是关于她婚姻的所有信息。

　　根据记录，她的病始于 20 岁，那时"在父亲的意愿下，她解除了与一个'浪漫的外国人'的婚约。"她当时正在西西里岛旅行。她经历着"一种明确的恐惧——害怕变胖……她立即开始禁食和无节制地徒步旅行，以此来约束自己。这种情况非常严重，以至于当她的同伴在某个漂亮的地方停下来时，埃伦总是围着他们转。她不再吃甜食……连晚饭也不吃。"

　　一年后，她"一直被自己变得太胖的想法所折磨，因此总是长时间散步。"她抱怨"她没有找到想要的活动……当坐着不动的时候，她感到真正的折磨，她的每一根神经都在颤抖。总的来说，她的身体也同灵魂一起悸动。"她很沮丧，觉得自己一无是处。

　　23 岁时，埃伦与她的马术老师发生了一段不愉快的恋情。在此期间，"她会关注自己的体重，一旦有体重增加的危险，就会减少食物的摄入量。但现在，对变胖的恐惧伴随着对食物的强烈渴望。"

　　24 岁时，她和一个学生订了婚，她的父母要求他们暂时分开。虽然她和这个学生的关系持续了三年，但关于这段关系，我们一无所知。当她去海边旅行时，"严重的抑郁再次袭来……她想尽一切办法让自己尽可能瘦下来，长途徒步旅行，每天吃36～48片甲状腺素片！思乡之情折磨着她，她恳求父母让她回去。她回来的时候非常憔悴，四肢颤抖，整个夏天都在躯体的折磨中挣扎，但精神上却感到满足，因为她很瘦。"

埃伦·韦斯特从未被诊断为神经性厌食症，但她多年来的症状变化特点符合厌食症状的特征。她的体重下降了30%以上，在三年内从160磅降到99磅（1磅＝0.4535千克），并出现了闭经。她进行长距离徒步，通常每天20～25英里（1英里＝1 609.344米）。在和表兄弟结婚后，她"强烈地关注能量表……她要求身边的人吃得多、吃得好，而自己却什么都不吃。她会像别人一样把盘子装满，然后偷偷地把大部分食物都倒进手提包里，从而不让别人知道她几乎什么都没吃。"她自己也提到了对体重和食物的过分关注："因为我只从某件事让我变瘦还是变胖的角度来考虑问题，所以所有事情很快就失去了它们的内在意义。"在给丈夫的信中，她补充道："我的人生理想是保持苗条，这一直是我最关心的事情。只有当我最终放弃了我的人生理想时，才会真正成为一个妻子。"在写这篇描述她与丈夫的互动的文章时，32岁的埃伦·韦斯特正绝望地置身于疗养院和医疗的环境中，同时专注于对食物的思考。她失去了之前所有生活的锚，活在被限定为"作为患者而存在"的环境中。

33岁时，她再次住院。她已经开始了第二次分析。她的第一次分析在六个月的治疗后被打断了。她在日记中写道："我想要了解那些未知的冲动，它们比我的理智更强烈，迫使我按照一种指导性观点来塑造我的整个人生。这个指导性观点的目标就是要瘦。分析结果令人失望。我用头脑分析，一切都停留在理论。瘦的愿望仍然是我思想的中心……使我人生痛苦的不再是这个固定的想法，而是更糟糕的东西——总是不得不考虑进食的强迫思维。这种强迫思维成了我生活的诅咒，无论醒着还是睡着，它都追随着我，它像恶魔一样站在我身边，让我永远无处可逃。"

在患病 13 年并多次在疗养院和诊所住院治疗后，她进行了一系列自杀尝试。咨询了克雷珀林（Kraepelin）后，她被诊断为抑郁症。埃伦的分析师认为这种诊断是错误的，并根据自己的诊断继续进行分析，认为这位患者有严重的强迫症并伴有发作性的躁狂-抑郁症。后来，咨询了布洛伊勒（Bleuler）后，他给出了精神分裂症的诊断。随后，一名外国精神科医生给她的病情贴上了"精神病态体质逐渐显现"的标签。据她现在所住诊所的主任说，结果是"不可能有绝对可靠的治疗。因此，我们决定满足患者的出院要求。"

埃伦·韦斯特回家了。她出院时的体重（104 磅）和入院时差不多。"在回家的第三天，她好像变了。早上，她吃黄油和糖；中午，她吃得那么多——这是十三年来的第一次！她对食物很满意，而且吃得很饱……她和丈夫一起散步，读里尔克（Rilke）、施托姆（Storm）、歌德（Goethe）和坦尼森（Tennyson）的诗，被马克·吐温（Mark Twain）《基督教科学》（Christian Science）的第一章给乐坏了，她沉浸在积极的节日气氛中，所有的沉重似乎都从她身上消失了……晚上她服下了致命剂量的毒药，第二天早上就死了。她看上去平静、快乐、安详，这是她生前从未有过的样子。"

埃德加·Z. 弗里登贝格（Edgar Z. Friedenberg）指出，埃伦·韦斯特的案例"充分说明了存在主义精神病学对来访者真实自我意识的理解深度和承诺。她决定在赴死的日子里感受真正的自我，要比'用普通的方式生活多年，努力进行新陈代谢，仿佛一个人根本没有死'好得多……她的医生和丈夫也接受了这个决定。"[3] 但是，埃伦在她的死亡行为中再次确认的那个"自我"是谁呢？人们对她的生活情况知之甚少。她很富有，可以在不同的疗养院接受13年的不同治疗。她结婚了，丈夫有时和她一起住在疗养院里；他们一起徒步旅行，她给他写信。但在五年的婚姻生活中，几乎没有什么关于他们关系的本质浮现出来。埃伦婚前在家庭中的位置怎样——在这个家庭中，谁破坏了她的两次订婚，并将她嫁给她的表兄弟？在父母要求她与未婚夫短暂分离后，"她恳求他们让她回家"，她与父母的关系怎么样？她有"神经大条"的哥哥和"柔弱的唯美主义者"的弟弟，她与兄弟互动的本质是什么？什么理念的人会如此详细地记录患者的痛苦、幻想，以及对诗歌和文学的品味，却很少反映患者的社会背景？

　　无论环境如何，人类只能被设想是在一个资源无限的世界里。在那里，人们有可能从环境中攫取"对他独立自我的发展最正确的东西"。这个概念促成了心理治疗的程序，尽管过程有不同之处，但它们也有共同之处，那就是帮助自我实现。宾斯万格这样描述埃伦·韦斯特的动力：

　　　　对变胖的恐惧……从人类学的角度来看，不是开始，而是结束。它是人类对自己整个存在进程的终结，不再开放生命的可能性。现在，他们完全专注于僵化的存在主义的对比。比如，光明与黑暗，花开与花落，瘦等同于智慧而胖等同于愚蠢……

　　　　这段生命历史的"行为方式"现在已经非常明了，它不再奔向广阔的未来，而是在循环中运行。未来的主导性现在被过去的绝对优势所取代……目前这种与未来隔绝的循环方式被过去所统治，因此空虚也戏剧性地表现在她的真正象征性的行为中，她一直围绕着停在某个景点的女友们转……她提供了这样一幅画面：一只被关在笼子里的母狮沿着栅栏转，徒劳地寻找出口。

在这段描述中，没有人关心笼子外面有什么，谁拿着门的钥匙，甚至是谁制作了笼子的铁栅栏。这是对生活在他应该能有所控制的世界的人的描述。

约内斯科（Ionesco）在他的戏剧《国王之死》（*The King Dies*）中对人的概念的阐述是多么的不同啊！在这部戏剧中，精力充沛的国王在朝臣云集的广阔王国中拥有一座宏伟的宫殿。由于管理不善和缺乏军事技能，国王一点一点失去了他的王国，直到只剩下宫殿。宫殿逐渐衰落和消亡。在这个寓言中，约内斯科通过国王外部环境的变化来描述国王的衰老。时间和空间之间没有分离。人取决于环境。

人为了自我的生存而成功地对抗自己的生态环境，这种概念只能存在于尚未发现自身资源局限性的世界中。宾斯万格对埃伦·韦斯特最后13年痛苦生活的描述，以及对导致她死亡的治疗程序设置的描述，只能从将人与生态环境区分开的线性概念中得出。埃伦在没有空间的世界中描述的"自我"，是对人进行哲学概念化的产物，它无处可去。人类用拳头捶打着自己的胸膛并宣称："我就是我，我就是我。"

但是，在二十世纪的这25年里，我们认识到资源不是无限的。如果人类赢得了与自然的斗争，正如E. F. 舒马赫（E. F. Schumacher）指出的那样，他将处于失败的一方[4]。环境治疗师与现代生态学家、动物行为学家、经济学家、地理学家和哲学家分享对生态系统限制的认识：

每年春天，在潮湿的草地上，我都能听到尖锐的合唱。这声音听起来就像在不断地重复："我们在这里，我们在这里，我们在这里。"当然，他们是像青蛙一样自信的家伙。我猜想，对于耳朵比人类更好使的生物来说，人类对自己的角色和命运所作的乐观声明可能会产生类似的清脆声音，继而在夜色中传播开来。只有靠得太近时，这声音才会令人不快。无论是在高山之巅，还是在傍晚的沼泽地，它都能与所有其他令人昏昏欲睡的声音混合在一起。但这并不太糟，因为它们用嘈杂和唧唧喳喳的声音在说着同样的事情[5]。

生态学家和作家讲述的是心理健康领域需要更长的时间才能发现的东西。人并非是他自己内部的那个自我，也不是不受宇宙影响的封闭系统。

罗伊·R. 格林克对这一观点的含义进行了定义，与线性观点相比，它适用于心身研究：

我们假设人类有机体是环境的一部分并与其保持平衡。机体的心理过程有助于维持与环境的内部平衡，机体的心理功能对内部需求和外部条件都很敏感。这些让我们认识到，大多数观察者忽略了心身系统的组织性……我们目前聚焦于单向、线性的因果链……（但是）除非对整个领域中发生的交互过程进行研究，否则无法理解有机体的实际功能……

当代生物科学的任务是通过借用物理学的场论，以一种更复杂的方式来研究整合，而不是只研究简单的各部分间的关系。在全域交互中使用系统焦点需要同时研究两个以上的系统。生理学家已经习惯于研究整合的模式……酶、激素、神经。心理学家关注内心系统，有时与整体或特定的躯体过程或症状有关，有时与狭义上定义为"生活情境"或"现实"的社会或文化过程有关。人类学家关注的是文化对身体或人格模式的影响，以及社会力量对心理状态的影响。然而，心身领域经常被尖锐地打成碎片，这些碎片随后被人为地与在空间和时间、结构和功能中被移远的其他碎片相关联。今天，我们已经认识到，遗传方法和交互方法都需要对理论领域的概念进行分析和综合[6]。

我们对神经性厌食症和其他心身患者的研究支持了背景模型，并为其提供了特异性。我们已经看到人们如何形成"场结构"的一部分。"边界的渗透性"和"领域中所有部分的相互依赖"具体体现在黛博拉·卡普兰强烈的无助感、吉尔伯特先生无力的骄傲感，和梅诺蒂夫人慈母般的超感官知觉方面。从这些家庭中，我们了解到社会系统的巨大力量——它是如何约束和管理的，家庭成员如何无意识地适应，以及在有些家庭中仅仅表达个人的存在是如何等于废除契约的。在研究中，我们已经能够通过测量家庭规则对糖尿病患者血液中游离脂肪酸（FFA）的影响来记录家庭规则的力量，并对交互模式的软数据进行科学的验证。

线性思考者将神经性厌食症患者视为封闭的系统，只对她的内环境做出反应。根据我们在家庭会谈上的经验，这种方法已经不可能起效了。神经性厌食症是处于家庭中的儿童的一种疾病。

会谈的奇迹是看到心身疾病患者如何通过在家庭系统中实施健康的治疗方案，被从具有死亡威胁的症状中解脱出来。系统范式提供的是对系统互联性的认识。当人们在生态系统中被理解时，每个系统成员都可以被视为能对心身症状的产生和维持负责。系统的每个部分都可以提供一条有益于健康的改变途径。

家 庭 任 务

录音指导

1. 假设所有人要一起制定今晚的晚餐菜单。你们都想在晚餐时吃到自己喜欢的食物，但是这份菜单只能有一种肉、两种蔬菜、一种饮料和一份甜点。我们想让你们现在一起讨论，然后决定出让所有人都喜欢的菜式。记住，它只能有一种肉、两种蔬菜、一种饮料和一份甜点。最后，你们必须就这顿饭达成一致，让每个人都喜欢。好了，现在把机器关掉，继续你们的讨论。当你准备回答下一个问题时，请再把机器打开一次。

2. 好了，我们准备好回答下一个问题了。在每个家庭里，时不时都会发生一些事情并引起争执。我们希望你们一起讨论曾经有过的一次争吵，你们记忆中在家里发生过的一场争斗。我们希望你们能一起讨论这件事。你可以说是怎么开始的，谁参与了，发生了什么，结果如何。看看你记不记得是怎么回事。我们希望你慢慢来，详细讨论一下。你可以关掉机器然后继续。

3. 现在我们准备好回答下一个问题了。这一次，我们希望你们每个人都能讲述家庭中每个成员做的事情：最让你开心、让你感觉良好的事情，以及让你不开心或生气的事情。每个人都尝试给出自己的想法。你们现在可以把机器关掉并开始这个话题了。

4. 下一个问题。你会在桌子上发现一个文件夹，里面有两张图片。每一张都展示了一个家庭场景。我们希望你们一起为每张图编一个故事。我们想让你们说说图里发生了什么，你们认为是什么导致了这一幕，以及人们的想法和感受。然后编一个结局。首先为图一编个故事，当你们完成后，再为图二编个故事。记住，一起讨论图片，编故事。现在，你们可以把录音机关掉并继续。

5. 现在我们准备回答最后一个问题。我们有个东西想让你们一起合作。我们在画架上做了个模型供你们仿制。在你们面前的文件夹里有足够的碎片，你可以把它们拼在一起。作品被分成若干条。你们每个人都可以从自己的那条开始。请把你们的仿制品放在桌子上，坐着完成。记住，这需要全家人一起努力。我们现在准备好了，你们可以关掉机器并开始做。

准备

1. 家庭成员被要求在餐桌边按自己的意愿就座，所有人都面对摄像机，无论是正面的还是侧面的。

2. 桌子上放着一个录音机，里面有家庭任务磁带、一个装有图片的文件夹，还有装在信封里的彩色模型拼图碎块。要复制的模型被贴在面向家庭的墙上。

3. 家庭成员数量：我们所有的任务都是在不超过三个孩子的情况下完成的，即患者加上两个兄弟姐妹。任务5的作品被分给三个孩子。如果家庭只有一个或两个孩子，在任务之前，把多余的作品分发到其他家庭成员的信封里。

口头指令

1. 解释录像带、摄像机、麦克风和单向镜。告诉他们你会一直观察他们。

2. "今天我们有一些事情要让你们做，让你们一家人一起做。使用说明都在这台录音机上。"

解释录音机的机器使用方式，如何打开播放按钮，如何停止，等等。**解释的时候，一定要确保自己看着所有的家庭成员。**

"先听指示做第一件事。完成第一项任务后，继续做第二项，依此类推。有任何问题吗？"

实验者离开房间。

3. 如果任务2或3的讨论持续太久，似乎无法结束（这种情况有时会发生），那就进去建议家人继续下一个任务。此时，任务通常已经或多或少地完成了，但讨论仍在反复地继续。

4. 如果在最后一个任务中，家庭成员没有掌握复制模型的方法，并开始进行他们自己的创作，您可以进入并告诉他们要复制模型。先给他们几分钟时间，因为有时候家庭中会有人把这个问题告诉其他人，然后他们就会转而仿制模型。然而，如果大家对任务没有内部分歧，但每个人都有错误的想法，或者有人认为他们应该让自己的版本"赢"，那么你就可以介入并纠正他们。

对内分泌系统适应的研究

我们对神经性厌食症住院患者的研究一直有双重目的：对心理和生理机制的研究，以及对更有效的治疗模式的研究。心身疾病的概念模型是通过这种双重方法实现的。在神经性厌食症患者中，我们也进行了关于内分泌系统对慢性饥饿的适应的研究，特别强调甲状腺和垂体功能。这些患者的内分泌异常是继发性的，并非起因或因果过程的一部分。

我们对神经性厌食症患者的甲状腺功能和垂体功能进行了生理研究。厌食症患者一般甲状腺素水平正常，但我们发现血液中的三碘甲状腺氨酸（T_3）水平较低。这种现象被解释为人体面对慢性饥饿时，代谢活跃的甲状腺激素水平的适应性反应，主要是为了满足保存能量和维持体重的需要。低T_3水平很有可能是通过增加逆-三碘甲腺氨酸（一种甲状腺激素代谢不活跃的产物）的浓度实现的。这些数据发表于《临床内分泌代谢杂志》[*J. clin Endo.& Metab.* 40(1975)：468]。

我们观察了神经性厌食症（自愿挨饿）患者和炎症性肠病（器质性肠病继发的厌食症和体重减轻）患者垂体激素的反应模式。我们发现，与正常人群相比，两组受试者的皮质醇浓度在上午和下午都有所增加。黄体生成素（luteinizing hormone, LH）和卵泡刺激素

（follicle stimulating hormone, FSH）表现为多种模式：有青春期前的夜间分泌模式，而其他的则表现出正常的青春期模式。催乳素对促甲状腺激素（thyroid-stimulating hormone, TSH）的反应也被认为是正常的。

事实上，神经性厌食症患者垂体激素中唯一持续异常的表现是TSH和生长激素（growth hormone, GH）。神经性厌食症患者的TSH对促甲状腺激素释放素(thyrotropin release hormone, TRF）的反应异常，其峰值明显低于正常女性，且出现时间延迟。

生长激素的反应采用普萘洛尔-胰高血糖素刺激试验进行研究。在正常个体中，先给予普萘洛尔，导致GH浓度从平均4 ng/ml上升到10 ng/ml；然后再给予胰高血糖素，这会导致GH在4小时后进一步上升到平均15 ng/ml。在炎症性肠病患者中，能观察到GH浓度升高（平均为6 ng/ml），在普萘洛尔治疗后进一步升高至15 ng/ml。给予这些患者胰高血糖素可使其GH浓度大幅上升至45 ng/ml。与这两种模式相反，神经性厌食症儿童表现出空腹GH水平的降低（平均2 ng/ml），服用普萘洛尔使曲线上升到7 ng/ml，但服用胰高血糖素并没有引起曲线形状的改变。在给予胰高血糖素4小时后，GH平均上升到10 ng/ml，但从起始水平开始，以及给予普萘洛尔后，上升的速度似乎没有改变。对此结果，我们给出了解释：神经性厌食症患者的下丘脑出现强烈的反应，从而导致β-肾上腺素能刺激反应的增加，结果是TSH对TRF的反应降低，而泌乳素对TRF的反应正常。这也反映在空腹水平下生长激素的水平异常低，在给予β-肾上腺素能阻断剂普萘洛尔后显著升高。有趣的是，神经性厌食症患者在睡眠期间的生长激素反应完全正常。这种在睡眠和清醒状态下生长激素模式的差异提出了一个问题：我们所提到的白天增加的β-肾上腺素能反应是否并非患者情绪唤起的直接生理后果。这部分数据正准备发表。

注　　释

第 1 章　关于神经性厌食症的观点

1. K. Tolstrup, "The Treatment of Anorexia Nervosa in Childhood and Adolescence," *J. Child Psychology and Psychiatry* 16 (1975): 75–78.

2. Bernice Rosman, Salvador Minuchin, and Ronald Liebman, "Family Lunch Session: An Introduction to Family Therapy in Anorexia Nervosa," *Amer, J. Orthopsychiatry* 45, no.5 (October 1975): 846–853.

3. A. H. Crisp, R. S. Kalucy, J. H. Lacey, and B. Harding, "The Long-Term Prognosis in Anorexia Nervosa: Some Factors Predictive of Out-come," in R. A. Vigersky, ed., *Anorexia Nervosa* (New York: Raven Press, 1977), pp.55–65.

4. R. Morton, *Phthisiologia: Or a Treatise of Consumptions* (London, 1689).

5. W. W. Gull, "Anorexia Nervosa," *Lancet* 1 (1888): 516–517.

6. E. C. Lasègue, "On Hysterical Anorexia," *Medical Times Gazette* 2(1873): 265.

7. J. Naudeau, "Observations sur une maladie nerveuse accompagnée d'un degôut extraordinaire pour les aliments," *J. méd. chir. et pharmacol.* 80(1789): 197.

8. Lasègue, "On Hysterical Anorexia."

9. Robert A. Vigersky, ed., *Anorexia Nervosa* (New York: Raven Press, 1977), pp.277–382.

10. Theodore Lidz, "General Concepts of Psychosomatic Medicine, " in Silvano Arieti, ed., *American Handbook of Psychiatry* (New York: Basic Books, 1959), pp.647–658.

11. Edward Weiss and O. S. English, *Psychosomatic Medicine*, 3rd ed. (Philadelphia-London: W. B. Saunders, 1957), p.324.

12. W. B. Cannon, *The Wisdom of the Body* (New York: Norton, 1932); H. Selye, "The General Adaptation Syndrome and the Diseases of Adaptation," *J. Clin. Endocrinology* 6 (1946): 117; H. G. Wolff, "Life Stress and Bodily Disease — A Formulation," *Proceedings of the Association for Research in Nervous and Mental Diseases* 29 (1950): 1059.

13. H. F. Dunbar, *Psychosomatic Diagnosis* (New York: Hoeber, 1943).

14. Franz Alexander, *Psychosomatic Medicine* (New York: Norton, 1932).

15. Roy R. Grinker, *Psychosomatic Research* (New York: Norton, 1953), p.153.

16. W. Patterson Brown, in M. Ralph Kaufman and M. Heiman, eds., *Evolution of Psychosomatic Concepts: Anorexia Nervosa, a Paradigm* (New York: International University Press, 1964).

17. J. V. Waller, R. M. Kaufman, and Felix Deutsch, in Kaufman and Heiman, eds., *Evolution of Psychosomatic Concepts: Anorexia Nervosa, a Paradigm.*

18. J. H. Masserman, in Kaufman and Heiman, eds., *Evolution of Psychosomatic Concepts: Anorexia Nervosa, a Paradigm.*

19. Helmut Thoma, *Anorexia Nervosa* (New York: International University Press, 1967).

20. E. I. Falstein, S. C. Feinstein, and I. Judas, "Anorexia Nervosa in the Male Child," *Amer. J. Orthopsychiatry* 26 (1956): 751–772.

21. Salvador Minuchin, Lester Baker, Bernice Rosman, Ronald Liebman, Leroy Milman, and Thomas Todd, "A Conceptual Model of Psychosomatic Illness in Children: Family Organization and Family Therapy," *Archives of General Psychiatry* 32 (August 1975): 1031–1038.

22. G. L. Engel, "Training in Psychosomatic Research," *Advances in Psychosomatic Medicine* 5 (1967): 16.

23. G. L. Engel, "A Unified Concept of Health and Disease," *Perspectives in Biology and Medicine* 3 (1960): 459.

24. I. A. Mirsky, "The Psychosomatic Approach to the Etiology of Clinical Disorders," *Psychosomatic Medicine* 19 (1957): 424.

25. Grinker, *Psychosomatic Research*, p.161.

26. Hilde Bruch, *Eating Disorders: Obesity, Anorexia, and the Person Within* (New York: Basic Books, 1973), p.44.

27. Ibid., p.56.

28. Ibid., p.47.

29. J. R. Blitzer, Nancy Rollins, and Amelia Blackwell, "Children Who Starve

Themselves: Anorexia Nervosa," *Psychosomatic Medicine* 23, no.5 (1961): 369–383; W. Warren, "A Study of Anorexia Nervosa in Young Girls," *J. Child Psychology and Psychiatry* 9 (1968): 27–40; S. Gifford, B. J. Murawski, and M. L. Pilot, "Anorexia Nervosa in One of Identical Twins," in Christopher V. Rowland, Jr., ed., *Anorexia and Obesity* (Boston: Little Brown, 1970), pp.139–228; Mohammed Shafii, Carlos Salguero, and Stuart M. Finch, "Anorexia à Deux: Psychopathology and Treatment of Anorexia Nervosa in Latency Age Siblings," paper presented at Annual Meeting of the American Academy of Child Psychiatry, October 1972, New Orleans.

30. Leonard P. Ullman, "The Major Concepts Taught to Behavior Therapy Trainees," in Anthony M. Graziano, ed., *Behavior Therapy with Children* (Chicago: Aldine, 1971), pp.368–370.

31. John Paul Brady and Wolfram Rieger, "Behavioral Treatment in Anorexia Nervosa," in Travis Thompson and William S. Dockens, III, eds., *Applications of Behavior Modification* (New York: Academic Press, 1975), pp.45–63.

32. Thomas S. Kuhn, *The Structure of Scientific Revolutions*, 2nd ed., International Encyclopedia of Unified Science, vol.2, no.2 (Chicago: University of Chicago Press, 1970), pp.5–6, 177.

第2章　心身家庭

1. Salvador Minuchin and Avner Barcai, "Therapeutically Induced Family Crisis," in *Science and Psychoanalysis*, vol.14 (New York: Grune & Stratton, 1969).

2. M. D. Bogdonoff and C. R. Nichols, "Psychogenic Effect on Lipid Mobilization," *Psychosomatic Medicine* 26(1964): 710.

3. Lester Baker, Salvador Minuchin, and Bernice Rosman, "The Use of Beta-adrenergic Blockade in the Treatment of Psychosomatic Aspects of Juvenile Diabetes Mellitus," in *Advances in Beta-adrenergic Blocking Therapy*, vol.5, ed. A. Snart (Princeton: Excerpta Medica, 1974), V, 67–80.

4. Ibid., p.71.

5. Salvador Minuchin, Braulio Montalvo, B. G. Guerney, Jr., B. L. Rosman, and F. Schumer, *Families of the Slums: An Exploration of Their Structure and Treatment* (New York: Basic Books, 1967).

6. This report is being prepared for publication.

第3章　厌食家庭

1. Salvador Minuchin, *Families and Family Therapy* (Cambridge: Harvard University Press, 1974), p.22.

2. Ibid., p.52.

3. Gregory Bateson, "The Cybernetics of Self: A Theory of Alcoholism," *Psychiatry* 34 (1971): 1–18.

4. Mohammed Shafii, Carlos Salguero, and Stuart M. Finch, "Anorexia à Deux: Psychopathology and Treatment of Anorexia Nervosa in Latency Age Siblings," paper presented at Annual Meeting of the American Academy of Child Psychiatry, October 1972, New Orleans.

第4章　治疗蓝图

1. Thomas S. Kuhn, *The Structure of Scientific Revolutions* (Chicago: University of Chicago Press, 1970).

2. Edgar A. Levenson, *The Fallacy of Understanding* (New York: Basic Books, 1972), p.38.

3. Don D. Jackson, "The Individual and the Larger Contexts," *Family Process* 6, no.2 (September 1967): 139–154.

4. Levenson, *The Fallacy of Understanding*, p.59.

5. Ibid., p.64.

6. Ibid., p.70.

7. Hilde Bruch, *Eating Disorders: Obesity, Anorexia, and the Person Within* (New York: Basic Books, 1973), p.5.

8. Gerard Chrzanowski, "Participant Observation," *Contemporary Psychoanalysis* 13, no.3 (July 1977): 351–355.

9. Jean Guillaumin, "A Discussion of the Paper by Henry Edelheit on Complementarity as a Rule in Psychological Research," *Intnl. J. Psychoanalysis* 57, no.31 (1976): 31–36.

10. Gregory Bateson, "The Cybernetics of Self: A Theory of Alco-holism," *Psychiatry* 34 (1971): 1.

11. Jay Haley, "Family Therapy: A Radical Change," in Jay Haley, ed., *Changing Families* (New York: Grune & Stratton, 1971), pp.272–284.

12. Murray Bowen, "Theory in the Practice of Psychotherapy," in Philip Guerin, ed., *Family Therapy, Theory and Practice* (New York: Gardner Press, 1976), pp.42–90.

13. R. D. Laing, *The Politics of the Family* (New York: Pantheon, 1971).

14. Mara Selvini-Palazzoli, *Self-Starvation: From the Intrapsychic to the Transpersonal Approach to Anorexia Nervosa*, trans. Arnold Pomerans, Human Context Books (London: Chaucer, 1974).

15. Ibid., p.92.

16. Ibid., p.88.

17. Ibid., p.92.

18. Joseph Wolpe, Letters to the Editor, *JAMA* 233, no.4(July 28, 1975): 317.

19. Hilde Bruch, "Perils of Behavior Modification in Treatment of Anorexia Nervosa," *JAMA* 230, no.10 (Dec. 9, 1974): 1421.

20. Wolpe, Letters to the Editor, p.317.

21. Bruch, *Eating Disorders*, pp.337–338.

22. Selvini-Palazzoli, *Self-Starvation*, p.109.

23. Bruch, *Eating Disorders*, p.343.

24. Ibid., p.345.

25. Leonard P. Ullman, "The Major Concepts Taught to Behavior Therapy Trainees," in Anthony M. Graziano, ed., *Behavior Therapy with Children* (Chicago: Aldine-Atherton, 1971), pp.367–375.

26. Mohammed Shafii, Carlos Salguero, and Stuart M. Finch, "Anorexia à Deux: Psychotherapy and Treatment of Anorexia Nervosa in Latency Age Siblings," paper presented at Annual Meeting of the American Academy of Child Psychiatry, October, 1972, New Orleans.

27. John Paul Brady and Wolfram Rieger, "Behavioral Treatment in Anorexia Nervosa," in Travis Thompson and William S. Dockens, III, eds., *Applications of Behavior Modification* (New York: Academic Press, 1975), pp.59–60.

28. Arthur Schlesinger, Jr., "Lessons in History," in H. O. Hess, ed., *The Nature of a Humane Society* (Philadelphia: Fortress Press, 1976), pp.1–43.

29. Ricardo Avenburg and Marcus Guiter, "The Concept of Truth in Psychoanalysis," *Intnl. J. Psychoanalysis* 57, no.11 (1976): 11–21.

30. Selvini-Palazzoli, *Self-Starvation*, p.232.

第6章　开始治疗

1. A. R. Lucas, J. W. Duncan, and V. Piens, "The Treatment of Anorexia Nervosa, " *Am. J. Psychiatry* 133 (1976): 1034–1037; J. A. Silver-man, "Anorexia Nervosa: Clinical and Metabolic Observations in a Successful Treatment Plan," in R. A. Vigersky, ed., *Anorexia Nervosa* (New York: Raven Press, 1977).

2. W. S. Langford, *Pediatrics*, 15th ed., ed. H. L. Barnett and A. H. Einhorn (New York: Appleton-Century-Crofts, 1972), pp.270–273.

3. B. J. Blinder, D. M. Freeman, and A. J. Stunkard, "Behavior Therapy of Anorexia Nervosa: Effectiveness of Activity as a Reinforcer of Weight Gain," *Am. J. Psychiatry* 126 (1970): 1093–1098.

4. R. Galdston, "Mind over Matter," *J. Amer. Acad. of Child Psychiatry* 13, no.2(1974): 246–263.

5. Lucas et al., "The Treatment of Anorexia Nervosa."

6. Silverman, "Anorexia Nervosa."

7. Salvador Minuchin, "The Use of an Ecological Framework in the Treatment of a Child," in E. James Anthony and Cyrille Koupernik, eds., *The Child in His Family* (New York: Wiley, 1970), pp.41–57, Case 18 in Table 3.

8. "Between You and Me," a videotape available from the Philadelphia Child Guidance Clinic. See also Case 22 in Table 3.

9. Bernice Rosman, Salvador Minuchin, and Ronald Liebman, "Family Lunch Session: An Introduction to Family Therapy in Anorexia Nervosa," *Amer. J. Orthopsychiatry* 45, no.5 (October 1975): 846–853.

第7章　结局

1. Hilde Bruch, "Perils of Behavior Modification in Treatment of Anorexia Nervosa,"

JAMA 230, no.10 (Dec. 9, 1974): 1419–1422.

2. M. J. Pertshuk, "Behavior Therapy: Extended Follow-up," in R. A. Vigersky, ed., *Anorexia Nervosa* (New York: Raven Press, 1977).

3. R. Bruce Sloan, Fred R. Staples, Allan H. Cristol, Neil J. Yorkston, and Katherine Whipple, *Psychotherapy Versus Behavior Therapy* (Cambridge: Harvard University Press, 1975), p.223.

4. A. H. Crisp, R. S. Kalucy, J. H. Lacey, and B. Harding, "The Long-Term Prognosis in Anorexia Nervosa: Some Factors Predictive of Outcome," in Vigersky, ed., *Anorexia Nervosa*, pp.55–65.

5. K. Tolstrup, "The Treatment of Anorexia Nervosa in Childhood and Adolescence," *J. Child Psychology and Psychiatry* 16 (1975): 75–78.

6. W. S. Langford, *Pediatrics*, 15th ed., ed. H. L. Barnett and A. H. Einhorn (New York: Appleton-Century-Crofts, 1972), pp.270–273.

7. Bernice Rosman, Salvador Minuchin, Ronald Liebman, and Lester Baker, "Input and Outcome of Family Therapy in Anorexia Nervosa," in *Adolescent Psychiatry*, vol.5, ed. S. C. Feinstein and P. L. Giovacchini (New York: Jason Aronson, 1977), pp.319–322.

8. L. I. Lesser, B. J. Ashenden, M. Debuskey, and L. Eisenberg, "Anorexia Nervosa in Children," *Amer. J. Orthopsychiatry* 30 (1960): 572–580.

9. Hilde Bruch, *Eating Disorders: Obesity, Anorexia Nervosa, and the Person Within* (New York: Basic Books, 1973).

10. Lesser et al., "Anorexia Nervosa in Children."

11. J. R. Blitzer, Nancy Rollins, and Amelia Blackwell, "Children Who Starve Themselves: Anorexia Nervosa," *Psychosomatic Medicine* 23 (1961): 369–383.

12. W. Warren, "A Study of Anorexia Nervosa in Young Girls," *J. Child Psychology and Psychiatry* 9 (1968): 27–40.

13. A. R. Lucas, J. W. Duncan, and V. Piens, "The Treatment of Anorexia Nervosa," *Am. J. Psychiatry* 133 (1976): 1034–1037.

14. R. Galdston, "Mind over Matter: Observations on Fifty Patients Hospitalized with Anorexia Nervosa," *J. Am. Acad. Child Psychiatry* 13(1974): 246–263.

15. Lucas et al., "The Treatment of Anorexia Nervosa."

16. J. B. Reinhart, M. D. Kenna, and R. A. Succop, "Anorexia Nervosa in Children: Outpatient Management," *J. Am. Acad. Child Psychiatry* 11 (1972): 114–131.

17. P. L. Goetz, R. A. Succop, J. B. Reinhart, and A. Miller, "Anorexia in Children: A

Follow-up Study," *Am. J. Orthopsychiatry* 47 (1977): 597–603.

18. J. A. Silverman, "Anorexia Nervosa: Clinical and Metabolic Observations in a Successful Treatment Plan," in Vigersky, ed., *Anorexia Nervosa*.

第12章　对一颗小行星的心理治疗

1. Mara Selvini-Palazzoli, *Self-Starvation: From the Intrapsychic to the Transpersonal Approach to Anorexia Nervosa*, trans. Arnold Pomerans, Human Context Books (London: Chaucer, 1974), p.25.

2. Ludwig Binswanger, "The Case of Ellen West: An Anthropological-Clinical Study," in Rollo May, Ernest Angel, and Henri F. Ellenberger, eds., *Existence: A New Dimension in Psychiatry and Psychology* (New York: Basic Books, 1958), pp.237–364.

3. Edgar Z. Friedenberg, *R. D. Laing* (New York: Viking Press, 1973), p.70.

4. E. F. Schumacher, *Small Is Beautiful* (New York: Harper & Row, 1973), p.14.

5. Loren Eisley, *The Immense Journey* (New York: Random House, 1957), p.25.

6. Roy R. Grinker, *Psychosomatic Research* (New York: W. W. Norton, 1953), pp.152–162.